全国高等学校"十三五"医学规划教材

"十二五"普通高等教育本科国家级规划教材

（供临床、基础、预防、护理、口腔、检验、药学等专业用）

新形态教材

医学统计学

Yixue Tongjixue

第4版

主　　编　李晓松

副主编　夏结来　郝元涛　王　彤　赵　星

编　　委（按姓氏拼音排序）

曹明芹	新疆医科大学	陈卫中	成都医学院
党少农	西安交通大学	高　霞	河北医科大学
郜艳晖	广东药科大学	郭海强	中国医科大学
郝元涛	中山大学	胡国清	中南大学
李晓松	四川大学	刘启贵	大连医科大学
孟　琼	昆明医科大学	彭　斌	重庆医科大学
尚　磊	空军军医大学	施红英	温州医科大学
石武祥	桂林医学院	王　静	安徽医科大学
王　彤	山西医科大学	魏永越	南京医科大学
吴思英	福建医科大学	伍亚舟	陆军军医大学
夏结来	空军军医大学	杨敬源	贵州医科大学
杨兴华	首都医科大学	尹　平	华中科技大学
宇传华	武汉大学	张　涛	山东大学
张　韬	四川大学	张俊辉	西南医科大学
张秋菊	哈尔滨医科大学	赵　星	四川大学

学术秘书　张　韬

高等教育出版社·北京

内容简介

　　本教材共15章,内容涵盖了国家执业医师资格考试的全部知识点。本版教材对第3版部分章节进行了合并和精简,增加和完善了与教材内容相关的数字课程资源,着力突出对学生开展医学科学研究、进行研究设计、运用统计方法分析资料、应用统计软件实现数据管理和分析、正确解释和表达统计分析结果的综合能力培养。在文字上力求深入浅出、增加可读性。在统计公式上,淡化推导及计算过程,力求使医学生及医务工作者能通过自学理解全书基本内容。全书配数字课程,包括教学PPT、拓展阅读、自测题等资源,利于学生自主学习,提升教学效果。

　　本教材适用于临床、基础、预防、护理、口腔、检验、药学等专业的本科生,同时也可供研究生、临床医生及相关科研工作者参考使用。

图书在版编目（CIP）数据

医学统计学 / 李晓松主编. -- 4版. -- 北京：高等教育出版社，2020.5（2023.11重印）

供临床、基础、预防、护理、口腔、检验、药学等专业用

ISBN 978-7-04-054046-8

Ⅰ. ①医… Ⅱ. ①李… Ⅲ. ①医学统计-统计学 Ⅳ. ①R195.1

中国版本图书馆CIP数据核字（2020）第067603号

| 策划编辑 | 杨　兵　董　梁 | 责任编辑 | 杨　兵 | 封面设计 | 张　楠 | 责任印制 | 刁　毅 |

出版发行	高等教育出版社	网　　址	http://www.hep.edu.cn
社　　址	北京市西城区德外大街4号		http://www.hep.com.cn
邮政编码	100120	网上订购	http://www.hepmall.com.cn
印　　刷	北京市大天乐投资管理有限公司		http://www.hepmall.com
开　　本	889 mm×1194 mm　1/16		http://www.hepmall.cn
印　　张	13.5	版　　次	2003年12月第1版
字　　数	410千字		2020年5月第4版
购书热线	010-58581118	印　　次	2023年11月第6次印刷
咨询电话	400-810-0598	定　　价	42.00元

本书如有缺页、倒页、脱页等质量问题，请到所购图书销售部门联系调换
版权所有　侵权必究
物　料　号　54046-00

数字课程（基础版）

医学统计学
（第4版）

主编　李晓松

登录方法：
1. 电脑访问 http://abook.hep.com.cn/54046，或手机扫描下方二维码、下载并安装 Abook 应用。
2. 注册并登录，进入"我的课程"。
3. 输入封底数字课程账号（20位密码，刮开涂层可见），或通过 Abook 应用扫描封底数字课程账号二维码，完成课程绑定。
4. 点击"进入学习"，开始本数字课程的学习。

课程绑定后一年为数字课程使用有效期。如有使用问题，请点击页面右下角的"自动答疑"按钮。

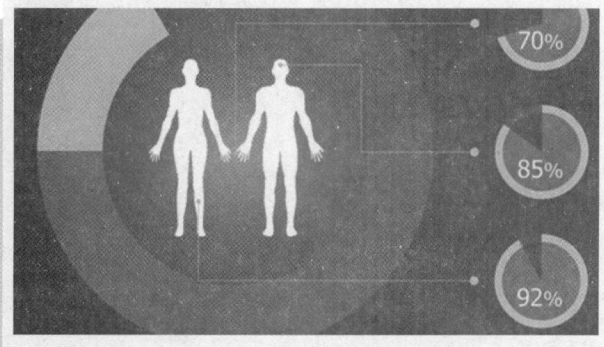

医学统计学（第4版）数字课程与纸质教材一体化设计，紧密配合。数字课程涵盖了教学PPT、拓展阅读、自测题等资源。充分运用多种形式媒体资源，极大地丰富了知识的呈现形式，拓展了教材内容。在提升课程教学效果同时，为学生学习提供思维与探索的空间。

http://abook.hep.com.cn/54046

扫描二维码，下载Abook应用

前 言

医学统计学是医学科学研究的重要方法和技术手段,在医学教育和医学生培养中具有举足轻重的地位和作用。2003年12月,高等教育出版社组织全国医学统计学领域专家教授编写了《医学统计学》,该教材密切联系医疗卫生科研和工作实际,具有适教适学的特点,深受全国高等医学院校广大师生的喜爱和欢迎。本教材历经第1版、第2版、第3版,不断修订再版,日臻成熟。第4版是在保留第3版特色基础上进一步完善。

《医学统计学》第4版面向高等学校医学各个专业。因此本教材主要突出医学统计学的特色,在适用于医学各个专业的基础上偏重于临床医学专业,增加和强化临床医学专业常用统计方法的介绍;同时考虑到临床医学专业的统计学课时少的实际情况,精简部分内容。全书力求达到明确定位、优化结构、精炼内容、突出实用、学练结合、通俗易懂。"明确定位":本科生教材,偏重临床医学。"优化结构":将第3版的21章优化为15章。"精炼内容":根据实际需求精选教学内容。"突出实用":案例、方法、软件均突出实用性。在写作上,力求深入浅出,增加可读性。在统计公式上,淡化推导及计算过程,力求使医学生及医务工作者能通过自学理解全书基本内容。在结构上,每章配一段导读,讲清楚本章的主要内容,同时给出学习要点,每章最后附本章小结。

在第3版教材基础上,本版教材设置了"医学研究的统计设计"一章,内容包括第3版原有的"观察性研究设计""实验性研究设计"和新增的"诊断试验评价研究设计与分析"。将第3版第十九章"医学人口与疾病统计常用指标"第一节"医学人口统计常用指标"和第二节"疾病统计常用指标"的内容精炼后合并至第4版第四章"定性资料的统计描述"第一节"常用相对数及其应用"。删除了第3版第五章第三节"动态数列及其应用"。将第3版第十一章"χ^2检验"的标题改为"率或构成比比较的χ^2检验",一是突出本章目的,二是与后面章节中出现的关联性分析的χ^2检验区别。同理,删除了第3版第十一章第四节"拟合优度的χ^2检验"和第五节"率的线性趋势的χ^2检验"。合并了第3版第十三章"双变量关联性分析"和第十四章"直线回归分析",合并后的标题为"线性相关与回归的应用及注意事项"。合并了第3版第十五章"生存分析"第一节"生存资料的特点"和第二节"生存分析的基本内容及几个基本概念",即"生存资料的特点及基本概念"。合并了第3版第十五章第三节"未分组资料的生存分析"、第四节"分组资料的生存分析"和第十九章第三节"寿命比及其应用",即"生存曲线的估计"。删除了第3版第十九章"医学人口与疾病统计常用指标",将该章包含的三节内容按以上说明精炼后分别合并至相关章节。

此外,本版教材配数字课程,包括教学PPT、拓展阅读、自测题等资源,引导学生以练促学,以学促行,注重实践。

在本教材修订过程中,得到了高等教育出版社、四川大学教务处、华西公共卫生学院领导和同仁的关心与支持。华西公共卫生学院流行病与卫生统计学系老师对本教材的编辑、排版、例题计算结果复核等付出了艰辛的劳动。在此一并致以衷心的感谢。

在修订过程中,虽经全体编委的努力工作和反复修改,力争保证本书质量,但限于编者水平,教材中难免存有疏漏或不足之处,欢迎广大同仁与读者批评指正。

李晓松

2019 年 6 月

目 录

第一章 绪论 ………………………………… 1

第一节 医学统计学的地位和作用 ………… 1
第二节 医学统计学的基本内容 …………… 2
第三节 统计学的基本概念 ………………… 3
第四节 统计学思维的培养和本书内容的
　　　　安排 ………………………………… 5

第二章 医学研究的统计设计 ……………… 7

第一节 观察性研究设计 …………………… 7
第二节 实验性研究设计 …………………… 11
第三节 诊断试验评价研究设计与
　　　　分析 ………………………………… 20

第三章 定量资料的统计描述 ……………… 27

第一节 频数分布 …………………………… 27
第二节 集中位置的描述 …………………… 31
第三节 变异程度的描述 …………………… 35
第四节 正态分布及其应用 ………………… 39

第四章 定性资料的统计描述 ……………… 46

第一节 常用相对数及其应用 ……………… 46
第二节 相对数应用的注意事项 …………… 52
第三节 率的标准化 ………………………… 53

第五章 参数估计与假设检验 ……………… 57

第一节 抽样分布与标准误 ………………… 57
第二节 参数的区间估计 …………………… 61
第三节 假设检验 …………………………… 66

第四节 置信区间估计和假设检验的
　　　　关系 ………………………………… 72

第六章 t 检验 ……………………………… 74

第一节 不同设计类型的 t 检验 …………… 74
第二节 t 检验的注意事项 ………………… 78

第七章 方差分析 …………………………… 82

第一节 方差分析的基本思想 ……………… 82
第二节 完全随机设计资料的方差分析 …… 85
第三节 随机区组设计资料的方差分析 …… 86
第四节 多个均数的多重比较 ……………… 89

第八章 率或构成比比较的 χ^2 检验 ……… 91

第一节 χ^2 检验的基本思想 ……………… 91
第二节 完全随机设计率或构成比比较的 χ^2
　　　　检验 ………………………………… 93
第三节 配对设计样本率比较的 χ^2
　　　　检验 ………………………………… 99

第九章 秩和检验 …………………………… 103

第一节 配对设计的符号秩和检验 ………… 103
第二节 完全随机设计两组比较的秩和
　　　　检验 ………………………………… 106
第三节 完全随机设计多组比较的秩和
　　　　检验 ………………………………… 108

第十章 线性相关与回归 …………………… 113

第一节 线性相关 …………………………… 113

目　录

第二节　线性回归 …………………… 116
第三节　线性相关与回归的应用及
　　　　注意事项 ………………………… 120

第十一章　生存分析 ……………………… 123

第一节　生存资料的特点及基本
　　　　概念 …………………………… 123
第二节　生存曲线的估计 ……………… 126
第三节　生存曲线的比较 ……………… 130

第十二章　常用多变量回归分析 ……… 135

第一节　多变量线性回归 ……………… 135
第二节　Logistic 回归分析 …………… 140
第三节　Cox 比例风险回归 …………… 142
第四节　多变量回归分析的注意事项 …… 145

第十三章　Meta 分析 ……………………… 148

第一节　Meta 分析的基本原理和
　　　　步骤 …………………………… 148
第二节　Meta 分析的基本方法 ………… 153
第三节　Meta 分析的注意事项 ………… 160

第十四章　统计方法选择与结果
　　　　　　解释 ………………………… 164

第一节　方法的正确选择 ……………… 164
第二节　结果的正确解释 ……………… 167

第十五章　统计分析结果的正确
　　　　　　表达 ………………………… 171

第一节　统计表与统计图 ……………… 171
第二节　医学论文统计报告的基本
　　　　要求 …………………………… 179
第三节　统计分析结果表达的常见
　　　　错误 …………………………… 182

附录　统计用表 …………………………… 184

中英文专业术语 …………………………… 204

参考文献 …………………………………… 205

第一章 绪 论

本章导读

医学统计学是运用统计学的基本原理和方法来研究医学问题的一门学科，它包括了研究设计、数据收集、整理分析及分析结果的正确解释和表达。医学统计学在医学研究中有着举足轻重的地位和作用，临床实践和科研工作已日益与医学统计学密不可分。本章将简要概述医学统计学在医学科研中的地位和作用、医学统计学的基本内容、统计学的若干基本概念及统计思维的培养和本书内容的安排。

学习要点

1. 医学统计学的概念。
2. 医学统计学的基本内容。
3. 统计学的几个基本概念：①同质与变异。②总体与样本。③变量与资料。④参数与统计量。⑤概率与频率。

第一节 医学统计学的地位和作用

当人们研发了一种治疗高血压的新药时，应该怎样评价该新药的疗效？最基本的方法就是比较。通常将患者以随机的方式分成两个组，一组服用该新药，另一组服用对照药物，观测并记录两种药物的疗效，最后统计分析该新药的有效性和安全性，这就是一个常见的临床试验。在这个临床试验中有诸多问题需要回答：需要多少名患者参加试验？如何随机地将患者分为两个组？如何保证两组患者除了接受不同药物治疗外，其他影响疗效的因素在两组的分布是一致的？如果分布不一致，如何在诸多影响因素中，分离出药物因素的效应？采用什么样的指标来反映新药的有效性和安全性？怎样测量这些指标以保证数据的准确性和可靠性？如何控制临床试验的误差？如果两组疗效存在一定差别，怎样判断两种药物的疗效是否真的存在差别？换言之，我们需要了解这种差别是机会造成的，还是真实存在的。统计学可以回答上述问题。

我们再看另一种情形，假定为了了解某城市居民高血压的患病现状，通常的做法是在该城市调查一部分个体，利用这一部分个体的高血压患病状况来反映整个城市的患病状况。只有当这部分个体能够很好地代表整个城市人群，用这种部分个体推断全体的做法才是准确的。那么，如何在这个城市选取这一部分个体？此外，需要选取多少人进行调查？如何保证收集到的资料是准确和可靠的？又如何评价这种准确性和可靠性？如何描述高血压的患病状况？如何才能推论到整个城市人群？我们对于这种推论的正确性有多大的把握？统计学也可以回答上述问题。

每个人的血压值都不一样，每个高血压患者对同一种药物治疗的反应也存在差别，这就是所谓的个体差异或不确定性。个体差异是自然界普遍存在的现象，统计学将这种差异称为变异（variation）。机体反应受到各种自然和社会环境因素的影响和制约,对内外环境刺激的反应同样存在很大差别。William Osler 爵士曾指出:"医学就是关于不确定性的科学和概率的艺术(Medicine is a science of uncertainty and an art of probability)。"生物医学中充满了个体变异和不确定性,其原因有些是已知的,有些是未知的;有的是可以人为控制的,有的则是无法控制的。事实上,客观事物在数量上所表现出来的现象既受到本质规律的制约,又受到诸多偶然因素的影响,这就妨碍了我们对事物规律性的认识。统计学正是处理数据中变异和不确定性的一门科学和艺术。它透过具有偶然性的现象来探测和揭示那些令人困惑的医学问题的规律性,对不确定性的数据作出科学推断,它是认识客观世界的重要工具和手段。因此,医学与统计学的结合是必然的,它们的联姻就催生了医学统计学。更准确地说,医学统计学就是运用统计学的基本原理和方法来研究医学问题的一门学科,它包括了研究设计、数据收集、整理分析及分析结果的正确解释和表达。

医学统计学在整个医学科学研究中有着举足轻重的地位和作用,但这一点并非从一开始就被人们认识。历史经验表明,它是在人类社会百余年的探索和实践中逐步形成,甚至是在付出了若干生命代价后才逐步达成共识的。现实中,由于研究设计、数据收集、统计分析、结果解释及结论报告任何一个环节中的缺陷或错误,都有可能对许多先进的甚至非常前沿的医学研究成果产生误判,而且即使是已经发表的研究成果也存在着统计学缺陷或错误。现在,人们已逐步认识到统计学在医学研究中的极端重要性,越来越多的临床医生、医务工作者、公共卫生专业人员及实验室科学家主动寻求与统计学家合作,许多医学专业期刊邀请统计学家审稿,医学科研基金评审邀请统计学家参加,科研项目申请要求有统计学家参与等等,这些都彰显了医学统计学蓬勃的生命力和广阔的应用空间。

▶▶▶ 第二节 医学统计学的基本内容 ◀◀◀

在统计设计的基础上,对数据收集、整理、分析及对分析结果的正确解释和表达是医学统计学的基本内容。值得强调的是,医学科研的统计设计是医学统计学的重要内容,也是统计工作的第一步和最为关键的一步。一个常见和普遍的误解,即认为"统计"就是分析数据。我们经常会遇到这样的情形:医生或研究人员在研究结束后拿着数据咨询统计学专业人员或请其代为分析,但其研究的统计设计却存在着缺陷甚至错误。现代统计学的奠基人之一、著名统计学家 Fisher 曾精辟地指出:"做完实验后才找统计学家无异于请他做尸体解剖,他能做的全部事情就是告诉你这实验死于什么原因。"没有科学、严谨的统计设计,数据的收集及分析常常是没有价值的。对于不准确或不可靠的数据,试图寻求统计方法加以弥补亦是徒劳无益的,即使再高深的统计方法也一样于事无补,基于这些不准确或不可靠数据的统计分析所得结论往往是站不住脚,甚至是误导他人的。因此,研究的统计设计和统计分析是统计学不可分割的两个重要组成部分。

研究的统计设计按照是否对研究对象施加干预措施分为观察性研究(observational study)和实验性研究(experimental study)两大类,前者又可分为横断面研究(cross-sectional study)、病例对照研究(case-control study)和队列研究(cohort study),后者又可根据研究对象的不同分为动物实验(animal experiment)、临床试验(clinical trial)和社区干预试验(community intervention trial)。对于不同研究设计所获得的数据,采用的统计分析方法常常是不同的,而且所得研究结论也不尽一致。这在后面的相关章节将详细讲述。

数据的统计分析(statistical analysis)主要包括两个方面的内容:一是统计描述(statistical description),主要是运用一些统计指标如平均数、标准差、率及统计表和统计图等,对数据的数量特征及其分布规律进行客观的描述和表达,不涉及样本推论总体的问题;二是统计推断(statistical inference),即在一定的可信度或概率保证下,根据样本信息推断总体特征。统计推断通常包括参数估计和假设检验两个内容。参数估计是指用样本指标推断总体相应的指标,例如根据部分人群的高血压患病率去估计整个城市的高血压患病率;假设检验是指由样本之间的差异推断总体之间是否可能存在差异,例如高血压治疗药物在两组的疗效存在一定差别,假设检验将回答这种差别是机会造成的,还是真实存在的。

第三节 统计学的基本概念

一、总体与样本

什么是总体？什么是样本？人们通常需要了解或研究整个的一类个体，简单地说，这个类就是总体（population）。但是，研究整个总体一般并不现实，能研究的通常只是它的一个部分，这个部分就是样本（sample）。人们再根据部分对整体进行推断，用统计学专业术语描述，即根据样本信息对总体特征作出判断。

更准确地讲，总体就是所有同质观察单位某种观测值（即变量值）的全体，例如调查某地2012年正常成年男子的红细胞数，则观察对象是该地2012年的正常成年男子，观察单位是每个人，观测值是每个人测得的红细胞数，该地2012年全部正常成年男子的红细胞数就构成一个总体。样本是总体中抽取部分观察单位的观测值的集合，如从该地2012年正常成年男子中，随机抽取300人，分别测得其红细胞数即组成样本。注意，个体间的同质性是构成总体的必备条件，也是进行研究的基本前提。

总体是根据研究目的所确定的，一般有无限总体和有限总体之分。前者指总体中的个体数量是无限的，如研究降压药物的疗效，高血压患者就是无限总体；后者指总体中的个体数量是有限的，它是指特定时间、空间中有限数量的研究个体。在医学研究中，多数情况下总体是无限的，直接研究总体是不可能的。即使是有限总体，直接研究总体也并不现实。这里值得注意的是，总体中的个体（individual）在医学领域的多数情形下是人，但也可以是其他个体，如动物、家庭、学校、工厂、地区等，还可以是一个器官、一个细胞等。这里的个体是研究的基本单位，也是统计分析的基本单位。注意鉴别基本单位到底是什么，这在统计分析及结果解释中皆十分重要。

医学研究通常都想了解关于总体的某些数值特征，这些数值特征称为参数（parameter），如整个城市的高血压患病率；根据样本算得的某些数值特征称为统计量（statistic），如根据几百人的调查数据所算得的样本人群高血压患病率。后者是研究人员知道的，而前者是他们想知道的。显而易见，只有当样本能够代表总体时，根据样本统计量所估计的总体参数才是准确的。

因此，选择样本的方法至关重要。正确的方法便是采用客观的概率抽样方法选择样本。在实验设计中，应该采用随机分配的方法将实验对象分配到处理组或对照组（详见实验性研究设计部分）。将具有某一类特征的个体排除在样本之外所表现出的系统倾向性称为选择偏倚。当存在选择偏倚时，抽取一个再大的样本也无助于统计推断，相反，它只是在一个更大的规模上重复了错误。概率抽样方法的最重要标志就是总体中的每一个个体均有同等机会被选入样本，理论上可计算出总体中任一个体被选入样本的机会大小。样本包含的观察单位数称为样本含量或样本大小（sample size）。

即便采用概率抽样方法抽取样本，毕竟样本只是总体的一部分，这就存在误差，统计学上将其称为抽样误差（sampling error）。那么，对于一次具体的概率抽样，抽样误差可能有多大？它对样本含量的依赖程度怎样？为了控制抽样误差在可接受范围之内，样本含量需取多少？此时用样本统计量去估计总体参数，两者的接近程度如何？以上都是统计学中十分重要的问题，大家将在后面的相关章节学习。

二、变量

变量（variable）是观测单位的某种特征或属性，变量的观测值即所谓变量值，有时也称数据或资料（data）。更准确地讲，数据或资料是由具有若干变量值的观测单位所组成的。例如在调查中常规问及的问题：你年龄多大？是什么学历？结婚了吗？有工作吗？家里有多少人？对应的变量就是：年龄、学历、婚姻状况、就业情况、家庭人口数。有些问题的答案如年龄、家庭人口数是具体的数值，所对应的变量是定量的，称为定量变量。有些问题的答案如学历（文盲、小学、初中、高中、大学、研究生）、婚姻状况和就业状况是用语言来描述的，对应的变量是定性的，称为定性变量。

定量变量有连续和离散之分。年龄就是一个连续变量,因为不同人的年龄差异在理论上可以任意地小,如1年、1个月、1天、1小时等,它一般有度量衡单位。而家庭人口数就是一个离散变量,不同家庭的人口数可相差0、1、2等,在这些值之间不可能取其他值。当然,一个定量变量要么是连续的,要么是离散的。而对于定性变量,其取值是定性的,往往表现为互不相容的类别或属性。根据其取值特征,定性变量又可以分为有序和无序分类的变量,所谓有序分类变量,是指其取值的各类别之间存在着程度上的差别,给人以"半定量"的感觉,因此也称为等级变量,如学历;无序变量又可分为二项分类变量和多项分类变量,前者取值为相互对立的两类,如性别;后者取值为互不相容的多个类别,如血型。

上述对变量类型的区分在统计学中至关重要,因为它在很大程度上决定了统计分析方法的选择。当然,出于某些研究目的,不同类型变量间可以进行转换,如血压值为定量变量,可按照一定的临床标准,将其转换为高血压、正常血压和低血压。这种变量的转换通常具有方向性,一般从定量到半定量,再到定性,但须知这种转换后的数据,其信息量将减少。另一方面,为了对定性变量进行统计学处理,往往需要对其进行编码,例如性别的编码:男为1、女为0。这里,值得再次指出,变量类型的区分也与分析的基本单位有关。例如,患病与否的问题,若以人为基本测量和分析单位,它是二项分类变量,但若以地区为基本测量和分析单位,则统计的是患病率,此时为定量变量。

三、误差

误差(error)泛指实测值与真值之差,一般可分为随机误差和非随机误差两大类。随机误差是一类不恒定的、随机变化的误差,实测值往往无方向性地围绕某一数值左右波动。抽样误差即为随机误差,是由随机抽样造成的实测值与真值之差。随机误差在随机抽样和观测中不可避免,但一般服从正态分布,可以通过统计学方法进行分析。

非随机误差最常见的即所谓系统误差,是指实测值系统偏离真值的、具有方向性的误差,因此也常称为偏倚(bias)或偏性。其产生的原因往往是可知的或可掌握的,例如仪器未校正、操作不规范等。因此,通过完善研究设计、规范操作流程、改进技术手段等方式,可以降低或消除系统误差。此外,还有一些非随机误差是在研究过程中由于研究者的偶然失误造成的,即所谓过失误差,例如误读检验结果、记录失误等。

四、概率

概率(probability)是统计推断中最为重要的概念。生活中,人们经常谈论诸如中奖的机会是多少或毕业后找到工作的机会是多少等问题。数学家们为了给"机会"这个词一个确切和清晰的解释而奋斗了几个世纪。机会的含义可以用简单的抛硬币游戏加以说明,如获得反面的机会是50%,那么最终结果大约就有50%的次数反面向上。因此,当某一实验是在相同条件下独立地一次又一次重复进行时,某事件发生次数的百分比就是该事件的机会,这就是机会的频数理论。一个事件机会的大小,取决于该事件发生数与这一事件的可能发生数之比,这个比值就是这一事件发生概率的表示。如一个事件在10次观测中有4次发生,4/10就恰当地表示了这一事件发生的频率,并且可看作该事件发生的概率度量值。概率论和数学的其他组成部分一起组成了推理艺术的重要基础,统计学的重要内容——统计推断即是建立在此基础之上。

医学研究的现象,大多是随机现象。根据某一研究目的,在一定条件下对某一随机现象(不确定现象)进行观测,其结果在事先是不确定的,将其称为随机事件(random event),在统计学中简称事件。如同一药物治疗同一疾病,治疗后究竟会产生什么结果是不确定的,可能治愈、好转,也可能无效、死亡。这里的每一种可能发生的结果都是一个随机事件。概率是度量随机事件发生可能性大小的数值。治疗200例患者,120例患者治愈,治愈率为60%,这是一个频率(frequency)。在现实中,概率是难以获得的,在观测单位数足够多时,可以将其频率作为概率的估计值。但在观测单位数较少时,用频率估计概率是不可靠的。

概率通常用P表示。如果某事件不可能发生,其发生概率为0,另一个极端就是,如果某事件必然发生,那么其发生概率为1,概率取值界于0与1两个极端之间。当某事件发生的概率小于或等于0.05时,统计学习惯上称该事件为小概率事件(small probability event),其含义是该事件发生的可能性很小,有理由认为它在一次抽样中不可能发生,此即为小概率事件原理,它是进行统计推断的重要基础。

第四节 统计学思维的培养和本书内容的安排

一、统计学思维的培养

医学生学习统计学,并非要成为医学统计学的专业人员,其目的是培养统计学思维,掌握基本的统计设计方法和收集准确可靠的数据,运用基本的统计分析方法正确地分析数据,掌握统计软件的操作技能,正确解释和表达分析结果。

学习统计学的关键是通过统计思维的培养,提高科学素养和科研能力。所谓统计学思维就是指统计学独特的逻辑思维方式。由于存在个体差异,用样本推断总体就会出现误差,但这种误差是有规律的,它构成了统计推断的理论基石。理解了假设检验的推理逻辑,也就理解了统计结论的概率性。因此,学习统计学就需要牢固树立起个体变异和不确定性的观念、抽样误差的观念、假设检验结论的概率性观念等。前面反复提及的一个例子就是如果两种药物疗效存在差别,那么这是机会造成的,还是真的存在?统计学用假设检验的方法来回答这一问题(在后面的相应章节将进行详细讲解)。现在阅读一篇医学科研论文,不遇到假设检验和 P 值几乎是不可能的。因此,弄清楚假设检验和 P 值的真实含义是学习统计学和培养统计学思维的核心问题之一,尚需结合后面的学习内容加以细心体会和领悟。

此外,值得指出的一个重要问题就是,医学统计学与数学和计算机应用联系密切,但作为一门应用学科,学习它不能脱离医学背景,必须紧密结合医学专业的实际问题。学习医学统计学的最终目的是运用统计学思维和统计方法去分析和解决医学实际问题。医学生由于习惯于观察、记忆、判断和操作,逐步淡化了抽象思维和逻辑思维,但这并不意味着学习医学统计学一定要具备高深的数学知识,事实上,医学统计学的许多先驱并非数学家。对于统计公式,我们认为不必深究其数学推导,重要的是要了解其意义、用途和应用条件。计算机技术的迅速发展和普及,带来了统计计算的简化并推动了统计学的发展,但与此同时,也出现了统计方法误用甚至滥用的问题。须知,医学统计中的每个数据都有其特定的专业含义,而不是抽象的数字,但计算机并不能识别数据的含义、数据是否准确可靠,以及如何进行分组和分析等。如果不紧密结合医学专业背景,将会导致统计方法的误用或滥用,以及统计结果的错误解释。

二、本书内容的安排

这里简要介绍本书的框架结构和章节安排,以有助于我们从整体上把握本书的内容及其逻辑关系。

第一章绪论(即本章)讲解了医学统计学的基本内容及统计学的若干基本概念,它是后面章节的重要基础;第二章是医学研究的统计设计,包括观察性研究设计、实验性研究设计、诊断性试验评价研究设计三个部分,主要内容包括三种设计类型的区别与特点、基本内容和原则,在观察性研究设计部分介绍了观察性研究设计的基本步骤和常用的概率抽样方法,在实验性研究设计部分介绍了实验性研究设计的基本原则、基本步骤及常用的实验设计类型,尤其较为详细地介绍了临床试验设计中的特殊问题。

第三、四章为数据的统计描述,主要涉及描述定量和定性资料的常见统计指标等;第五章为统计推断的基本内容,包括参数估计和假设检验两个部分,主要涉及其基本思想、概念及原理,如抽样误差的概念与标准误、假设检验的基本思想、Ⅰ型与Ⅱ型错误,总体均数估计的方法和假设检验的基本步骤等;第六至九章为基本的和常用的单变量统计推断方法,针对不同类型的资料和不同的设计类型分别介绍了常用的组间比较的假设检验方法,如 t 检验、方差分析、χ^2 检验和秩和检验等;第十章介绍了双变量的线性相关和回归分析,亦包括统计推断的内容。

第十一章介绍了针对生存资料的一类统计分析方法即生存分析,主要涉及生存资料的特点、生存分析的基本概念,以及生存分析中统计描述和推断的内容;第十二章简介了最常用的多变量统计方法,包括多变量线性回归、logistic 回归和 Cox 比例风险回归;第十三章主要介绍了 meta 分析的基本原理、基本方法及其注意事项。

第十四章和第十五章阐述了统计方法的正确选择、结果的正确解释和表达。这两章的主要目的是针对在统计方法选择、结果解释和表达中存在的问题和常见错误,帮助学生梳理正确选择统计方法的基本思路和原则、阐释在结果理解和解释上容易发生的错误,介绍了医学论文统计报告的基本要求。

本 章 小 结

1. 从医学科学研究中的个体差异和不确定性出发,介绍了什么是医学统计学、医学统计学在医学科研中的地位和作用、医学统计学的基本内容。尤其强调了医学科研的统计设计是医学统计学的重要内容之一,统计设计和统计分析是统计学不可分割的两个重要组成部分。

2. 介绍了统计学的若干基本概念,包括总体与样本、参数和统计量、概率抽样和抽样误差、定量与定性变量、随机与非随机误差、概率与频率等,它们是学习医学统计学的重要基础。

3. 学习医学统计学的目的是培养统计学独特的逻辑思维方法,掌握统计设计方法和收集准确、可靠的数据,运用统计分析方法正确分析数据,掌握操作统计软件的技能,正确解释和表达研究结果。关键是运用统计思维和统计方法去分析和解决医学科研问题,提高科学素养和科研能力。

思 考 题

1. 什么是医学统计学?
2. 医学统计学包括哪些基本内容?
3. 数据的统计分析包括哪些内容?
4. 举例说明同质与变异。
5. 简述资料包含哪几种类型。
6. 举例说明总体和样本的概念。
7. 简述参数和统计量。
8. 简述误差的概念。
9. 简述概率与频率。
10. 简述小概率事件原理。

(李晓松　夏结来)

网上更多……

　　📝 教学 PPT　　📖 拓展阅读　　📋 自测题

第二章

医学研究的统计设计

本章导读

统计设计不仅是顺利进行科学研究的前提,也是进行统计分析、获得预期结果的重要保证。本章将从医学科研实际出发,介绍观察性研究和实验性研究两大主要医学研究类型,以及诊断试验评价研究中有关设计类型、基本原则、设计步骤、评价指标和方法等内容,为科研工作者进行医学科研提供基本思路,以回答做什么研究、如何做这个研究(包括研究对象从哪里来、需要收集哪些信息及其收集方法等)、如何保证研究的质量,以及如何进行诊断试验评价等核心问题。

学习要点

1. 各类医学研究的概念和特点。
2. 常见的抽样方法。
3. 各类研究设计的基本内容。

第一节 观察性研究设计

一、观察性研究的基本类型

如前所述,观察性研究是对处于自然状态下的事物或现象进行观察,是人类获取科学事实和认识客观世界的第一步。它具有一个显著特征,即对观察对象不加任何干预或控制,由研究者"袖手旁观"。医学研究中主要包括以下几种具体设计类型。

(一) 横断面研究

横断面研究(cross-sectional study)又称现况研究,它是在特定时点或短期内特定人群中,调查所研究事件(或状态)及其相关特征或因素当时的情况,从而描述该事件(或状态)与有关因素在目标人群中的分布及其分布间的关联,为进一步的研究提供因果线索。比如,为了解某市2018年40—79岁居民糖尿病患病现状,共纳入19 815例常住居民,测量其空腹血糖(FPG),并通过口服葡萄糖耐量试验(OGTT)诊断是否患有糖尿病。在上述研究中,其研究结果发现:①2018年该市40—79岁居民糖尿病患病率为12.11%,说明了该市居民糖尿病患病现状;②通过不同特征居民糖尿病患病率的比较进一步发现,糖尿病患病率有随年龄增加而上升的趋势,城区糖尿病患病率高于郊区,揭示了该市居民糖尿病的分布特点;③在解释为什么糖尿病患病率随年龄增加而上升、城区高于郊区的过程中,认为糖尿病可能与缺乏体力活动,不健康饮食和肥胖等因素有关,从而形成了因果关系假设,为进一步的分析性研究奠定基础。

不难发现,横断面研究不仅从群体的角度描述了所研究事件或状态的分布和特点,回答"是什么"的问题,而且通过群体内部不同特征对象的比较,初步探讨和分析事件与相关因素间的关系,回答"为什么"

的问题。但需要注意的是,横断面研究在特定时点切面上,同时收集所研究事件(或状态)及与之相关因素的信息,常难以区分两者的时间先后顺序,违背了因果关系中"前因后果"的基本特征,因此不能得出因果关系的结论,一般只能为进一步的病例对照研究、队列研究等分析性研究提供因果线索。

(二)病例对照研究

对于病因研究而言,病例对照研究(case-control study)(图2-1)是以确定患有某病的作为病例组和未患该病的作为对照组为研究对象,调查两组在既往某个或某些因素的暴露情况和频率,并通过病例组与对照组结果的对比,说明暴露因素与疾病的关联性及关联强度。病例对照研究是一种"由果推因"的回顾性(retrospective)观察性研究,主要用于探索疾病的危险因素,为病因研究和疾病预防提供线索。历史上通过病例对照研究,先后阐明了沙利度胺与短肢畸形、包皮过长与阴茎癌、吸烟与肺癌、口服避孕药与心肌梗死等的关系。通过这种回顾性分析,为疾病的病因和危险因素找出线索。如果检验结果比较肯定,可进一步做前瞻性观察性研究(队列研究)或干预试验,以获得某因素是否为疾病病因的更确切的证据。同时,病例对照研究也用于其他因果研究及临床上对生物标志物的研究。

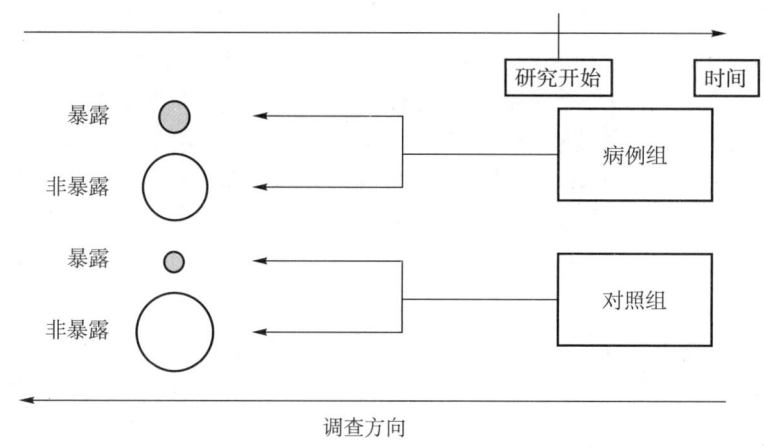

图2-1 病例对照研究示意图

病例对照研究的资料比较容易获取,工作量小、研究周期短,出结果快,有时还可能获得多种预期以外的暴露因素的资料,分析一种疾病与多种病因的关系;但由于信息的获取通过回顾获得,容易产生回忆偏倚,同时对照的选择容易产生选择偏倚。

(三)队列研究

队列研究(cohort study)是通过将研究人群按是否暴露于某因素或暴露程度进行分组,追踪观察在特定时间内各组与暴露因素相关的结局并比较差异,从而判定暴露因素与结局之间有无因果关联及关联程度。队列研究中,研究的暴露水平在研究开始时已经存在,分组是自然形成的,研究者不能对研究对象进行随机分组和控制,同时,具有同期对照组和同期随访结果。队列研究是一种"由因寻果"的纵向前瞻性(prospective)观察性研究,可用于检验病因假设。如观察吸烟和不吸烟的两组人群,进行一定时间的随访,观察两组肺癌的发生率,说明吸烟与肺癌的关系。这种方法也可用于评价防治措施或疾病预后,如肿瘤治疗中常比较不同方法治疗患者的预后,治疗方法不是研究者随机分配的,经过一定时间的随访,观察不同治疗方法人群的生存率和复发率,说明不同方法与预后的关系。队列研究主要包括历史性队列、双向性队列和前瞻性队列三种类型。

队列研究的主要优点在于数据相对可靠,由于病因在前,疾病在后,可直接获得暴露组和对照组人群的发病率或死亡率,其检验假设的能力较强,一般可证实病因联系,有时还可能获得多种预期以外的疾病结局资料。但是,队列研究不适合阳性结局发生率低的病因研究,一般所需样本量非常大,且随访时间长,随着随访期的延长,失访的人数会逐渐增多,同时研究耗费的资源较多。

观察性研究的共同特点是存在混杂因素(confounding factor)。混杂是指由于某些非研究因素在比较组间不具有可比性,掩盖或夸大了研究因素与疾病之间的联系,从而使两者之间的真正联系被错误估计。控制混杂的方法包括在研究设计阶段使用限制或配对,也可以在统计分析阶段通过标准化法、分层分析、协方差分析及多重回归等统计方法调整或控制混杂效应。

三种类型队列研究示意图见图2-2。

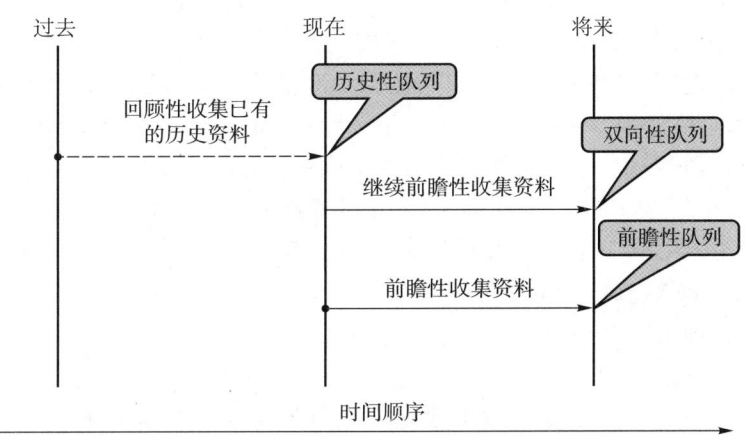

图2-2 三种类型队列研究示意图

二、观察性研究的主要步骤

对于任何研究而言,在研究实施之前都需要回答"做什么""为什么做"及"怎么做"三个核心问题。其中前两个问题即明确研究目的,并说明本研究的理论价值、实践意义或创新之处等,一般在选题或立题阶段完成。而研究设计主要回答"怎么做"的问题,是围绕研究目的,对研究作出的整体设想和规划,以保证研究的顺利实施,并排除偶然性及其他因素的干扰,使研究结果反映客观世界事物的本来面目和真实联系。观察性研究设计的主要步骤可以简要概况如图2-3所示。

三、常用的抽样方法

抽样(sampling)是从目标总体中抽取一定数量的观察单位组成样本,对样本进行研究。抽样不仅节省研究成本,还有助于获得较为深入、细致、准确的资料,而且当目标总体为无限总体时只能作抽样,因此,它在医学研究中应用最多。抽样方法有概率抽样(probability sampling)与非概率抽样(non-probability sampling)之分。概率抽样是指总体中观察单位被抽中的概率是已知的或可以计算的;非概率抽样的样本对总体代表性较差,不能按常规理论计算抽样误差,也不能对总体进行统计推断。本部分只简单介绍常用的几种概率抽样方法。

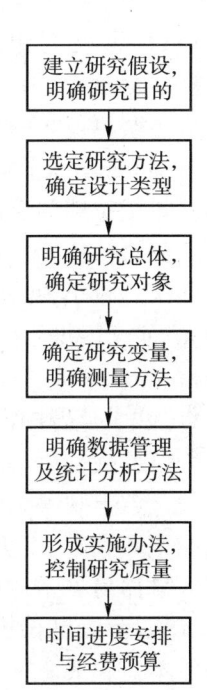

图2-3 观察性研究设计基本步骤

(一)简单随机抽样

简单随机抽样(simple random sampling)又称单纯随机抽样,是按等概率原则直接从含有 N 个观察单位的总体中抽取 n 个观察单位组成样本。可采用随机数字表(random number)或利用计算机产生伪随机数(psudo-random number)完成抽样。例如,在2018年针对某校进行的男生吸烟率调查中,已知该校共有5 000名在校男生,需要从该人群中随机抽取500人进行调查。具体方法是:先将5 000名男生依次编号:1,2,3,…,5 000,即形成抽样框架。再从随机数字表中任一列或一行开始,顺序读入500个不重复且5 000以内的四位随机数字,其对应的号码即被确定为调查样本。如果利用计算机完成抽样,则需要对每个个体产生1个伪随机数,再根据一定的规则产生样本,如按伪随机数大小排序后,前500名进入样本。

简单随机抽样是最基本的抽样方法,也是其他抽样方法的基础。其优点是均数(或率)及标准误的计算简便;缺点是当总体观察单位数和/或样本例数较多时,抽样过程较为烦琐;而且对于空间较大的总体,容易产生过于分散的样本,不利于组织实施。

(二)系统抽样

系统抽样(systematic sampling)又称机械抽样或等距抽样,即先将总体的观察单位按某一顺序分成 n 个部分,再从第一部分随机抽取第 k 号观察单位,依次用相等间隔,从每一部分各抽取一个观察单位组成样本。仍以上例为例,现按系统抽样方法抽取例数为 500 的样本。做法是先将 5 000 名学生按某一特征(如学号)的顺序编号,总体例数 $N=5\,000$,样本含量 $n=500$,抽样间隔 $5\,000/500=10$,在 1~10 之间随机确定一个数字,比如 4,每间隔 10 个观察单位抽取一个,即抽取 4,14,24,…,4 994 组成样本。

系统抽样的优点是:①易于理解,简便易行;②容易得到一个按比例抽样的样本;③若样本的观察单位在总体中分布均匀,其抽样误差一般小于简单随机抽样。系统抽样的缺点是:①当总体中观察单位按顺序有周期趋势或单调增(或减)趋势时,系统抽样将产生明显的偏倚;②实际工作中一般按简单随机抽样方法估计抽样误差,因此这样计算得到的抽样误差一般偏大。

(三)分层抽样

分层抽样(stratified sampling)是先按对主要研究指标影响较大的某种特征,将总体分为若干个亚总体,称为层(stratum),再从每一层内随机抽取一定数量的观察单位组成样本。仍以男生吸烟率调查为例,由于年级不同对吸烟危害的认识不同,可首先按年级分为五个年级层,再分别从五个年级中随机抽取一定数量的观察单位组成样本。分层时应使样本中各层的比例接近总体的比例,以增强样本对总体的代表性。当样本含量确定后,确定各层观察单位数的方法一般有:①按比例分配(proportional allocation),即按总体各层观察单位数的相同比例分配各层样本观察单位数。如,该校共有 5 个年级且每个年级人数相差不大,各占 20%,则 5 个年级所抽取的相同数量的学生构成本次调查的样本。②最优分配(optimum allocation),即同时按总体各层观察单位数的多少和标准差的大小分配各层样本观察单位数。

分层抽样的优点是:①减少抽样误差,分层后增加了层内的同质性,因而观察值的变异度减小,各层的抽样误差减小,在样本量相等的情况下,其标准误一般均小于简单随机抽样、系统抽样和整群抽样的标准误;②便于根据不同层的特点采用不同的抽样方法,有利于调查的组织实施;③可针对不同层进行独立分析。

(四)整群抽样

整群抽样(cluster sampling)是先将总体按照某种与主要研究指标无关的特征划分为 K 个"群",每个群包含若干观察单位,然后再随机抽取 k 个"群",由抽中群的全部观察单位组成样本。例如,对某校男生吸烟率调查中,以班级为单位分成若干个群,从中随机抽取若干个班,被抽中班级中的所有学生均纳入研究。显而易见,整群抽样的抽样单位不是单一的个体,而是由个体形成的"群"。"群"的大小是一个相对的概念,可以是自然的区划,也可以是人为的区划。每个群内的观察单位数可以相等,也可以不等,但相差一般不应太大。

整群抽样的优点是便于组织,节省经费,容易控制调查质量;缺点是当样本含量一定时,因为样本观察单位未能均匀地散布在总体中,其抽样误差一般大于简单随机抽样的误差。群间差异越小,抽取的"群"越多,抽样误差越小。例如,调查男生吸烟率时,以寝室为基本抽样单位比以班级为抽样单位的抽样误差小。

在样本含量一定时,上述四种抽样方法的抽样误差大小的关系一般是:整群抽样误差≥简单随机抽样误差≥系统抽样误差≥分层抽样误差。

(五)多阶段抽样

前述的四种基本抽样方法都是通过一次抽样产生一个完整的样本,称为单阶段抽样。但在现场调查中,往往面临的总体较为庞大,情况复杂,观察单位很多,而且分布面广,很难通过一次抽样产生完整的样本,而是根据实际情况将整个抽样过程分为若干阶段来进行,称为多阶段抽样(multi-stage sampling)。它是按抽样单位的隶属关系或层次关系,把抽样过程分为几个阶段进行。每个阶段都进行随机抽样,而且不同阶段可采用相同或不同的抽样方法。当总体的规模特别大,或者分布的范围特别广时,一般采取多阶段抽样的方法来获取样本。例如在2008年首次中国公民健康素养调查中,所采用的抽样方法为多阶段分层整群随机抽样。

第二节 实验性研究设计

实验(experiment)是在人为给定的实验条件下,观察研究对象产生的实验效应的过程。而对于实验性研究(experimental study)而言,是指为了更加准确地揭示实验条件与处理效应间的因果关系,评价处理措施效果,需要将来自同一研究总体的对象进行随机分组后,分别给予不同实验条件或干预措施,随访并比较不同组实验效应的差别及差别大小的研究方法。与观察性研究相比,实验性研究的研究对象来自同一总体,而且是在人为控制的条件下完成,组间可比性更高,从而能更有效地控制误差;同时,还能将多种研究因素包括在较少次数的实验中,达到高效的目的。根据受试对象的不同,实验可以分为动物实验、临床试验和自然人群试验三类,本节将主要介绍实验设计的基本原则、主要步骤、常见的设计类型等内容。

一、实验性研究设计的基本原则

为更好地控制非处理因素对实验结果的影响,以较少的受试对象取得较为可靠的信息,并达到经济高效的目的,实验设计必须遵循对照(control)、随机化(randomization)和重复(replication)三个基本原则。

(一)对照原则

首先,我们必须认识到研究中所观察到的实验效应或结果,是包括处理因素在内的多种因素共同作用下的综合效应。即除了处理效应(treatment effect)外其他非本次研究所关注的因素也对实验结果产生影响,与研究因素对应,称之为非研究因素。如研究对象的特征、所观察事物的自身发展规律、环境因素、来自观察者和/或研究对象的主观心理因素,以及其他很多潜在的未知因素等。

为了将处理因素的效应从观察到的实验效应中充分地显现出来,实验性研究中在设置接受干预措施的实验组(experimental group)的同时,应设立对照组(control group),若两组具有可比性或均衡性,即非处理因素的效应在实验组和对照组中达到相同或相近,便可将两组实验效应的差异"归因"于处理因素(图2-4)。例如,在研究某药治疗上呼吸道感染的实验中,由于上呼吸道感染有自愈的倾向,若不设立对照组,则难以说明所观察到的效应是药物的药理效应还是自愈效应。

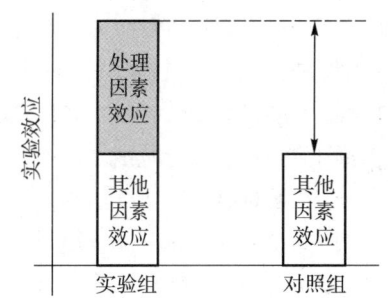

图2-4 实验性研究中设立对照组的意义

不难理解,设立对照组的前提是均衡性或可比性,即对照组和实验组除给予的处理不同外,非处理因素及其效应保持一致,且在整个实验过程中,对照组和实验组应始终处于同时同地进行效应的观察,以排除实验过程中其他环境因素波动的影响,即设立同期对照(concurrent control)或平行对照(parallel control)。相反,若某个或某些非处理因素在不同实验条件或干预措施的比较组间不具有可比性,则成为研究中的混杂因素,系统地掩盖或歪曲处理因素与实验效应间的真实联系,从而作出错误的结论。

对照的形式有多种,可根据研究目的和对重要非处理因素的控制加以选择。常用的对照形式主要有以下几种:

1. 空白对照

空白对照(blank control)是指对照组不施加任何干预措施,即对照组体现的是非处理因素的效应。例如,在大剂量维生素A大鼠诱癌实验中,设立空白对照组,以排除大鼠本身可能自发肿瘤的影响。但如果实验组维生素A的给予方式为灌胃,对大鼠的刺激及食管黏膜的损伤,可能影响大鼠的健康状态,造成两组在实验过程中不可比,影响效应的观察,空白对照则不可取。另外,在以人为对象的临床试验中较少使用空白对照,原因在于不给患者任何治疗涉及伦理问题,且试验过程中容易出现试验组与对照组心理上的差异,从而影响结果的可靠性。因此空白对照常用于无损伤、无刺激的动物实验性研究。

2. 安慰剂对照

安慰剂(placebo)又称伪药物(dummy medication),是一种无药理作用的制剂,但其感观,如剂型、大小、颜色、重量、气味及口味等都与试验药物一致,不会被受试对象和研究者识别。安慰剂对照(placebo control)主要用于临床试验,一般与盲法结合使用,以控制研究者和/或受试对象的心理因素所导致的偏倚,并提高受试对象依从性。同时还可控制疾病自然进程的影响,显示试验药物的效应。但安慰剂的使用同样需注意伦理学问题,应以不损害患者健康为前提。因此安慰剂对照主要适用于研究的疾病尚无有效药物治疗,或使用安慰剂后对该病病情、临床过程、预后无影响或不利影响较小的疾病。而对于急、重或器质性疾病的研究不宜使用安慰剂对照。

3. 实验对照

实验对照(experimental control)通常用于有损伤、有刺激的动物实验。对照组施加某种与处理因素有关的实验因素。例如圣地红景天对自发性高血压大鼠模型(SHR)血压影响的研究中,实验组大鼠予以圣地红景天 500 mg/(kg·d)灌胃,对照组灌注等量、无药理作用的蒸馏水,以控制灌注过程中可能的损伤、刺激对实验效应的影响;类似的还有假注射、假手术、假针刺及假照射等。又如,赖氨酸添加试验中,试验组儿童的课间餐为添加赖氨酸的面包,对照组为不加赖氨酸的面包。这里面包是与处理因素有关的实验因素,两组儿童除是否添加赖氨酸外,其他条件一致,这样才能显示并分析赖氨酸的作用。由此可见,当实验组施加的处理措施伴随其他因素(如赖氨酸添加入面包),而这些因素可能影响实验结果时,应设立实验对照,以保证组间的均衡性。

4. 标准对照

标准对照(standard control)的对照组采用现有标准方法或常规方法。常用于某种新检验方法是否能代替传统方法、新的治疗方案是否能代替目前常规措施的研究等。同时,在临床试验中,标准对照可较好地解决空白或安慰剂对照中不给患者任何治疗的伦理学问题。比如,在评价鲁格列净对 2 型糖尿病疗效研究中,以目前临床上常用且有明确疗效的沙格列汀为对照,此即标准对照。需要注意的是,如果仅用现有标准值、参考值或文献中报告的现有方法的效果作为对照,而实际研究中不设立对照是不提倡的,因为这违背了同期对照的原则。

5. 相互对照

相互对照(mutual control)即两个或几个不同的实验组互为对照,以探讨何种处理效果更好,可不必另设对照组。比如通过动物实验探讨圣地红景天、天麻和白芷三种药物治疗原发性高血压的效果,各组间相互对照,从中选出最好的药物。

6. 自身对照

对照措施与实验措施在同一受试对象身上进行即为自身对照(self-control),如身体对称部位或实验的两个阶段分别接受不同的处理,一个为对照组,一个为实验组,比较其差异说明干预措施的效果。例如,为明确某新化妆品对皮肤有无损害作用,将 12 只家兔的背部一侧涂抹该化妆品,另一侧涂生理盐水作为对照,观察皮肤的反应。又如,为研究某降脂茶的效果,以实验对象服用降脂茶前的血脂作为对照。但是在不同阶段接受不同处理的研究中,难以排除随时间变化因素的作用,违背了平行对照的原则,常常需要另外设立一个平行的外对照,用实验组与对照组处理前后效应的差值来说明处理的效应或通过交叉设计的方法以达到在时间上平行可比的目的。

(二)随机化原则

随机化是指采用随机的方式,使每个受试对象有同等的机会被抽取,并分配到不同的处理组接受不同的干预措施或实验条件。其主要体现在以下三个方面:

1. 随机抽样

与观察性研究一致,随机抽样是指从符合条件的研究对象中随机抽取一定数量的个体作为受试对象,以保证所得样本具有代表性,使实验结论具有普遍性。但实验性研究的总体基本都是理论总体,实际难以明确抽样框,因此很难实现随机抽样。

2. 随机分配

随机分配是将纳入实验的受试对象随机分配到各处理组,且每个受试对象被分配到不同组的机会相等。随机分配是实验性研究中提高组间可比性的基本措施,使大量难以控制、已知或未知的非处理因素对实验组和对照组的影响相当,并归于实验误差之中。随机分配的原理和过程与第一节中的随机抽样基本一致。常用的随机分配方法包括完全随机化(complete randomization)、配对随机化(paired randomization)、区组(或配伍)随机化(block randomization)、分层区组随机化(stratified blocked randomization)、整群随机化(cluster randomization)等,将在后续常见实验性研究类型中一并介绍。

3. 实验顺序随机

实验顺序随机是指每个受试对象先后接受处理的机会相等,使实验顺序对各对比组效应的影响也达到均衡。

(三)重复原则

重复是指在相同实验条件下进行多次实验或观察。广义来讲,重复包括:①研究本身的重复,即在相同的研究条件下研究结论可以重复观测;②测量的重复,即对同一受试对象进行重复观测,以保证观测结果的精度;③研究对象的重复,即为避免将个别情况误认为普遍情况,需要对一定数据量的研究对象进行实验。这是所指的"一定数量"也就是足够的样本含量,这也是通常大部分研究最关注的问题。

样本中包含多少个研究对象(人、动物、生物学材料等)才能既对总体有代表性,满足统计学要求从而完成统计推断,同时又要照顾研究的可行性、伦理学等实际问题,从而最大限度地控制研究成本和研究风险,提高研究效率,这就是样本含量估计(estimation of sample size)。样本含量过小,假设检验效能不够,无法显现不同处理组间的差别;而样本含量也不是越大越好,样本量过大会增加研究的费用和实际工作的困难,浪费人力、物力和时间,并且可能影响数据的质量。样本含量估计中,应结合所选用的研究设计方法、总体情况和允许误差的大小、所选择的统计推断方法及相关参数要求,以及对象的无应答率或失访率进行综合决策,具体可参见相关专著。

二、实验性研究设计的主要步骤

虽然实验性研究按照受试对象和领域的不同有多种分类,但是它们都具有共性,其设计的基本内容大体相近。简单来说,实验性研究设计即贯彻实验设计基本原则,合理安排处理因素、研究对象和实验效应三大要素,并控制非处理因素的干扰和影响,更好地显示处理因素的效应,从而以较少的受试对象取得真实、可靠的结论,达到经济高效的目的。实验设计的基本步骤与内容与第一节中的观察性研究设计大同小异。本部分主要介绍在实验性研究中的一些特殊问题。

(一)明确研究目的

在实验性研究中,应当分清研究的主要目的和次要目的。主要目的即一项研究所要解决的主要问题;次要目的则是对主要目的的补充说明及完善深化。例如,在鲁格列净治疗2型糖尿病的临床试验中,确定该药治疗2型糖尿病是否有效及安全性如何为该研究的主要目的;而了解不同地区或不同年龄段患者的疗效是否不同、受试者的依从性如何可作为次要目的。

实验必须围绕主要目的安排各个实验环节、拟定研究计划,并采取有效的措施控制各种非处理因素的干扰,以确保实验结果对主要问题作出确切的回答。同时,应避免通过一次实验回答太多的问题,设置的研究目的过多,势必降低研究的可行性。

(二)确定设计类型

研究者在实验设计时,需根据研究目的、处理因素数量及其水平数、现有资源和时间要求等选择合理的设计类型。常用的实验设计类型参见本节第三部分。

(三)确立处理因素及其水平

实验性研究中可同时设置和分析一个或多个处理因素,按照研究因素数量,实验设计可分为单因素设计和多因素设计两类。比如在鲁格列净治疗 2 型糖尿病的临床试验中,只考察药物一个因素。而在探讨壳聚糖吸附废水中 Cu^{2+} 的最佳实验条件研究中,考察 pH、温度、吸附时间 3 个实验因素。

同时,根据对照的原则,每个处理因素需设立两个或多个不同剂量、状态或处理方式等,称为水平(level),以通过不同水平的比较说明处理效应。比如,在鲁格列净治疗 2 型糖尿病的临床试验中,药物因素下分为了鲁格列净和沙格列汀两个水平。在探讨壳聚糖吸附废水中 Cu^{2+} 的最佳实验条件中,三个研究因素各设置了 3 个不同水平:pH 4、7、8;温度 15℃、20℃、25℃;吸附时间 5 min、10 min 15 min。

在确定了处理因素及其水平之后,需要进一步形成具体的处理组(treatment group),即研究对象的具体实验条件。对于单因素设计,其不同水平直接形成不同处理组。而对于多因素设计,各处理因素的不同水平交叉排列组合形成具体的处理组。比如,在探讨壳聚糖吸附废水中 Cu^{2+} 的最佳实验条件中,三个研究因素各设置了 3 个不同水平,则可以形成 27 种不同的实验条件,即 27 个实验组。

(四)确定受试对象

受试对象是指由研究目的确定的处理因素作用的客体,其选择的正确与否会对试验结果产生极为重要的影响。选择受试对象应有明确的纳入标准(inclusion criteria)和排除标准(exclusion criteria)。首先,受试对象应满足两个基本条件:一是对处理因素敏感,二是反应必须稳定。例如研究某药对血管性痴呆的疗效,纳入符合血管性痴呆诊断标准的患者,排除对治疗不敏感或无反应的终末期患者。其次,为了使研究结果具有普遍性和推广价值,须保证受试对象的同质性(homogeneity)和代表性。在动物实验中,动物的选择应注意种属、品系、年龄、性别、体重、窝别和营养状况等。在临床试验中,受试对象大多数是患者,应选择诊断明确、依从性好的病例,并应注意其性别、年龄、病情和病程等。现场试验的受试对象大多数是正常人,应注意其性别、年龄、民族、职业、文化程度和经济状况等。再者,还应注意某些处理措施可能对一些特殊人群产生不利的影响,这类人应排除于试验之外。例如对妊娠有影响的药物临床试验应将孕妇排除;当试验需使用某些特殊检查(如胃镜等)时,应将有相应禁忌证的患者排除。某些患者近期服用过与试验药物药理性质相似的药物,不宜纳入试验或应经过一定的清洗期(washout period),待干扰药物的效应消除之后再将其纳入。

(五)明确研究变量及其测量方式

与研究目的一致,实验性研究中的研究指标也分为主要指标和次要指标。其中,主要指标又称主要终点,是与实验主要研究目的有本质联系的,能确切反映干预措施效果的观察指标。主要指标应根据实验目的选择易于量化、客观性强、重复性高,并在相关研究领域已有公认标准的指标。一般情况下,主要指标仅为一个。若一个主要指标不足以说明研究因素效应时,可采用两个或多个主要指标。次要指标是与次要研究目的相关的效应指标,或与主要目的相关的支持性指标。一次研究中,可以设计多个次要指标,但不宜过多,足以达到实验目的即可。

在明确了观察指标后,应根据其属性,明确具体的测量方式,即在研究中如何针对研究对象测量该指标的具体结果。具体可参见本章第一节,这里不再赘述。

(六)控制误差和偏倚

如上所述,任何实验性研究的结果均可能受到以下两方面因素的影响:①处理因素的作用;②各种误差或偏倚的干扰。其中,偏倚(bias)又称偏性,是在设计、执行、测量、分析过程中产生的,可干扰研究效应评价,甚至影响结论正确性的系统误差。控制偏倚的关键在于认识偏倚及其产生的来源。研究者必须周密考虑,完善设计,采取针对性的措施预防偏倚的发生,从而排除其干扰,真正体现处理效应。但也应注意,即使是十分完善的实验设计,也只能最大限度地控制偏倚,很难完全保证研究结果完全不受偏倚的影响,因此在作出科研结论或阅读文献时,应当持审慎态度而不能绝对化。实验性研究中的常见偏倚如下。

1. 失访偏倚

失访（lost to follow-up）偏倚属于选择偏倚中的一种。受试者在试验过程中由于各种原因退出试验称为失访。一般来说，失访率不应高于20%。减少失访的常见措施有：①随机分组前，尽可能排除那些不愿意接受随访或迁移性较大的对象；②专人专职负责随访；③设立多个随访点，简化研究程序，合理有效地安排随访；④为受试者提供优质免费的医疗服务，必要的交通费等；⑤尽量获取受试者家人、工作单位的电话等其他联系方式，避免因无法直接联系到受试者而导致失访。

2. 沾染和干扰

沾染（contamination）是指对照组的受试对象接受实验组的处理措施。沾染提高了对照组的有效率，造成实验组和对照组间差异缩小的假象。干扰（co-intervention）是指实验组接受了其他有效的药物或措施（非处理因素）。干扰提高了实验组的有效率，扩大了实验组和对照组之间的实际差异。沾染和干扰的控制有赖于加强实验管理，临床试验中应尽量使用盲法（blinding）。

3. 非依从偏倚

依从性（compliance）是指受试者对处理措施及试验过程的执行程度，包括是否接受临床及实验室检查、是否按时服用药物以及回答采访的问题等。认真地执行医嘱称为依从性好。在试验过程中可采取相应的一些措施以提高依从性，例如，尽量选择简单、易行的治疗方案，使治疗方案与患者的日常生活相适应；对欲纳入的受试者进行筛选，排除可能不依从者；了解受试者的用药史，排除对试验药物或检查方式有禁忌证者；详尽告知试验内容、疗程、药物的不良反应及可能带给受试者的一些负担，并得到受试者的知情同意（informed consent）；试验前对研究人员进行交流技巧方面的训练；随访间隔应适宜，随访间隔太长可能造成试验过程中缺乏督促，太短则可能引起受试者厌烦和不合作。

4. 检查或诊断结果的不一致

在实验中经常可能出现同一医师两次重复检查或诊断同一受试者的结果不一致，或两位医师对同一受试者的检查或诊断结果不一致。结果的不一致（disagreement）必然会对研究结果造成影响，因此，研究者有必要对这些检查结果的一致性进行分析评价，在正式试验前进行预试验，以估计判断一致性，若发现不一致率很高，则应采用相应的方法予以改进，例如对医师进行培训、使用同一台测试仪器或同一批试剂等。此外，在整个试验过程中应尽量采用盲法，以减少研究人员和受试对象心理因素对研究结果的影响。

三、实验性研究设计的基本类型

研究者可根据研究目的、处理因素的多少，并结合专业要求选择合适的设计类型。如前所述，研究设计可分为单因素设计和多因素设计，本部分只简单介绍单因素设计中的常见类型。

（一）完全随机设计

完全随机设计（completely randomized design）采用完全随机化（也称为简单随机化）的方法，将同质的受试对象直接分配到各处理组，是一种常用于考察单因素两水平或多水平效应的实验设计方法。各组样本含量相等时，称为平衡设计（balanced design）；样本量不等时，称非平衡设计（unbalanced design）。由于在总样本量一定时平衡设计分组简单，而且统计效率较高，值得推荐。其设计原理如图2-5所示。完全随机设计的优点是设计简单，易于实施，出现缺失数据时仍可进行统计分析。缺点是小样本时，均衡性可能较差。下面将以单因素两水平完全随机设计为例，说明完全随机化分组的具体步骤。

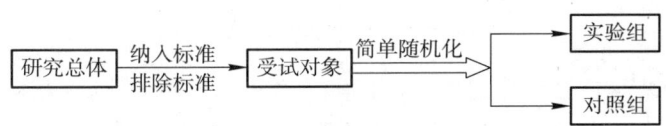

图2-5 完全随机设计方案示意图

例2-1 为研究大豆对缺铁性贫血的恢复作用，选取已做成贫血模型的大鼠15只，随机等分为3组，分别用三种不同的饲料喂养:不含大豆的普通饲料(A组)、含10%大豆饲料(B组)和含15%大豆饲料(C组)。

1. 编号

将 n 个受试对象按一定顺序编号,如动物可按体重大小,患者可按就诊或入组的顺序等。本例中按大鼠体重由小到大编号为1—15。

2. 取随机数

每个受试对象获得的随机数可为1位数,也可为2位数或3位数,一般要求与 n 的位数相同。获得随机数的方法与随机抽样过程一致,这里不再赘述。本例中从随机数字表(附表1)的第20行最左端开始横向连续取15个两位数字。按随机数从小到大的顺序编序号,如果随机数相同,则先出现的为小。

3. 确定组别

根据事先设定的规则,按照受试对象获得的随机数确定受试对象在哪一组。分组的规则中最常用的是首先按随机数的大小排序,再根据序号确定每个研究对象的组别。本例中,序号1—5对应的大鼠分为A组,序号6—10对应的大鼠分为B组,序号11—15对应的大鼠分为C组。据此得到表2-1的分组结果:第1,3,10,12,15号大鼠分到A组;第2,4,9,13,14号大鼠分到B组;第5,6,7,8,11号大鼠分到C组。

表2-1　15只大鼠完全随机分组的结果

编号	1	2	3	4	5	6	7	8	9	10	11	12	13	14	15
随机数	38	64	43	59	98	98	77	87	68	07	91	51	67	62	44
序号	2	8	3	6	14	15	11	12	10	1	13	5	9	7	4
组别	A	B	A	B	C	C	C	C	B	A	C	A	B	B	A

(二)配对设计

配对设计(paired design)是为了使某个或某些关键的非处理因素(称为配对因素)在组间达到均衡,首先将受试对象按配对因素相同或相近配成对子,再将每对中的两个受试对象随机分配到两个不同的处理组中,该随机化方法称为配对随机化(paired randomization)。其中,配对因素应为可能影响实验结果的关键非处理因素。如在动物实验中,常将窝别、性别、体重等作为配对因素;在临床试验中,常将性别、年龄、病情等作为配对因素。自身对照实验作为配对设计的特殊形式,其分组可参照该方法进行。图2-6为配对设计示意图。

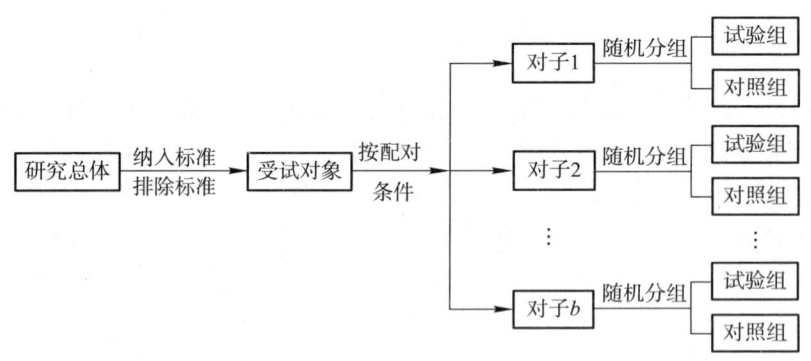

图2-6　配对设计示意图

例2-2　欲研究两种结核菌素的皮肤反应性,将14名儿童按年龄、性别相同配成7对,将每个对子中的2名儿童随机分配到两个处理组,分别给予不同种类的结核菌素。

先将7对儿童按入组顺序编号。再从随机数字表(附表1)中任一行,如第11行最左端开始横向连续取14个两位数字。事先规定,每一对中,随机数较小者序号为1,对应于A组,随机数较大者序号为2,对应于B组。结果见表2-2。

表 2-2　配对设计的 14 名儿童随机分组的结果

对子编号	1		2		3		4		5		6		7	
个体编号	1.1	1.2	2.1	2.2	3.1	3.2	4.1	4.2	5.1	5.2	6.1	6.2	7.1	7.2
随机数	57	35	27	33	72	24	53	63	94	09	41	10	76	47
序号	2	1	1	2	2	1	1	2	2	1	2	1	2	1
组别	B	A	A	B	B	A	A	B	B	A	B	A	B	A

与完全随机设计相比,配对设计的优点在于可增强处理组间的均衡性,效率较高。其缺点在于配对条件不易严格控制,当配对失败或配对欠佳时,反而会降低效率,而且配对的过程还可能延长试验时间。因此,配对设计主要用于样本量较小的实验性研究,在大样本的临床试验中使用较少。

(三)随机区组设计

随机区组设计(randomized block design)又称配伍组设计,其实质是配对设计的扩展。首先将受试对象按配对因素相同或相近形成 b 个区组(或称配伍组),然后将每个区组中的 k 个受试对象随机分配到 k 个处理组,该随机化方法称为区组随机化。可见,它实际上是设计时应遵循"区组内差别越小越好,区组间差别越大越好"的原则。图 2-7 为随机区组设计示意图。

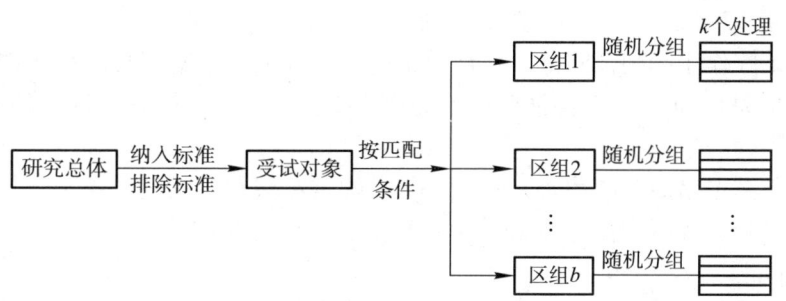

图 2-7　随机区组设计示意图

例 2-3　利用随机区组设计研究不同温度对家兔血糖浓度的影响,将 16 只家兔按同窝别配成 4 个区组,每个区组 4 只,分别随机分配到温度为 15℃、20℃、25℃、30℃的 4 个处理组中,依次简记为 A~D。

先将 16 只家兔按窝别和体重编号。再从随机数字表(附表 1)中任一行,如第 36 行最左端开始横向连续取 16 个两位数字。再将每一区组内的四个随机数字由小到大排序。事先规定,序号 1,2,3,4 分别对应于 A、B、C、D 四个处理组。由表 2-3 可知,对于区组 1,编号为 1.1、1.2、1.3、1.4 号的家兔分别对应于 A、D、B、C 四个处理组,其余类推。

表 2-3　随机区组设计的 16 只家兔随机分组的结果

区组编号	1				2				3				4			
动物编号	1.1	1.2	1.3	1.4	2.1	2.2	2.3	2.4	3.1	3.2	3.3	3.4	4.1	4.2	4.3	4.4
随机数	04	31	17	21	56	33	73	99	19	87	26	72	39	27	67	53
序号	1	4	2	3	2	1	3	4	1	4	2	3	2	1	4	3
组别	A	D	B	C	B	A	C	D	A	D	B	C	B	A	D	C

四、临床试验设计中的特殊问题

相较于其他实验性研究,临床试验有以下四个特点:①以人为受试对象;②对处理措施进行前瞻性的随访观察;③整个试验过程易受多种因素影响,试验结果可能存在程度不同的偏倚;④试验病例需一定时间的积累。临床试验设计仍属实验设计的范畴,除必须遵循一般实验设计的基本原则外,本部分将主要以新药临床试验为例,介绍临床试验设计中的一些特殊问题。

第二章 医学研究的统计设计

（一）新药临床试验概况

新药经临床前（实验室和动物实验阶段）研究后，其有效性和安全性由人体临床试验进行最终验证。临床试验是根据研究目的，通过足够数量的目标受试者（样本）来研究药物对疾病进程、预后以及安全性等方面的影响。为确保新药临床试验的科学性、严谨性和规范性，新药临床试验必须严格遵守《中华人民共和国药品管理法》《药品注册管理办法》《药物临床试验质量管理规范》以及《化学药物和生物制品临床试验的生物统计学技术指导原则》等相关规定以外，还必须事先应用统计学原理对试验相关的因素作出合理、有效的安排，最大限度地控制混杂与偏倚，减少试验误差，提高试验质量，并对试验结果进行科学的分析和合理的解释，在保证试验结果科学、可信的同时，尽可能做到高效、快速、经济。

新药的临床试验，尤其针对创新药物的临床研发，一般由Ⅰ期临床试验开始，进入Ⅱ期概念验证（proof-of-concept，POC）试验和剂量探索（dose finding）试验，然后是Ⅲ期确证试验，而Ⅳ期临床试验为新药上市后的应用研究阶段。其中：

Ⅰ期临床试验：初步的临床药理学及人体安全性评价试验。观察人体对于新药的耐受程度和药代动力学，为制定给药方案提供依据。

Ⅱ期临床试验：治疗作用的初步评价阶段。其目的是初步评价药物对目标适应证患者的治疗作用和安全性，也包括为Ⅲ期临床试验研究设计和给药剂量方案的确定提供依据。此阶段的研究设计可以根据具体的研究目的，采用多种形式，包括随机盲法对照试验。

Ⅲ期临床试验：治疗作用的确证阶段。其目的是进一步验证药物对目标适应证患者的治疗作用和安全性，评价利益与风险关系，最终为药品注册申请的审查提供充分的依据。试验一般应为具有足够样本量的随机盲法对照试验。

Ⅳ期临床试验：新药上市后的应用研究阶段。其目的是考察在广泛使用条件下的药物的疗效和不良反应，评价在普通或者特殊人群中使用的利益与风险关系及改进给药剂量等。

（二）医学伦理问题

临床试验是以人为对象的研究，需要在寻求医学进步和保障受试者权益之间找到一个平衡点。临床试验必须符合《赫尔辛基宣言》和国际医学科技组织委员会颁布的《人体生物医学研究国际道德指南》的道德原则，即公正、尊重人格、力求使受试者最大程度受益和尽可能避免伤害。参加临床试验的各方都必须充分了解和遵循上述原则，并遵守中国有关药品管理的法律法规。根据上述原则，必须考虑以下问题。

1. 进行药物临床试验必须有充分的科学依据

进行人体试验前，必须周密考虑该试验的目的、拟解决的问题、预期的治疗效果及可能产生的危害。受试者预期的受益应超过可能出现的损害。临床试验方法必须符合科学和伦理标准。

2. 伦理委员会审查

临床试验开始前，试验方案应当提请临床试验机构伦理委员会（ethics committee）进行审查，审议同意并签署批准意见后方能实施。在试验期间，试验方案的任何修改均应经伦理委员会批准后方能执行。试验中发生任何严重不良事件，均应向伦理委员会报告。

3. 研究对象的知情同意权需得到保障

研究者必须向受试对象提供口头或书面的有关临床试验的详细材料，包括试验目的、预期的受益、受试对象被分配到不同处理组而可能发生的风险与不便、因参加试验而受到损害或影响身体健康时能够获得的治疗和补偿。不得隐瞒或强迫患者参加试验，经患者同意后，须由受试者或其法定代理人在知情同意书（informed consent form）上签字并注明日期，执行知情同意过程的研究者或其代表也需在知情同意书上签名并注明日期。同时，受试者可保留在任何时候退出试验的权利。

（三）随机化方法

临床试验的随机化方法，一般采用分层随机化法和/或区组随机化法，也可选择中央随机化。

1. 分层随机化

分层随机化是以可能影响实验效应的某个或某些重要非处理因素作为分层因素，如受试者的病理诊断、年龄、性别、疾病的严重程度、生物标记物等,将研究对象分为两个或多个层,然后在各层内分别进行随机分配,从而增强分层因素在组间的均衡性。在多中心临床试验中,常按中心分层。分层因素可以是一个或多个,但一般不宜超过3个,因为过多的分层因素不仅增加分组的困难,还可能造成其他因素在处理组间的不均衡。

2. 区组随机化

尤其对于受试者的入组时间较长的研究,区组随机化是临床试验所必需的,以保证不同时段的受试对象在各个处理组间的均衡性,减少季节、疾病流行等因素对疗效的影响,也可减少因方案修订(如入选标准的修订)所造成的组间受试者的差异。例如将同一区组的8例受试对象随机分到两组,每组应分4例。区组的大小要适当并保持盲态,太大易造成组间不均衡,太小则易造成同一区组内受试者分组的可猜测性。

3. 中央随机化

中央随机化是指在多中心临床试验中,为了实现盲法,排除人为或者其他未知因素对研究结果的影响,由一个独立的机构或组织来安排和实施各个分中心的随机化分配和药物配给。中央随机化可以采用的随机化方法包括简单随机化、区组随机化、分层随机化、分层区组随机化和动态随机化。

(四)盲法

盲法是控制临床试验中因"知晓随机化分组信息"而产生的偏倚的重要措施之一,目的是达到临床试验中的各方人员对随机化处理分组的不可预测性,从而控制心理因素对效应观察的影响。根据设盲程度的不同,盲法分为双盲(double blind)、单盲(single blind)和非盲或开放(open-label)。在双盲临床试验中,受试者、研究者(对受试者进行筛选的人员、终点评价人员以及对方案依从性评价人员)、与临床有关的申办方人员对处理分组均应处于盲态;单盲临床试验中,仅受试者或研究者一方对处理分组处于盲态;开放性临床试验中,所有人员都可能知道处理分组信息。

临床试验的设盲程度,应综合考虑药物的应用领域、评价指标和可行性,尤其对于主要指标为主观指标或以安慰剂为对照的临床试验,应尽可能采用双盲试验。如神经、精神类药物的临床试验采用量表评价效应、用于缓解症状(过敏性鼻炎、疼痛等)的药物或以"受试者自我评价"为评价指标的临床试验。当双盲难度大、可行性较差或根本不可行时(例如,手术治疗与药物治疗的对比研究;不同药物在剂型、外观或用法上存在很大的差异;因中药组方不同导致气味上的差异等),可考虑单盲临床试验,甚至开放性研究。比如,在一些以死亡为主要评价指标的抗肿瘤药临床试验中。

双盲的临床试验,要求试验药和对照药(包括安慰剂)在外观(剂型、形状、颜色、气味)上的一致性;当试验药物和对照药物外观不一致时,可以为试验药与对照药各模拟一种安慰剂,以达到两组在用药的外观与给药方法上的一致,称为双模拟(double dummy)技术。值得注意的是,由于使用了双模拟技术,受试者的用药次数与用药量将会增加,可能导致用药依从性的降低。

双盲、单盲临床试验,盲法原则应自始至终地贯彻于整个临床试验过程。在双盲临床试验中,从随机数的产生、试验用药物的编码、受试者入组用药、试验结果的记录和评价、试验过程的监查、数据管理直至统计分析,都必须保持盲态。监查员必须自始至终处于盲态。若发生了任何非规定情况所致的盲底泄露,并影响了试验结果的客观性,则该试验将被视作无效。

(五)多中心临床试验

多中心临床试验系指由一个单位的主要研究者总负责,多个单位的研究者参与,按同一个试验方案同时进行的临床试验。多中心试验可以在较短的时间内入选所需的病例数,且入选的病例范围广,临床试验的结果更具代表性。各中心试验组和对照组病例数的比例应与总样本的比例大致相同。多中心试验要求试验前对人员统一培训,试验过程要有良好的质控措施。当主要指标易受主观影响时,需进行统一培训并进行一致性评估。当主要指标在各中心实验室的检验结果有较大差异或参考值范围不同时,应采取相应的措施进行校正或标化以保证其可比性,如采用中心实验室检验等。由此可以看出,多中心临床试验对试验设计、方案实施、数据分析和管理等方面提出了更高要求,影响因素亦更加复杂。

(六)优效性试验、等效性试验和非劣效性试验

临床试验通过不同组的比较说明药物或治疗方案的效果,根据研究目的和比较的类型不同,临床试验又可分为优效性试验(superiority trial)、等效性试验(equivalence trial)和非劣效性试验(non-inferiority trial,NI)。

其中,优效性试验是指主要目的为显示试验药物的效应优于对照药的试验,包括试验药是否优于安慰剂、试验药是否优于阳性对照药、或剂量间效应的比较。

但随着越来越多有效药物的出现,在疗效方面有突破的药物越来越少,因而在阳性对照试验中,更多的情形是探索试验药物与标准药物相比疗效是否不差或相当,由此提出了非劣效性试验和等效性试验。等效性试验的目的是确证两种或多种治疗的疗效相当,即使有一定差异,但该差异在临床上并无重要意义。而非劣效性试验的主要目的为显示试验药物的效应在临床上不劣于阳性对照药的试验,比如试验药的疗效虽然在临床上稍低于对照药,但其差异也是在临床可接受范围内。

(七)统计分析计划与数据集的定义

统计分析计划(statistical analysis plan,SAP)是比试验方案中描述的分析要点更有技术性和实际操作细节的一份独立文件,包括对主要和次要评价指标及其他数据进行统计分析的详细过程。统计分析计划的内容包括设计的类型、比较的类型、随机化与盲法、主要指标和次要指标的定义与测量、检验假设、数据集的定义、疗效及安全性统计分析的细节。

用于统计分析的数据集事先需要明确定义,并在盲态审核时确认每位受试者所属的分析集。一般情况下,临床试验的分析数据集包括全分析集(full analysis set,FAS)、符合方案集(per protocol set,PPS)和安全数据集(safety set,SS)。

全分析集:根据处理意向分析(intention-to-treat analysis,ITT analysis)原则,主要分析应包括所有随机化的受试者,即基于原先计划好的处理组进行分析,而不管其是否接受预先计划的处理。但该原则在实际操作中常难以达到,因而也常采用全分析集来描述尽可能完整且接近于包括所有随机化的受试者的分析集。该数据集是从所有参与随机化分配的受试者中,以最少的和最合理的方法剔除受试者后得出的。

符合方案集:亦称有效样本、有效病例、可评价病例样本。PPS是充分依从于试验方案的病例数据集,是全分析集的一个子集。纳入PPS的病例应接受试验分配的治疗、完成规定的疗程、依从性好,具有主要指标的测量值以及未对试验方案有大的违反等。

安全数据集:在安全性评价时,用于汇总的受试者集称为安全数据集,该数据集包括所有随机化后至少接受过一次治疗并有一次安全性评价的受试者。

值得注意的是,在做新药临床试验时,结论强调的是有较大的把握,因此常采取保守估计的策略。如在疗效性评价的过程中,药物的有效和无效难以确定时,应视为无效。在确证性试验的药物有效性评价时,宜同时用FAS和PPS进行统计分析。在临床试验中,FAS分析结果倾向于保守,而PPS分析可能夸大试验效果。当FAS分析和PPS分析结论一致时,得出的结论更为可靠。当结果不一致时,应分别对FAS和PPS进行讨论和解释,分析结果不一致的原因。

第三节 诊断试验评价研究设计与分析

一、有效性

(一)阳性截断值已知时的常用评价指标

1. 资料整理

当待评价诊断试验的诊断标准已知时,应首先将其判定结果与金标准判定结果整理成四格表(表2-4)。其中,a为金标准确诊的患者中,诊断试验判断为阳性的例数,称为真阳性(true positive);c为金标准确诊的患者中,诊断试验判断为阴性的例数,称为假阴性(false negative);$a+c$为金标准确诊的病例组总例数。d为金标准确定的非患者中,诊断试验判断为阴性的例数,称为真阴性(true negative);b为金标准确定

的非患者中,诊断试验判断为阳性的例数,称为假阳性(false positive);$b+d$ 是金标准确定的未患病的人数。

表2-4 评价诊断试验的四格表

诊断试验	金标准		合计
	患病	未患病	
阳性	a(真阳性)	b(假阳性)	$a+b$
阴性	c(假阴性)	d(真阴性)	$c+d$
合计	$a+c$	$b+d$	$a+b+c+d=n$

2. 指标计算

以该表为基础,可以计算出有关诊断试验的常用评价指标。

(1) 灵敏度(sensitivity, Sen)　也称敏感度或真阳性率(true positive rate, TPR),是诊断试验将实际患者判定为阳性的比例,说明其发现患者的能力。

$$灵敏度(Sen) = \frac{a}{a+c} \times 100\% \tag{式2-1}$$

(2) 特异度(specificity, Spe)　也称真阴性率(true negative rate, TNR),是诊断试验将实际非患者判定为阴性的比例,说明其发现非患者的能力。

$$特异度(Spe) = \frac{d}{b+d} \times 100\% \tag{式2-2}$$

(3) 假阴性率(false negative rate, FNR)　也称漏诊率,是诊断试验将实际患者错误判定为阴性的比例。假阴性率=1-灵敏度。

(4) 假阳性率(false positive rate, FPR)　也称误诊率,是诊断试验将实际非患者判断为阳性的百分率。假阳性率=1-特异度。

(5) 阳性似然比(positive likelihood ratio, LR+)　为真阳性率(灵敏度)与假阳性率(误诊率)之比,反映诊断试验判断正确的程度,其值越大则该试验确诊疾病能力越强。

$$阳性似然比(LR+) = \frac{Sen}{1-Spe} = \frac{a/(a+c)}{b/(b+d)} \tag{式2-3}$$

(6) 阴性似然比(negative likelihood ratio, LR-)　是诊断试验中假阴性率(漏诊率)与真阴性率(特异度)的比值,反映诊断试验漏诊的程度,其值越小则该诊断试验排除疾病的价值越高。

$$阴性似然比(LR-) = \frac{1-Sen}{Spe} = \frac{c/(a+c)}{d/(b+d)} \tag{式2-4}$$

(7) Youden 指数(Youden's index, γ)　也称正确诊断指数,是诊断试验中灵敏度和特异度之和减去1,表示诊断试验发现真正的患者和非患者的总能力。

$$Youden 指数(\gamma) = 灵敏度+特异度-1 = \frac{a}{a+c} + \frac{d}{b+d} - 1 \tag{式2-5}$$

例2-4　高密度脂蛋白(HDL)有"血管清道夫",临床上认为其浓度低于1.52 mmol/L有诱发冠心病的风险。某研究以冠状动脉造影为"金标准",评价HDL在1.52 mmol/L的诊断标准下对冠心病的诊断价值,其研究结果见表2-5。

表2-5 高密度脂蛋白检测结果与"金标准"诊断结果的比较

诊断试验	金标准		合计
	患病	未患病	
阳性	160(a)	279(b)	439
阴性	16(c)	229(d)	245
合计	176	508	684

$$灵敏度(Sen) = \frac{a}{a+c} \times 100\% = \frac{160}{160+16} \times 100\% = 90.9\%$$

$$漏诊率(FNR) = \frac{c}{a+c} \times 100\% = 1-Sen = 9.1\%$$

$$特异度(Spe) = \frac{d}{b+d} \times 100\% = \frac{229}{279+229} \times 100\% = 45.1\%$$

$$误诊率(FPR) = \frac{b}{b+d} \times 100\% = 1-Spe = 54.9\%$$

$$\text{Youden 指数 } \gamma = (Sen+Spe) - 1 = (90.9\% + 45.1\%) - 1 = 0.360$$

$$阳性似然比(LR+) = \frac{Sen}{1-Spe} = \frac{90.9\%}{54.9\%} = 1.66$$

$$阴性似然比(LR-) = \frac{1-Sen}{Spe} = \frac{9.1\%}{45.1\%} = 0.20$$

3. 灵敏度与特异度的关系

就同一个诊断试验而言,灵敏度与特异度的关系可表示为图2-8。可以发现,选择不同的阳性截断值,将产生不同的敏感度和特异度,而且两者是相互矛盾的。比如图2-8中,当阳性截断点右移时,灵敏度提高,特异度降低;反之,当阳性截断点左移时,特异度提高,灵敏度降低。

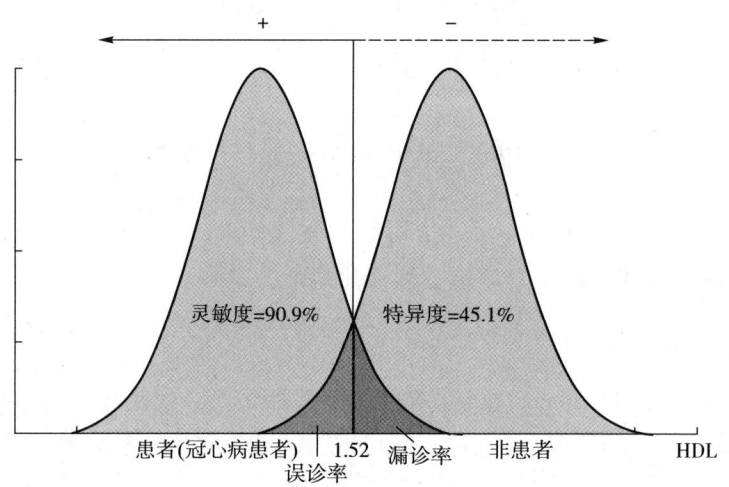

图2-8　HDL在不同状态人群中的分布(取值越小越有可能成为患者)

(二) ROC 曲线

作为评价诊断试验的经典指标,上述指标从不同侧面反映了诊断价值,但由于指标间的矛盾,以及未考虑医生的诊断水平(如医学影像诊断领域中医生的读片水平)等因素的影响,单纯使用某一截断点进行诊断效能的评价或比较是不全面的。而且,对于新提出的诊断方法,其阳性截断值常常是未知的,而难以计算上述指标。

接受者操作特征曲线(receiver operating characteristic curve, ROC 曲线)的基本思想是不固定诊断界值,将灵敏度和特异度看作一个连续变化的过程,从而动态、全面、直观地进行准确性评价,是目前诊断试验评价中的标准方法。其具体做法是:将诊断试验的所有原始测定值从小到大排序后分别作为阳性截断值,依次计算相应的灵敏度和特异度,以灵敏度为纵坐标,(1-特异度)为横坐标,标出各工作点,然后用直线将各点相连,形成锯齿形曲线。ROC曲线下面积(area under the curve, AUC, A_Z)反映了患者和非患者诊断试验测量结果的重叠程度,即说明诊断试验的效能,可通过梯形法则计算,即各点(TPF_i, FPF_i)将整个曲线下面积划分为$k-1$个梯形,将面积累加,得到曲线下总面积,即:

$$A_Z = \frac{1}{2}\left\{\text{TPF}_1 \times \text{FPF}_1 + \sum_{i=2}^{k-1}(\text{TPF}_i + \text{TPF}_{i+1})(\text{FPF}_{i+1} - \text{FPF}_i)\right\}$$ （式2-6）

A_Z 取值范围为 0.5~1，越接近 1，说明诊断效能越高。一般认为 A_Z 为 0.5~0.7 时，表示诊断准确性较低；为 0.7~0.9 时，表示诊断准确性为中等；为 0.9 以上时表示诊断准确性较高。ROC 曲线的绘制和 A_Z 计算及其检验可通过统计软件如 SAS 或 SPSS 直接得到结果。

例 2-5 为评价某公司新研制的 OxLDL 试剂盒对冠心病的诊断价值，以冠状动脉造影为"金标准"，共纳入 684 名研究对象，其中非患者 508 例，冠心病患者 176 例，其检测结果见表 2-6。评价其诊断效果，并与 HDL 的进行比较。

表 2-6　684 名研究对象 OxLDL、HDL 检测结果

ID	疾病状态（CAG）	OxLDL（U/L）	HDL（mmol/L）
1	非冠心病	8.6	1.6
2	非冠心病	12.8	1.1
3	非冠心病	13.3	1.3
…	…	…	…
508	非冠心病	19.4	1.7
509	冠心病	74.0	1.0
510	冠心病	46.3	0.8
…	…	…	…
684	冠心病	80.3	0.8

表 2-7　684 名研究对象 OxLDL、HDL 检测结果的统计描述

指标	组别	均数	标准差	中位数	最小值	最大值
OxLDL（U/L）	正常	20.176	15.019	15.55	5.20	131.90
	冠心病	68.903	18.419	68.05	15.80	120.80
HDL（mmol/L）	正常	1.761	0.858	1.50	0.90	5.80
	冠心病	1.188	0.252	1.20	0.31	1.89

如表 2-7 所示，OxLDL 的测量值在 [5.20,131.90]U/L，HDL 的测量值在 [0.31,5.80]mmol/L。以所有可能的测量值作为截断值，分别计算 OxLDL 和 HDL 对应的灵敏度和 1-特异度。比如，将 OxLDL 的 5.20 U/L 作为阳性截断值，灵敏度为 1.0，特异度为 0.0，1-特异度为 1.0，余以此类推，在坐标系中标出工作点，绘制 ROC 曲线如图 2-9 所示。其中，OxLDL 的 $A_Z = 0.972$；HDL 的 $A_Z = 0.814$。因此认为作为冠心病的诊断指标，OxLDL、HDL 的诊断准确性均较高，具有临床诊断应用价值，而且 OxLDL 的诊断价值高于 HDL。

同时，由于 ROC 曲线是对所有可能的截断点作计算显示敏感度和特异度之间相互关系，所以 ROC 曲线的另一个作用是确定阳性截断值（或称为最佳工作点，optimal operating point，OOP）。OOP 是临床诊断的重要工具，其不仅是一种统计学的问题，还涉及临床、经济等多种因素，在确定 OOP 前，必须明确诊断实验的目的，误诊、漏诊带来的后果，然后再选择恰当的规则加以确定。比如，对于 OxLDL 分别基于 ROC 曲线，通过 $Sen \geq 95\%$ 或 Youden 指数最大分别制定的 OOP 为 40.65 U/L 和 39.85 U/L。

表 2-8　OxLDL 最佳工作点（U/L）及评价指标

方法	OOP	灵敏度（%）	特异度（%）
$Sen \geq 95\%$	40.65	96.0	93.5
Youden 指数最大	39.85	98.9	93.1

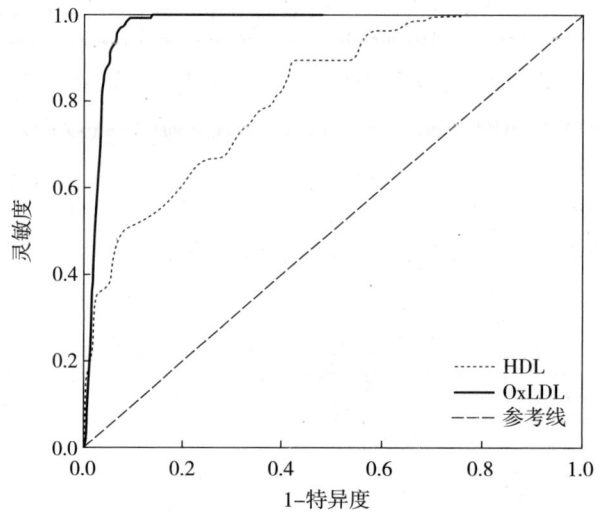

图 2-9　OxLDL、HDL 测量结果的 ROC 曲线

二、可靠性

可靠性评价一般指通过在相同条件下,用待评价的诊断试验方法对同一批受试者做两次相同的检测,用两次检测的结果进行评价分析。

根据检测结果的变量类型不同,常用组内相关系数(intra-class correlation coefficient, ICC)与 kappa 指数(kappa index),其计算和检验可通过统计软件如 SAS 或 SPSS 直接得到结果。

对于检测结果为定量变量,常采用 ICC 进行可靠性评价,其计算公式如下:

$$ICC = \frac{MS_{组间} - MS_{组内}}{MS_{组间} + (n-1)MS_{组内}} \qquad (式 2\text{-}7)$$

式中,$MS_{组间}$ 为组间均方,$MS_{组内}$ 为组内均方,n 为重复测量次数。相关指标的具体含义可参考本书第七章方差分析。一般认为 $ICC \geq 0.75$ 时,说明测量结果的可重复性较好。

对于检测结果为定性变量,常采用 kappa 指数 κ 评价,其计算公式如下:

$$\kappa = \frac{P_O - P_e}{1 - P_e} \qquad (式 2\text{-}8)$$

式中,P_O 为观察一致率,P_e 为机遇一致率:

$$P_O = \sum_{i=1}^{c} A_{ii}/n \qquad (式 2\text{-}9)$$

$$P_e = \sum_{i=1}^{c} n_{i+} \cdot n_{+i}/n^2 \qquad (式 2\text{-}10)$$

式中,c 为分组数或等级数,A_{ii} 为 $c \times c$ 表主对角线上的实际例数,n_{i+} 和 n_{+i} 分别为第 i 行和第 i 列的合计,n 为检测研究对象或样本数。kappa 指数 $\kappa = -1$ 时为完全不一致;$\kappa = 0$ 时表明一致性完全由机遇造成;$\kappa \leq 0.4$ 一致性差;$0.4 < \kappa \leq 0.6$ 为中度一致,$0.6 < \kappa \leq 0.8$ 为高度一致;$\kappa > 0.8$ 一致性极佳,$\kappa = 1$ 时表明两者完全一致。

影响可靠性的因素主要来自两个方面:一是受试者自身的生物学变异,如生理、情绪、生物节律等造成用同一试验方法重复检测同一受试者时检测结果不一致。二是来自实验条件或观察者的测量误差,如实验环境、仪器设备、试剂质量,或观察者的技术水平、操作能力、工作态度、情绪波动等因素造成测量结果间的差异。因此,为提高试验的可靠性,应严格控制检测实验条件,统一观察条件,并严格培训观察者,做到操作规范、标准统一。

三、收益

收益(yield)是指通过诊断或筛检试验使原来未被发现的患者得到早期发现、正确诊断和治疗,从而改善预后、延长寿命和工作时间,提高生活质量,以及由此产生的经济效益和社会效益。收益的评价指标包括预测值和效果(含生物学效果评价及卫生经济学效果)两个方面。本部分只简单讲述预测值。

如前所述,预测值是在诊断试验应用于临床后,其判断结果对受检者患病和不患病可能性大小的预测指标,由于诊断试验的判断结果包括阳性和阴性两种,因此预测值有阳性预测值和阴性预测值之分。其中,阳性预测值(positive predictive value,PV+)是诊断试验检出的阳性例数中真正的患者所占的比例,反映诊断试验的阳性者真正患病的可能性。阴性预测值(negative predictive value,PV-)是诊断试验检出的阴性例数中真正非患者所占的比例,反映诊断试验的阴性者真正不患病的可能性。预测值越接近1,说明试验方法对真实疾病状态的预测价值或收益越高。

值得注意的是,预测值的高低不仅与诊断试验本身的诊断价值(如灵敏度和特异度)有关,亦受到目标人群中所研究疾病患病率的影响,脱离目标人群谈预测值是毫无意义的。其计算方法根据设计或资料来源不同,可分为两种:

1. 以社区自然人群或医院某时间段连续选择的"疑似患者"为研究对象

根据"金标准"和待评价诊断试验的判定结果,组织成表2-4的四格表。根据定义,预测值的计算公式为:

$$阳性预测值(PV+) = \frac{a}{a+b} \times 100\% \qquad (式2\text{-}11)$$

$$阴性预测值(PV-) = \frac{d}{c+d} \times 100\% \qquad (式2\text{-}12)$$

2. 基于有效性评价结果

由于在上述诊断试验的有效性评价设计中,"金标准"确定的病例组和对照组的比例并不一定与目标人群自然状况下患病和非患病的比例完全一致,具有良好的代表性。因此,一般不能直接利用诊断试验的有效性评价获得的数据计算预测值。此时,可根据灵敏度 Sen、特异度 Spe 和目标人群的患病率 P_0,通过 Bayes 公式来计算:

$$阳性预测值(PV+) = \frac{P_0 Sen}{P_0 Sen + (1-P_0)(1-Spe)} \times 100\% \qquad (式2\text{-}13)$$

$$阴性预测值(PV-) = \frac{(1-P_0) Spe}{(1-P_0) Spe + P_0 (1-Sen)} \times 100\% \qquad (式2\text{-}14)$$

例2-6 已知某地冠心病的患病率为300/10万。根据例2-4的结果,计算HDL诊断当地受检者冠心病的预测值。

$$阳性预测值\ PV+ = \frac{0.003 \times 0.909}{0.003 \times 0.909 + (1-0.003) \times (1-0.451)} \times 100\% = 0.5\%$$

$$阴性预测值\ PV- = \frac{(1-0.003) \times 0.451}{(1-0.003) \times 0.451 + 0.003 \times (1-0.909)} \times 100\% = 99.9\%$$

可以发现,如果不考虑患病率,直接根据表2-5计算,尤其对于阳性预测值影响较大。根据灵敏度、特异度、患病率与预测值的关系,相对而言患病率对阴性预测值影响较小,对阳性预测值的影响较大。在试验的灵敏度和特异度不变时,受检人群中所研究疾病的患病率越高,阳性预测值越高;反之,患病率越低,阳性预测值越低,而且患病率对阳性预测值的影响比特异度更大。在患病率不变的情况下,阳性预测值主要是随着试验特异度的提高而增高,阴性预测值则主要是随着试验灵敏度的提高而增高。

本 章 小 结

医学研究通常分为观察性研究和实验性研究两类。观察性研究,是指在没有任何干预措施的条件下,客观地观察和记录研究对象的现状及其相关特征。调查方法可分为普查(或全面性研究)和抽样研究。抽样方法有概率抽样和非概率抽样两种,统计推断理论是建立在概率抽样方法基础上的。观察性研究设计的基本步骤和内容包括:①建立研究假设,明确研究目的;②选定研究方法,确定设计类型;③明确研究总体,确定研究对象;④确定研究变量,明确测量方法;⑤明确数据管理及统计分析方法;⑥形成实施办法,控制研究质量;⑦时间进度安排与经费预算等。

实验性研究是指将实验对象随机分配到两个或多个处理组,观察比较不同处理的效应。根据受试对象不同,实验可以分为动物实验、临床试验和现场试验三类。实验设计应遵循对照、随机化和重复三个基本原则,合理安排受试对象、处理因素和实验效应三个基本要素,并控制可能的误差和偏倚。其设计步骤与内容与观察性研究基本一致,但应注意确立处理因素及其水平。实验设计类型有单因素设计和多因素设计之分,常用的单因素设计包括完全随机设计、配对设计、随机区组设计等。研究者可根据研究目的、处理因素的多少或水平数来合理选择。临床试验是以人,尤其以患者为试验对象,应注意其特殊性,比如伦理学要求、多中心设计、随机化方法、盲法的使用等。临床试验的统计分析主要包括可比性分析、疗效评价和安全性评价三个方面,应注意数据集的确定,并根据研究目的,对于主要指标合理选择一般差异性检验、非劣效性检验、优效性检验和等效性检验。

诊断试验是为临床诊断提高信息的方法或手段。由于诊断试验结果的分布在所区分人群(如患者和非患者)中存在的重叠,需要对诊断试验的有效性、可靠性和收益进行评价。其中,有效性和可靠性属于诊断试验本身的特征,是建立或选择一个诊断试验的前提和重要依据;而收益,特别是其中的预测值,是诊断试验应用于临床后,对其结果的解释和应用效果评价。在有效性评价中基本指标为灵敏度和特异度,分别说明在患者和非患者人群中的准确性,但两者是矛盾的。ROC 曲线为目前诊断试验有效性评价和阳性截断值制定的标准方法。在预测值的计算中,需考虑目标人群患病率的影响。

思 考 题

1. 调查研究的主要特点是什么?
2. 简述调查设计的基本内容。
3. 试比较常用的四种概率抽样方法的优缺点。
4. 常用的非概率抽样方法有哪些?
5. 简述调查问题的顺序安排。
6. 实验设计根据对象的不同可分为哪几类?
7. 实验性研究中,随机化的目的是什么?
8. 什么是配对设计?它有何优缺点?
9. 诊断和筛检试验的灵敏度与特异度有何关系?
10. 如何用 ROC 曲线来确定临界点?

(陈卫中 尹 平)

网上更多……

教学PPT 拓展阅读 自测题

第三章

定量资料的统计描述

本章导读 • • • • •

通过调查或实验收集到资料之后,需要对资料进行统计分析。统计分析包括统计描述和统计推断两个方面的内容。统计描述就是对资料包含的信息加以整理、概括和浓缩,用适当的统计图表和统计指标来表达资料的特征或规律,统计描述也是统计推断的基础。本章介绍定量资料(quantitative data)的统计描述。

学习要点 • • • • •

1. 频数分布:①频数分布的特征;②频数分布的类型。
2. 集中位置的描述:均数、几何均数和中位数。
3. 变异程度的描述:极差、四分位数间距、方差、标准差和变异系数。
4. 正态分布:①正态分布的特征;②正态分布曲线下面积分布规律;③标准正态分布。
5. 医学参考值范围:①正态分布法;②百分位数法。

▶▶▶ 第一节 频 数 分 布 ◀◀◀

一、频数分布表

从医学实践中收集到的大量资料,如果只是简单地罗列一连串的数据,不容易看出其中蕴含的信息和规律,所以需要进行分组整理,以便能用简明扼要的形式来全面反映资料的特点。分组整理就是根据研究的目的,将数据按照某种标准(标志)划分成不同的组别,统计不同组别内的观察值个数。不同组别的观察值个数称为频数(frequence),表示观察值在各组出现的频繁程度。将分组的标志和相应的频数列表,即为频数分布表,简称频数表(frequency table)。不同类型的定量变量可以制作不同分组形式的频数表。

(一)离散型定量变量的频数表

例3-1 临床常用格拉斯哥昏迷评分(Glasgow coma scale,GCS)来综合评价意识状态,将刺激所引起的眼、言语和运动三方面的反应结果分值相加,总分最高为15分,最低为3分,分值越低说明意识障碍越重,GCS处于13~15分者为轻度意识障碍,9~12分为中度意识障碍,3~8分为重度意识障碍。某急救中心用GCS对164名道路交通事故伤员的意识状态进行了评价,根据该资料制作频数表。

本次调查资料"GCS"是离散型定量变量,所以按变量的取值(分数)为单位分组,再列出各组的频数,如表3-1的第(1)(2)栏,就能得到相应的频数表。将各组的频数除以总频数所得的值称为频率,见第(3)栏。某组的累计频数是该组与前面各组频数之和,见第(4)栏。显然,第一组的累计频数等于其频数,最后一组的累计频数等于总例数;累计频数除以总频数所得的值称为累计频率,见第(5)栏。

第三章 定量资料的统计描述

表 3-1 164 名交通事故伤员 GCS(分)的频数分布

GCS(分)(1)	频数(f)(2)	频率(%)(3)	累计频数(4)	累计频率(%)(5)
3	10	6.10	10	6.10
4	5	3.05	15	9.15
5	6	3.66	21	12.80
6	2	1.22	23	14.02
7	12	7.32	35	21.34
8	15	9.15	50	30.49
9	18	10.98	68	41.46
10	14	8.54	82	50.00
11	15	9.15	97	59.15
12	21	12.80	118	71.95
13	13	7.93	131	79.88
14	17	10.36	148	90.24
15	16	9.74	164	100.00
合计	164	100.00	—	—

由表 3-1 可见,轻度意识障碍者占 28.05%,中度意识障碍者占 41.46%,重度意识障碍者占 30.49%。

（二）连续型定量变量的频数表

例 3-2　为了解婴儿的骨强度情况,某医院用定量超声骨强度仪对 155 名 6 月龄足月正常婴儿测定了胫骨中段骨骼的超声传播速度(speed of sound, SOS,单位为 m/s),资料如下。根据该资料制作频数表。

3 054	3 063	3 029	3 082	2 995	2 923	3 207	3 109	3 254	3 046
3 137	2 983	3 164	3 045	3 004	3 103	3 018	2 992	3 032	3 116
2 999	2 968	3 115	3 103	3 008	3 061	3 095	3 076	3 053	3 022
3 056	3 091	2 879	3 092	3 047	3 222	3 049	3 079	2 997	3 007
3 127	3 101	3 084	3 145	3 008	3 056	2 963	3 100	3 186	3 045
3 041	3 049	3 052	3 022	3 058	3 076	3 119	2 968	3 165	3 048
3 052	2 984	2 965	3 052	2 908	3 128	2 958	2 954	3 072	3 107
3 105	3 056	3 156	3 023	3 146	3 104	3 095	3 087	3 204	3 058
3 182	3 034	3 034	3 036	3 081	3 050	3 018	3 103	3 004	3 095
3 141	3 059	3 041	3 024	3 107	3 050	3 069	2 995	2 989	3 088
3 083	2 947	3 130	3 064	2 981	3 004	3 056	3 081	2 998	3 129
2 947	3 062	3 040	3 000	2 998	3 066	2 900	3 043	3 177	3 108
3 151	3 093	3 044	3 029	3 071	3 100	2 930	3 043	2 992	3 043
3 000	2 957	3 070	3 060	3 025	3 159	3 159	3 060	3 088	3 052
3 194	3 120	3 076	3 017	3 011	3 054	3 156	3 016	3 024	3 117
3 014	3 073	3 111	3 154	3 055					

SOS 是连续型定量变量,需要按变量的取值范围划分成几个区间,每个区间称为一个组段,用各组段与对应的频数列表,即得到频数表。

编制连续型定量变量频数表的过程为：

1. 求全距

全距(range)又称为极差,是全部数据中最大值与最小值之差,用符号 R 表示,本例的全距

$$R = 3\ 254 - 2\ 879 = 375 (\text{m/s})$$

2. 划分组段

（1）确定组数　分组的目的是反映数据分布的特征，因此组数应适中。若组数太多，数据的分布过于分散，难以显示出频数分布的规律性，并有可能出现某些组内频数为0的情况；若组数过少，可能丢失重要的细节信息，不能充分体现资料的分布特征。组数的多少与观察值的个数 n 有关，一般当观察值的个数 n 在50以下时可分5~8组，n 在50以上时可分9~15组，实际运用时应根据分析的要求，灵活确定组数。本例 n 为155，拟分13组。

（2）确定组距　等距分组时，组距=R/组数，为便于计算，组距可适当取整。本例组距=375/13=28.8，故可取30为组距。

（3）确定各组段的上下限　确定组数和组距后，要使每一个观察值都有组可归，同时又要使每一个观察值只能归属于某一组，这就要求合理地设置各组段的上下限。每个组段的起点称为该组的下限（lower limit），终点称为该组的上限（upper limit），上限=下限+组距。在确定第一个组段时，其下限可取一个小于或等于最小观察值的数，例如，本例取2 870为第一组下限，加上组距30即为第二组下限，依次类推，直到最末一组。为表示各组段均为半开半闭区间（下限为闭区间，上限为开区间），除最末一组外，一般只写出下限。

3. 统计各组段频数

采用计算机汇总或用手工划记法，得到各组段内的观察值个数即频数，划记时为避免重复计数，对于刚好等于某一组段上限的观察值要算在下一组段内。将各组段与相应频数列表，如表3-2的第（1）（2）栏，即得到频数表。

表3-2　155名6月龄婴儿SOS值(m/s)的频数分布

组段 (1)	频数(f) (2)	频率(%) (3)	累计频数 (4)	累计频率(%) (5)
2 870~	1	0.65	1	0.65
2 900~	3	1.93	4	2.58
2 930~	6	3.87	10	6.45
2 960~	8	5.16	18	11.61
2 990~	22	14.19	40	25.81
3 020~	26	16.77	66	42.58
3 050~	33	21.29	99	63.87
3 080~	26	16.77	125	80.65
3 110~	11	7.10	136	87.74
3 140~	11	7.10	147	94.84
3 170~	4	2.58	151	97.42
3 200~	3	1.94	154	99.35
3 230~3 260	1	0.65	155	100.00
合计	155	100.00	—	—

一般采用等距分组，但某些情况下，采用不等距分组更能反映现象的本质和特点。例如，进行人群疾病研究的年龄分组时，为客观反映婴儿、幼儿和成年人疾病发生情况的特点，应采用不等距分组，可采取1岁以下按月分组，1~9岁按岁分组，10岁以后按每5岁或10岁分组等。

二、频数分布图

用图形的方法能够直观形象地表达频数分布的信息，并可与频数表互为补充。连续型定量资料的频数表可绘制成直方图。一般情况下,绘图时以横轴表示观察变量(组距),以纵轴表示频数。用表3-2资料绘制的直方图如图3-1所示。

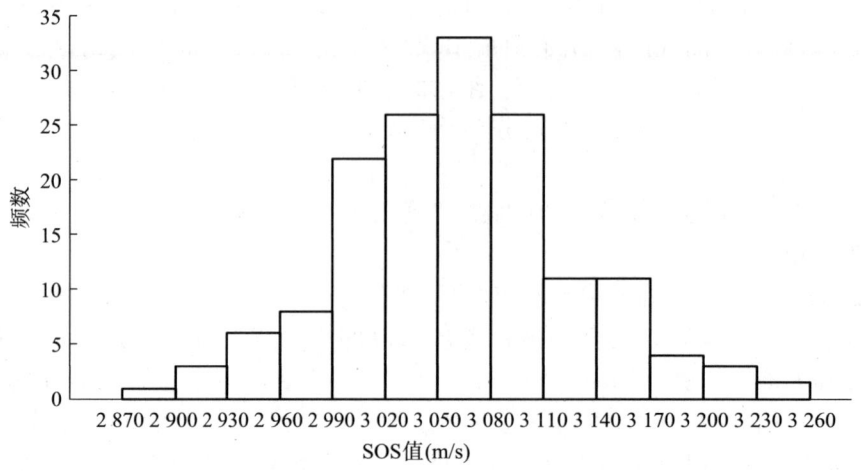

图3-1　155名6月龄婴儿SOS值的频数分布

频数分布表和频数分布图的主要用途是:

1. 揭示频数分布的特征

从频数分布表和频数分布图可以看出频数分布的两个重要特征:集中趋势(central tendency)和离散趋势(dispersion tendency)。集中趋势是指一组数据向某一个位置聚集或集中的倾向,离散趋势则反映的是一组数据的分散性或变异度,即各个数据离开集中位置的程度。如从表3-2和图3-1可见155名6月龄婴儿的SOS值大多数集中在中央部分,即中等者居多,从中央部分到两侧的频数逐渐降低,即少数婴儿具有较大或较小的SOS值,则表现了SOS值分布的离散趋势。

2. 揭示频数分布的类型

根据频数分布的特征可以将资料的分布分为对称型和不对称型两种类型。对称型的分布是指集中位置在中间,左、右两侧的频数大致对称的分布,如表3-2和图3-1所示。不对称型的分布是指频数分布不对称,集中位置偏向一侧,有时也称之为偏态分布。若集中位置偏向数值小的一侧(左侧),称为正偏态(positive skew),如图3-2所示;若集中位置偏向数值大的一侧(右侧),称为负偏态(negative skew),如图3-3所示。用频数分布表和频数分布图揭示频数分布的类型和特征,便于选用适当的统计方法。

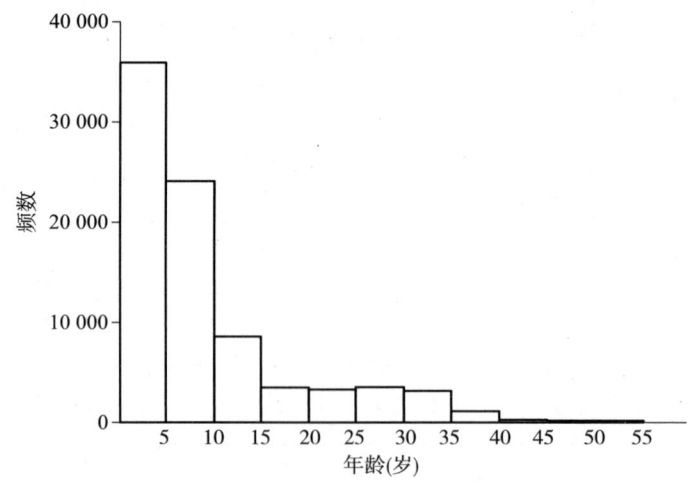

图3-2　2004年我国麻疹患者的年龄分布

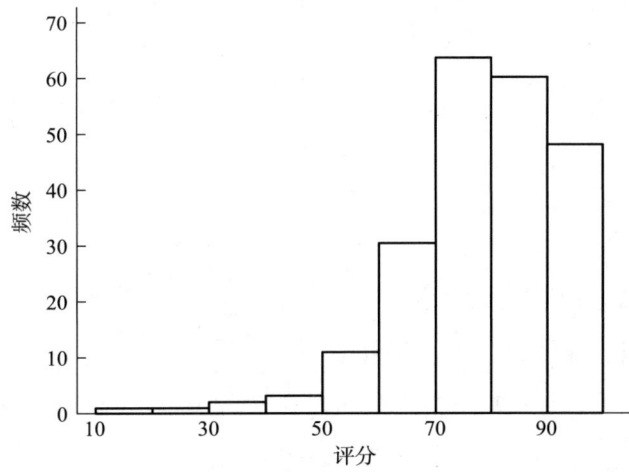

图 3-3　219 名乳腺癌患者术后康复期生存质量评分的分布

第二节　集中位置的描述

频数分布表和频数分布图,可以使我们对数据的分布有一个直观的认识,为了进一步掌握数据分布的规律,还需要用统计指标从数量上准确地反映数据分布的特征。平均数(average)是描述定量变量集中位置的特征值,用来说明数据的平均水平,它反映了一组资料的"一般""大多数""平常"等情况。平均数是一类统计指标的统称,在医学领域中常用的平均数有均数、几何均数和中位数。

一、均数

均数(mean)是算术均数(arithmetic mean)的简称,用于描述一组同质定量资料的平均水平。统计学中常用希腊字母 μ 表示总体均数,用 $\bar{X}$ 表示样本均数。

(一)样本均数的计算

1. 直接法

将所有的原始观察值直接相加后,再除以观察值的个数 n,即:

$$\bar{X} = \frac{X_1 + \cdots + X_n}{n} = \frac{\sum X}{n} \qquad (式3-1)$$

式中,$\sum$ 为求和符号。

例 3-3　利用例 3-2 的 155 名 6 月龄婴儿的 SOS 资料,用直接法计算均数 SOS(m/s)。

$$\bar{X} = \frac{3\,054 + 3\,137 + \cdots + 3\,055}{155} = \frac{474\,334}{155} = 3\,060.22(\text{m/s})$$

2. 加权法

当资料中相同观察值较多时,可使用加权法(weight method)。各相同观察值的个数(即频数 f)与该观察值 X 的乘积相加,以代替原始观察值相加,再除以观察值的总个数,即:

$$\bar{X} = \frac{f_1 X_1 + \cdots + f_k X_k}{f_1 + \cdots + f_k} = \frac{\sum fX}{\sum f} = \frac{\sum fX}{n} \qquad (式3-2)$$

在式 3-2 中,如果某个观察值的频数愈大,则该观察值对 $\bar{X}$ 的影响愈大,因此频数又称为权数,计算出来的均数又称加权均数。

如果只有频数表资料,因为不知道组段内的每个实际观察值,可以用组中值作为该组段观察值的代表

值,再用加权法求均数,组中值=(上限+下限)/2。例如,对155名6月龄婴儿的SOS资料,利用表3-2求均数为:

$$\bar{X} = \frac{1 \times 2\,885 + \cdots + 1 \times 3\,245}{1 + \cdots + 1} = \frac{474\,445}{155} = 3\,060.94\,(\text{m/s})$$

结果与直接法计算结果很接近。频数表资料使用组中值代替实际观察值的条件是假定各组数据在组内是均匀取值的,如不符合此条件,其误差会较大。

（二）均数的特性

1. 各观察值与均数之差(离均差)的总和等于零。即:$\sum(X_i - \bar{X}) = 0$。
2. 各观察值的离均差平方和最小。即:$\sum(X_i - \bar{X})^2 < \sum(X_i - a)^2\,(a \neq \bar{X})$。

以上两个特性表明均数是一组单峰对称分布观察值最理想的代表值,这些特性在以后将多次用到。

（三）均数的应用

1. 均数反映一组同质观察值的平均水平,并可作为样本的代表值与其他样本资料进行比较。
2. 均数适用于单峰对称分布资料,特别是正态分布或近似正态分布的资料,但由于均数易受到极端值的影响,故不适用于描述偏态分布资料的集中位置,这时需要采用几何均数或中位数。
3. 均数在描述正态分布的特征方面有重要意义(见本章第四节)。

二、几何均数

有些资料的观察值中存在少数偏大的极端值,呈正偏态分布,但经过对数变换后呈对称分布,如某些疾病的康复时间、某些微量元素在人群体内的含量、某些污染物在大气中的浓度、细菌计数、食物中的农药残留量等;或者观察值之间呈倍数关系或近似倍数关系,如免疫反应的抗体滴度、血清凝集效价等,此时若计算均数则不能正确描述其集中位置,宜采用几何均数(geometric mean)。

（一）几何均数的计算

样本几何均数用 G 表示,其计算方法也有直接法和加权法。

1. 直接法

用 n 个观察值的乘积开 n 次方,即:

$$G = \sqrt[n]{X_1 X_2 X_3 \cdots X_n} \tag{式3-3}$$

这个公式在观察值较多时使用不便,利用对数运算的性质,可表达为原始观察值对数值的算术均数,再取反对数,即:

$$G = \lg^{-1}\left(\frac{\sum \lg X}{n}\right) \tag{式3-4}$$

lg 为常用对数,对数值应保留4位以上的小数,否则误差较大。

例3-4 某市疾控中心按国家职业卫生标准(GBZ/T 192.1-2007)方法测定了耐火材料厂车间空气中总粉尘浓度(mg/m³),共设26个采样点,采样位置选择在接近操作岗位的呼吸带高度,排序后的资料如下,试求其平均浓度。

1.1	1.2	1.3	1.3	1.4	2.3
2.5	2.5	2.8	2.8	3.0	3.0
3.0	3.3	3.3	3.4	3.5	4.3
5.1	6.3	7.1	8.3	10.4	12.0
13.7	15.8				

本资料的大多数观察值集中在较小的数值一端,呈正偏态分布,不宜计算均数。对这些观察值进行对数变换整理成频数分布表或频数分布图后,可发现其对数值近似单峰对称分布(读者可自行验证),故采用几何均数描述其集中趋势。按式3-4计算几何均数:

$$G=\lg^{-1}\left(\frac{\lg 1.1+\lg 1.2+\cdots+\lg 15.8}{26}\right)=\lg^{-1}\left(\frac{14.4328}{26}\right)=3.6\,(\mathrm{mg/m^3})$$

例3-5 某新药人体生物利用度的健康受试者药代动力学实验,10名男性受试者口服受试药制剂后的峰浓度($C_{\max}$,μg/mL)资料如下,求平均浓度。

8.11,17.81,17.64,16.31,10.64,9.78,9.72,9.53,8.24,8.54

本资料的观察值间近似倍数关系,不宜计算均数,应采用几何均数描述其集中趋势。按式3-4计算几何均数:

$$G=\lg^{-1}\left(\frac{\lg 8.11+\lg 17.81+\cdots+\lg 8.54}{10}\right)=\lg^{-1}\left(\frac{10.4501}{10}\right)=11.09\,(\mathrm{\mu g/mL})$$

2. 加权法

对于频数表资料,可用下式计算:

$$G=\lg^{-1}\left(\frac{\sum f\lg X}{\sum f}\right)=\lg^{-1}\left(\frac{\sum f\lg X}{n}\right) \tag{式3-5}$$

式中 $\lg X$ 为对数值组段的组中值,f 为频数。

例3-6 某医院神经科用火焰原子吸收光谱法测定了102名男性脑卒中患者头发中微量元素铜(Cu)的含量(μg/g),对发铜观察值进行对数变换整理成频数表后,呈单峰对称分布,按式3-5计算平均含量。

表3-3　102名男性脑卒中患者发铜含量的几何均数计算表

对数值组段	对数组中值($\lg X$)	频数(f)	$f\lg X$
0.3500~	0.4000	1	0.4000
0.4500~	0.5000	2	1.0000
0.5500~	0.6000	4	2.4000
0.6500~	0.7000	3	2.1000
0.7500~	0.8000	18	14.4000
0.8500~	0.9000	36	32.4000
0.9500~	1.0000	22	22.0000
1.0500~	1.1000	6	6.6000
1.1500~	1.2000	3	3.6000
1.2500~	1.3000	3	3.9000
1.3500~1.4500	1.4000	4	5.6000
合计	—	102	94.4000

$$G=\lg^{-1}\left(\frac{94.4000}{102}\right)=8.42\,(\mathrm{\mu g/g})$$

在免疫学和血清流行病学研究进行血清抗体滴度的计算时,血清的稀释常用2的等比倍数,形成1:2,1:4,1:8,1:16,1:32,…,稀释度可表示为 2^k,所以取以2为底的对数计算最为方便,如稀释度是以其他自然数为底的幂,则取常用对数或自然对数计算。

例3-7 某医院预防保健科用脑膜炎球菌多糖疫苗为75名儿童进行免疫接种,1个月后测定其抗体滴度如表3-4所示,试求其平均滴度。

表 3-4 75 名儿童的平均抗体滴度计算表

抗体滴度	滴度倒数(X)	$\log_2 X$	频数(f)	$f\log_2 X$
1∶4	4	2	4	8
1∶8	8	3	9	27
1∶16	16	4	21	84
1∶32	32	5	20	100
1∶64	64	6	12	72
1∶128	128	7	5	35
1∶256	256	8	4	32
合计	—	—	75	358

$$G = \log_2^{-1}\left(\frac{358}{75}\right) = 2^{4.7733} = 27.35$$

75 名儿童进行脑膜炎球菌多糖疫苗免疫接种 1 个月后,平均抗体滴度为 1∶27.35。

（二）几何均数的应用

1. 适用于观察值间呈倍数或近似倍数关系的资料。
2. 适用于变量呈正偏态分布,经过对数变换后呈正态分布或近似正态分布的资料。
3. 负偏态资料则不宜用几何均数,宜用中位数。

三、中位数

中位数(median)是一个位置指标,它是将一组观察值按顺序排列后位次居中的数值,因此,在全部观察值中,大于和小于中位数的观察值个数相等。样本中位数用 M 表示。

（一）中位数的计算

1. 直接法

当 n 为奇数时,

$$M = X_{\frac{n+1}{2}} \qquad \text{(式 3-6)}$$

当 n 为偶数时,

$$M = (X_{\frac{n}{2}} + X_{\frac{n}{2}+1})/2 \qquad \text{(式 3-7)}$$

式中,$X_{\frac{n+1}{2}}$、$X_{\frac{n}{2}}$、$X_{\frac{n}{2}+1}$ 为有序数列中相应位次上的观察值。

例 3-8 为研究燃煤型砷中毒患者体内砷负荷状况,某医学院对 17 名燃煤型砷中毒患者进行了发砷含量($\mu g/g$)测定,结果为:1.61,1.91,2.24,2.24,2.30,2.60,2.84,3.15,3.33,3.75,3.75,3.75,3.81,4.42,6.42,6.42,14.76,试求其平均含量。

为避免数据中极端值的影响,应计算中位数。本例 n 为奇数,按式 3-6:

$$M = X_{\frac{17+1}{2}} = X_9 = 3.33(\mu g/g)$$

例 3-9 假定在前述 17 名燃煤型砷中毒患者发砷含量的基础上,又测得 1 名燃煤型砷中毒患者的发砷含量为 15.39 $\mu g/g$,求这 18 名燃煤型砷中毒患者发砷含量的中位数。

本例 n 为偶数,按式 3-7:

$$M = (X_{\frac{18}{2}} + X_{\frac{18}{2}+1})/2 = (X_9 + X_{10})/2 = (3.33 + 3.75)/2 = 3.54(\mu g/g)$$

2. 频数表法

$$M = L_M + \frac{i}{f_M}(n \times 50\% - \sum f_L) \qquad \text{(式 3-8)}$$

式中,L_M 为中位数所在组段下限;i 为组距;f_M 为中位数所在组段的频数;$\sum f_L$ 为中位数所在组段前一组的累计频数。由于中位数的位次居中,故累计频率刚好大于50%的组即为中位数所在组。

例3-10 为研究乳腺癌患者术后康复期生存质量的状况,某医院对219名术后康复期乳腺癌患者进行了生存质量测定,结果如表3-5,求平均评分。

由表3-5可见资料呈负偏态分布,不宜使用均数,可用中位数求其平均评分。

表3-5 219名乳腺癌患者康复期生存质量评分

评分	频数	累计频数	累计频率(%)
20~	2	2	0.91
30~	2	4	1.83
40~	3	7	3.20
50~	11	18	8.22
60~	30	48	21.92
70~	63	111	50.68
80~	60	171	78.08
90~100	48	219	100.00

$$M = L_M + \frac{i}{f_M}\left(n \times 50\% - \sum f_L\right) = 70 + \frac{10}{63}(219 \times 50\% - 48) = 79.76(\text{分})$$

(二) 中位数的应用

1. 中位数可用于各种分布的资料,在正态分布资料中,中位数等于均数,在对数正态分布资料中,中位数等于几何均数。

2. 中位数不受极端值的影响,因此,实际工作中主要用于不对称分布类型的资料、两端无确切值或分布不明确的资料。

▶▶▶ 第三节 变异程度的描述 ◀◀◀

集中位置只反映了分布的一个特征,各观察值之间的变异程度(离散程度)如何也必须了解,只有将两者结合起来才能全面反映资料的分布规律。

例3-11 某医学院用自编生存质量量表测得三组同年龄、同性别中年知识分子的躯体功能维度得分,资料如下:

    甲组 8 8 9 10 11 12 12
    乙组 5 6 8 10 12 14 15
    丙组 1 2 5 10 15 18 19

三组的例数都是7例,均数和中位数都是10分,但凭直观就可以发现三组数据变异的程度是不相同的,这在分析资料时须加以考虑。

描述离散程度的常用指标有极差、四分位数间距、方差、标准差和变异系数。

一、极差和四分位数间距

(一) 极差

极差(range)也称全距,即全部数据中最大值与最小值之差,用符号 R 表示。极差大,说明变异程度大;反之说明变异程度小。

例3-12 计算例3-11中三组中年知识分子躯体功能维度得分的极差:

    甲组 $R = 12 - 8 = 4(\text{分})$
    乙组 $R = 15 - 5 = 10(\text{分})$
    丙组 $R = 19 - 1 = 18(\text{分})$

甲组数据的离散程度最小,丙组数据的离散程度最大,乙组居中。

极差是最简单但又较粗略的变异指标,可用于各种分布的资料,但它只涉及两个极端值,没有利用全部数据的信息,不能反映组内其他观察值的变异。同时由于样本含量较大时抽到极大值或极小值的可能性较大,R 也可能较大,故极差一般常用于描述单峰对称分布小样本资料的离散程度,或用于初步了解资料的变异程度;当样本含量相差较大时,不宜用极差来比较资料的离散程度。

(二)四分位数间距

1. 百分位数

百分位数(percentile)是指将观察值从小到大排列后处于第 x 百分位置上的数值,用符号表示为 P_x。百分位数 P_x 将全部数据分成两部分,有 $x\%$ 的数据小于 P_x,有 $(100-x)\%$ 的数据大于 P_x,因此百分位数是一个位置指标,其中 P_{50} 为中位数。百分位数的计算方法有:

(1)直接法

当 $nx\% = \text{INT}(nx\%)$ 时,

$$P_x = \frac{x_{\text{INT}(nx\%)} + x_{\text{INT}(nx\%)+1}}{2} \tag{式3-9}$$

当 $nx\% > \text{INT}(nx\%)$ 时,

$$P_x = x_{\text{INT}(nx\%)+1} \tag{式3-10}$$

式中,$\text{INT}(nx\%)$ 为 n 与 $x\%$ 乘积的整数部分。

例3-13 某市抽样测定了150名健康成年男性的血清三酰甘油(TG)含量(mmol/L),资料如下,求第2.5百分位数 $P_{2.5}$ 和第97.5百分位数 $P_{97.5}$(数据已排序)。

0.23	0.84	1.16	1.39	1.64	1.76	1.89	2.04	2.18	2.28
0.34	0.85	1.24	1.39	1.68	1.78	1.91	2.05	2.21	2.29
0.49	0.86	1.25	1.41	1.70	1.79	1.91	2.06	2.21	2.30
0.57	0.87	1.30	1.41	1.71	1.81	1.91	2.06	2.21	2.30
0.62	0.91	1.30	1.43	1.71	1.82	1.92	2.06	2.22	2.32
0.62	0.95	1.33	1.44	1.71	1.83	1.93	2.10	2.24	2.33
0.65	0.96	1.33	1.47	1.72	1.83	1.94	2.10	2.24	2.35
0.67	0.99	1.34	1.53	1.73	1.83	1.96	2.10	2.25	2.36
0.68	1.04	1.35	1.56	1.74	1.84	1.97	2.12	2.25	2.36
0.71	1.08	1.35	1.58	1.74	1.84	1.98	2.14	2.25	2.37
0.71	1.08	1.36	1.58	1.74	1.86	2.00	2.15	2.25	2.38
0.72	1.09	1.36	1.58	1.75	1.87	2.01	2.15	2.26	2.39
0.78	1.14	1.37	1.60	1.75	1.87	2.01	2.15	2.27	2.39
0.80	1.15	1.39	1.60	1.75	1.88	2.02	2.16	2.27	2.40
0.80	1.16	1.39	1.61	1.75	1.89	2.03	2.17	2.28	2.41

本例 $n=150$,$150 \times 2.5\% = 3.75$,$150 \times 97.5\% = 146.25$,$nx\% > \text{INT}(nx\%)$,按式3-10:

$$P_{2.5} = x_{3+1} = x_4 = 0.57(\text{mmol/L})$$
$$P_{97.5} = x_{146+1} = x_{147} = 2.39(\text{mmol/L})$$

(2)频数表法

$$P_x = L_x + \frac{i}{f_x}\left(nx\% - \sum f_L\right) \tag{式3-11}$$

式中,L_x 为第 x 百分位数所在组段下限,i 为第 x 百分位数所在组段的组距,f_x 为第 x 百分位数所在组段的频数,$\sum f_L$ 为第 x 百分位数所在组段前一组的累计频数。累计频率刚好大于 $x\%$ 的组即为第 x 百分位数所在组。

例 3-14 用例 3-10 的资料求 219 名乳腺癌患者术后康复期生存质量评分的第 25 百分位数 P_{25} 和第 75 百分位数 P_{75}。

由表 3-5 的累计频率可见,第 25 百分位数所在组为"70~"组:

$$P_{25}=70+\frac{10}{63}(219\times25\%-48)=71.07(分)$$

由表 3-5 的累计频率可见,第 75 百分位数所在组为"80~"组:

$$P_{75}=80+\frac{10}{60}(219\times75\%-111)=88.88(分)$$

2. 四分位数间距

通过 P_{25},P_{50},P_{75} 这 3 个点将全部观察值等分为四部分,处于 P_{25} 和 P_{75} 分位点上的数值就是四分位数(quartile,简记为 Q)。下四分位数即第 25 百分位数,用 Q_L 表示,上四分位数即第 75 百分位数,用 Q_U 表示。四分位数间距(inter-quartile range)为上、下四分位数之间的差值,即 Q_U-Q_L。

例 3-15 用例 3-10 的资料求 219 名乳腺癌患者术后康复期生存质量评分的四分位数间距。

$$四分位数间距 = Q_U - Q_L = 88.88 - 71.07 = 17.81(分)$$

四分位数间距是去除两端各四分之一数据后中间一半观察值的变动范围,其数值越大,说明观察值分布的离散程度越大。四分位数间距常用于描述偏态分布资料、两端无确切值或分布不明确资料的离散程度。

二、方差和标准差

对于单峰对称分布资料,为了全面反映一组资料中每个观察值的变异情况,需要先寻找一个可供比较的标准,由于均数具有的优良性质,所以选择均数作为一组单峰对称分布观察值的代表值,然后衡量每个观察值相对于均数的偏差,构造出综合描述资料离散程度的指标。

(一)方差

以离均差 $(X-\mu)$ 表示总体中各观察值的变异,因为 $\sum(X-\mu)=0$,不能达到反映总离散程度的目的,所以采用离均差平方和(sum of squares of deviation from mean)即 $\sum(X-\mu)^2$ 表示总变异程度,如果数据相对于 μ 较集中,则 $\sum(X-\mu)^2$ 较小;如果数据相对于 μ 较分散,则 $\sum(X-\mu)^2$ 较大。显然,观察值越多,$\sum(X-\mu)^2$ 可能越大,为消除观察值个数的影响,对离均差平方和求平均值即得到方差(variance)。总体方差用 σ^2 表示:

$$\sigma^2=\frac{\sum(X-\mu)^2}{N} \qquad (式3-12)$$

若方差较大,说明总体中观察值变异程度较大;反之,说明总体中观察值变异程度较小。

在实际工作中往往采用抽样研究,得到的是样本资料,总体均数 μ 未知,可用样本均数 $\bar{X}$ 作为 μ 的估计值,因此样本方差为:

$$S^2=\frac{\sum(X-\bar{X})^2}{n-1}=\frac{\sum X^2-\frac{(\sum X)^2}{n}}{n-1} \qquad (式3-13)$$

式中的 $(n-1)$ 称为自由度(degree of freedom),采用自由度作为分母是为了避免用样本方差估计总体方差时偏小。

自由度是允许自由取值的变量值的个数,若在统计数据中受 k 个条件的限制,其自由度即为 $(n-k)$。在计算样本方差时,首先要计算离均差、离均差平方和。一个样本有 n 个数据,就要有 n 个离均差,n 个离均差中只有$(n-1)$个可以自由取值,最后一个离均差受到$\sum(X-\bar{X})=0$的限制,不能自由取值,所以自由度为$(n-1)$。自由度的概念在以后将经常用到。

例3-16 用例3-2资料计算155名6月龄婴儿SOS值的样本方差,已知$\bar{X}=3\,060.22$(m/s),按式3-13:

$$S^2=\frac{(3\,054-3\,060.22)^2+(3\,137-3\,060.22)^2+\cdots+(3\,055-3\,060.22)^2}{155-1}=4\,332.86\,(\text{m}^2/\text{s}^2)$$

(二)标准差

方差的单位是观察值单位的平方,在实际工作中使用不方便,为还原单位,将方差开平方即得到标准差(standard deviation)。总体标准差用σ表示,样本标准差用S表示。计算方法有:

1. 直接法

$$\sigma=\sqrt{\frac{\sum(X-\mu)^2}{N}} \qquad (\text{式3-14})$$

$$S=\sqrt{\frac{\sum(X-\bar{X})^2}{n-1}}=\sqrt{\frac{\sum X^2-\frac{(\sum X)^2}{n}}{n-1}} \qquad (\text{式3-15})$$

例3-17 用例3-2的资料计算155名6月龄婴儿SOS值的样本标准差。

$$S=\sqrt{\frac{(3\,054-3\,060.22)^2+(3\,137-3\,060.22)^2+\cdots+(3\,055-3\,060.22)^2}{155-1}}=65.82(\text{m/s})$$

2. 加权法

加权法用于频数表资料。

$$S=\sqrt{\frac{\sum fX^2-\frac{(\sum fX)^2}{n}}{n-1}} \qquad (\text{式3-16})$$

式中,X为各组段的组中值,f为各组段的频数。

例3-18 用加权法计算155名6月龄婴儿SOS值的标准差,由表3-2资料计算组中值X,可得$\sum fX=474\,445$,$\sum fX^2=1\,452\,906\,275$,

$$S=\sqrt{\frac{1\,452\,906\,275-\frac{474\,445^2}{155}}{155-1}}=65.50(\text{m/s})$$

标准差是描述单峰对称分布资料离散程度最常用的指标。标准差大,表示观察值之间变异程度大,即一组观察值的分布较分散;标准差小,表示观察值之间变异程度小,即一组观察值的分布较集中。对于经对数变换后呈正态分布或近似正态分布的资料,应将原始观察值取对数值后计算几何标准差。

三、变异系数

采用不同计量单位的指标,不能直接用标准差比较其离散程度,有时即使计量单位相同,在均数相差很大的情况下,数据分布的集中位置相差很远,标准差的数值大小可能受到平均水平大小的影响,也不宜直接比较。因此,在这些情况下,应采用变异系数(coefficient of variation)来比较其离散程度。计算方法为:

$$CV=\frac{S}{\bar{X}}\times100\% \qquad (\text{式3-17})$$

CV是一个相对离散指标,由于分子、分母单位相同,消掉了单位,同时由于CV是计算相对于$\bar{X}$的S

的大小,从而消除了平均水平不同的影响。常用于:

1. 比较计量单位不同的几组资料的离散程度

例3-19 某年某市城区120名5岁女孩身高均数为110.10 cm,标准差为5.90 cm;体重均数为17.71 kg,标准差为1.44 kg,比较身高与体重的离散程度。

$$身高 \quad CV = \frac{5.90}{110.10} \times 100\% = 5.36\%$$

$$体重 \quad CV = \frac{1.44}{17.71} \times 100\% = 8.13\%$$

可见,该市城区5岁女孩体重的变异大于身高的变异。

2. 比较均数相差悬殊的几组资料的离散程度

例3-20 某年某市城区120名5岁女孩体重均数为17.71 kg,标准差为1.44 kg,同年该地120名5个月女孩体重均数为7.37 kg,标准差为0.77 kg,比较其离散程度。

$$5岁女孩体重 \quad CV = \frac{1.44}{17.71} \times 100\% = 8.13\%$$

$$5个月女孩体重 \quad CV = \frac{0.77}{7.37} \times 100\% = 10.45\%$$

可见,该市城区5个月女孩体重的变异大于5岁女孩体重的变异。

第四节 正态分布及其应用

一、正态分布的概念和特征

(一)连续型随机变量及其概率分布

医学领域中观察或试验的各种可能结果为随机变量,记为 X,其特点是每次试验之前,不能事先确定取什么数值,反复大量观察后,可以发现取值有一定的规律性。要全面认识一个随机变量,除了要知道它的可能取值外,还应该知道它以多大的概率取这些值。随机变量 X 取各种值的概率的规律称为概率分布规律,简称分布,是研究随机事物的工具和统计分析的理论基础。正态分布(normal distribution)就是一种重要的连续型随机变量的分布类型。

连续型随机变量的取值充满某一区间,无法一一列出它的每一个可能取值,但在某一区间内随机变量取值的概率可通过计算积分获得。连续型随机变量 X 在 $(-\infty, +\infty)$ 内取值,若存在非负可积函数 $f(x)$,对于任意 x_1 和 $x_2(x_1 < x_2)$,都有 $P(x_1 < X \leq x_2) = \int_{x_1}^{x_2} f(x) dx$,则称 $f(x)$ 为 X 的概率密度函数。连续型随机变量的分布函数为 $F(x) = \int_{-\infty}^{x} f(x) dx$,它表示随机变量 X 取值小于或等于 x 的累积概率,即 $P(X \leq x) = F(x)$。

(二)正态分布的图形

正态分布曲线呈对称的钟形,在均数处最高,两侧不断降低,逐渐与横轴接近,但不会与横轴相交,即以横轴为渐近线。

在医学卫生领域中,有许多变量的频数分布是中间频数多,两边频数少,且左、右对称。例如,对本章第一节例3-2所述155名6月龄婴儿的SOS值作图,以横轴表示观察变量(组距),以纵轴表示频率密度(频率密度=频率/组距),即可得到SOS值的频率密度直方图,其形状与前述的频数分布直方图相似,即高峰位于中部,左、右两侧基本对称。观察的6月龄婴儿人数逐渐增多,组段不断分细,则频率分布图中的直条逐渐变窄,就会逐渐形成一条高峰位于中央(均数所在处)、两侧逐渐降低且左右对称、不与横轴相交的光滑曲线,近似于数学上的正态分布曲线。若变量 X 的频率曲线逼近数学上的正态分布曲线,则称该变量服从正态分布(图3-4)。

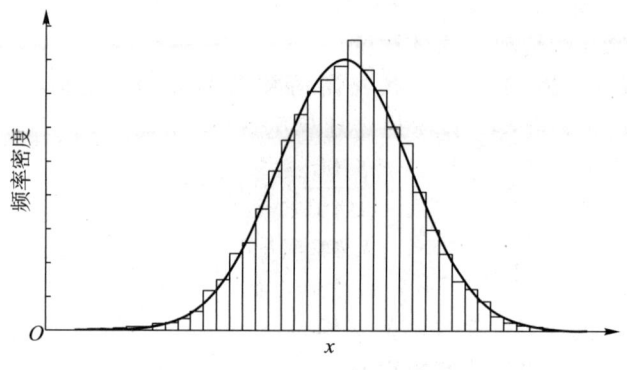

图3-4 概率密度曲线示意图

（三）正态分布的特征

正态分布曲线的概率密度函数为：

$$f(x)=\frac{1}{\sigma\sqrt{2\pi}}e^{\frac{-(x-\mu)^2}{2\sigma^2}} \quad -\infty<x<+\infty \tag{式3-18}$$

式中 μ 为总体均数，σ 为总体标准差，π 为圆周率，e 为自然对数的底，其中 μ、σ 为正态分布的参数，π、e 都是固定常数，仅 x 为变量。

以 x 为横轴，$f(x)$ 为纵轴，当 μ、σ 已知时，按式3-18即可绘制出正态分布曲线的图形。正态分布有下列特征：

1. 正态曲线在横轴上方均数处最高。
2. 正态分布以均数为中心，左右对称。
3. 正态分布有两个参数，即位置参数 μ 和形态参数 σ。若固定 σ，改变 μ 值，曲线沿着 x 轴平行移动，其形态不变（图3-5）。若固定 μ，σ 越小，曲线越陡峭；反之，曲线越低平，但中心在 x 轴的位置不变。

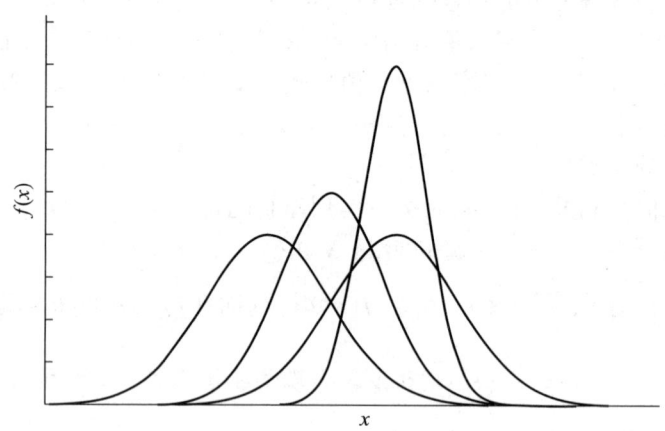

图3-5 不同 μ 和 σ 的正态分布示意图

不同的 μ、不同的 σ 对应于不同的正态分布，通常用记号 $N(\mu,\sigma^2)$ 表示均数为 μ、标准差为 σ 的正态分布。例如，6月龄婴儿的SOS值 X 服从均数为 3 060.22（m/s）、标准差为 65.82（m/s）的正态分布，可记为 $X\sim N(3\,060.22,65.82^2)$。

4. 正态曲线下的面积分布有一定的规律。对于服从正态分布的变量 X，只要知道总体均数 μ 与标准差 σ，就可用公式：

$$P(x_1<X\leqslant x_2)=\int_{x_1}^{x_2}\frac{1}{\sigma\sqrt{2\pi}}e^{\frac{-(x-\mu)^2}{2\sigma^2}}dx \tag{式3-19}$$

求得曲线下(x_1,x_2)范围内的面积。无论μ、σ取什么值，正态分布曲线下的面积分布有以下规律：①正态曲线与横轴间的面积恒等于1或100%；②以直线$X=\mu$为对称轴，$X>\mu$与$X<\mu$范围内曲线下的面积相等，各占50%；③曲线下，区间$(\mu-1.96\sigma,\mu+1.96\sigma)$内的面积为95%，区间$(\mu-2.58\sigma,\mu+2.58\sigma)$内的面积为99%，如图3-6所示。

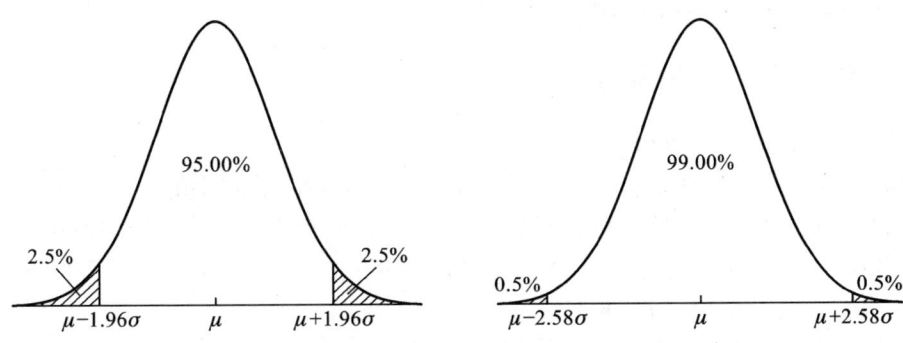

图3-6 正态曲线下面积的分布规律

二、标准正态分布

正态分布是一个分布族，对应于不同的参数μ和σ会产生不同位置、不同形状的正态分布，用式3-19进行数值积分求不同正态曲线下任意(x_1,x_2)范围内面积涉及的工作量太大，为了方便应用，进行标准化变换：

$$Z_X = \frac{X-\mu}{\sigma} \tag{式3-20}$$

若X服从正态分布$N(\mu,\sigma^2)$，经此变换后，则Z就服从均数为0，标准差为1的正态分布$N(0,1)$，称为标准正态分布（standard normal distribution）或Z分布，其密度函数为：

$$\varphi(z) = \frac{1}{\sqrt{2\pi}}e^{\frac{-z^2}{2}} \quad -\infty<z<+\infty \tag{式3-21}$$

对上式求积分即可得到标准正态变量Z的分布函数

$$\Phi(z) = \int_{-\infty}^{z} \frac{1}{\sqrt{2\pi}}e^{\frac{-z_x^2}{2}} dz_x \tag{式3-22}$$

由于积分计算烦琐，统计学家制定了标准正态分布曲线下的面积分布表（附表2），查表即可得到正态曲线下(z_1,z_2)范围内的面积，如图3-7所示。

例3-21 已知$z_1=-1.76$，$z_2=-0.25$，求标准正态曲线下$(-1.76,-0.25)$范围内的面积。

查附表2，得$(-\infty,-1.76)$范围内面积$\Phi(z_1)=0.0392$，$(-\infty,-0.25)$范围内面积$\Phi(z_2)=0.4013$，因此$(-1.76,-0.25)$范围内的面积为：

$$D=\Phi(z_2)-\Phi(z_1)=0.4013-0.0392=0.3621$$

在附表2中仅列出曲线下从$-\infty$到$z(z\leq0)$范围内的面积，对于$z>0$时，可利用正态分布的对称性，即$\Phi(z)=1-\Phi(-z)$可求得曲线下任意范围内的面积。

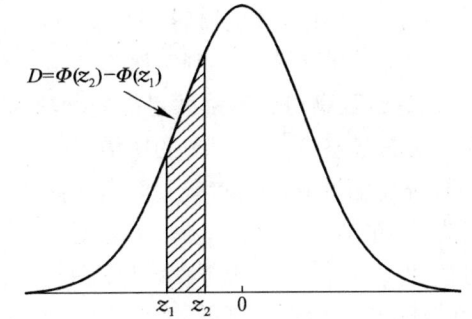

图3-7 查表法求标准正态曲线下面积示意图

例3-22 已知$z_1=-1.20$，$z_2=1.60$，求标准正态曲线下$(-1.20,1.60)$范围内的面积。

查附表2，得$(-\infty,-1.20)$范围内的面积$\Phi(-1.20)=0.1151$，$(-\infty,-1.60)$范围内的面积$\Phi(-1.60)=$

0.054 8,据正态分布的对称性,可得:

$$\Phi(1.60) = 1 - \Phi(-1.60) = 1 - 0.054\ 8 = 0.945\ 2$$

$$D = \Phi(1.60) - \Phi(-1.20) = 0.945\ 2 - 0.115\ 1 = 0.830\ 1$$

对于服从非标准正态分布 $N(\mu, \sigma^2)$ 的变量,求曲线下任意 (x_1, x_2) 范围内的面积,可先作标准化变换,再借助标准正态曲线下的面积分布表求得。

三、正态分布的应用与医学参考值范围

(一)估计总体变量值的频率分布

医疗卫生领域中有些变量服从或近似服从正态分布,例如,同性别同年龄正常儿童的身高、同性别健康成人的红细胞数等;此外,还有许多变量虽不服从正态分布,但经变量转换后近似服从正态分布,例如抗体滴度、细菌密度等。对于服从正态分布或对数正态分布的变量,只要求得其均数和标准差,根据正态分布曲线下面积分布的规律,就能估计其频率分布。

例 3-23 已知 120 名 9 岁男孩的肺活量 $\overline{X} = 1.672$ L,$S = 0.298$ L,欲估计该市肺活量介于 1.200~1.500 L 范围内的 9 岁男孩的比例。

此例属一般正态分布,需先进行标准化变换,由于 120 例为大样本,可用样本均数 $\overline{X}$ 和样本标准差 S 作为总体均数 μ 和总体标准差 σ 的估计值,

$$z_1 = \frac{1.200 - 1.672}{0.298} = -1.58$$

$$z_2 = \frac{1.500 - 1.672}{0.298} = -0.58$$

查附表 2 得:

$$\Phi(z_1) = \Phi(-1.58) = 0.057\ 1,\ \Phi(z_2) = \Phi(-0.58) = 0.281\ 0$$

$$D = \Phi(z_2) - \Phi(z_1) = 0.281\ 0 - 0.057\ 1 = 0.223\ 9 = 22.39\%$$

估计该市肺活量在 1.200~1.500 L 范围内的 9 岁男孩的比例为 22.39%。

(二)制定医学参考值范围

参考值是具有明确背景资料的参考人群某项指标的测定值,医学参考值范围(medical reference range)指包括绝大多数正常人的人体形态、功能和代谢产物等各种生理及生化指标观察值的波动范围,一般在临床上用作判定正常和异常的参考标准。随着现代医学的发展,参考值范围在医学各领域中应用广泛,如卫生标准或有害物质容许浓度的制定、儿童少年生长发育及营养状况评价、评价环境污染的动态变化或环境保护的效果等。制定医学参考值范围的步骤和注意事项如下。

1. 确定观察对象和抽取足够的观察单位

制定医学参考值范围中的所谓"正常人"不是指机体器官组织和功能都完全健康的人,而是指排除了影响所研究变量的疾病和有关因素的同质人群。例如,某市欲制定学龄前儿童血铅的参考值范围,观察对象定为:①年龄为 3~6 岁,在本市居住 1 年以上;②无肝、肾等器质性病变;③无铅接触史;④无特殊的饮食习惯;⑤测定前 3 天未进食含铅高的食物。由于医学参考值范围是根据样本分布来确定的,样本分布越接近总体分布,结果越可靠,因此需要抽取足够的样本含量,一般要求每组应在 100 例以上,如果影响研究变量的因素较复杂,数据变异度大,还应适当增加样本含量。

2. 测定方法应统一、准确

应采用得到公认的或权威机构推荐的标准方法,以利于结果的评价和比较。操作人员必须经过统一培训,测定时使用灵敏度较高的分析仪器,新仪器、新方法一定要校正和验证。必须严格控制误差,样品采集、运输、储藏和分析中要严格防止污染,实验室内和实验室间通过测定已知浓度的质控样品或标准物质来控制分析中的误差。

3. 决定是否分组制定参考值范围

当观察值在性别、年龄、地区、民族、职业组之间的分布差别较明显,而这一差别具有实际意义时,应分组制定参考值范围,如红细胞计数(RBC)应分性别和年龄(成人、儿童)制定参考值范围,而白细胞计数(WBC)不需分性别,只需按成人和新生儿制定参考值范围。考察组间差别的简便而有效的方法是用频数分布表(或频数分布图)比较各组的分布范围、趋势、高峰位置,若差别明显则应分组,也可以经假设检验来比较各组之间的差别是否具有统计学意义来决定是否分组。

4. 确定取双侧或单侧参考值范围

应根据专业知识来确定,例如白细胞计数过高或过低均属异常,则相应的参考值范围既有上限,又有下限,是双侧参考值范围;血铅仅过高属于异常,则相应的参考值范围仅有上限,是单侧参考值范围;肺活量仅过低属于异常,则相应的参考值范围仅有下限,也是单侧参考值范围。

5. 选定适当的百分界限

医学参考值范围中的"绝大多数"可以是90%、95%或99%等,应根据正常人和患者(患有影响研究变量疾病的患者)的数据分布特点来选择适当的百分界限。大多数情况下,正常人和患者的数据分布有交叉,以单侧上限为例(图3-8),若降低假阴性率,则假阳性率增加;反之,若降低假阳性率,则假阴性率便会增加,因此,两者应兼顾。一般情况下常用95%百分界限;若主要目的在于减少假阳性(如用于确诊),应选99%;如主要目的在于减少假阴性(如用于初筛),可选90%;若正常人与患者的数据分布无交叉,则只考虑减少假阳性即可。

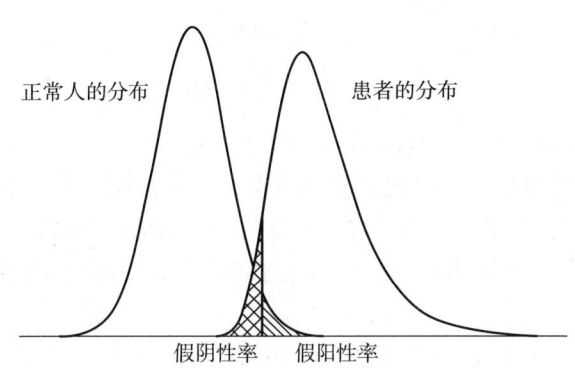

图3-8 正常人与患者观察值分布重叠示意图

6. 选择制定医学参考值范围的方法

通过大量调查证实,人体指标如身高、体温、脉搏、肺活量等符合正态分布,多数生理生化变量如血红蛋白、红细胞等近似正态分布,按正态分布的原理来制定医学参考值范围;部分指标服从对数正态分布,对观察值取对数后计算其对数值的均数和标准差,按正态分布法算出医学参考值范围的对数值,然后取反对数求其真数;必要时可用正态性检验方法(见第六章第二节)来检验变量是否服从正态分布,对于服从正态分布的变量用正态分布法制定医学参考值范围,对于不服从正态分布的变量使用百分位数法制定医学参考值范围。实际工作中,可参照表3-6利用正态分布法或百分位数法制定医学参考值范围。

表3-6 参考值范围的制定

百分界限%	正态分布法			百分位数法		
	双侧	单侧		双侧	单侧	
		只有下限	只有上限		只有下限	只有上限
95	$\bar{X} \pm 1.96S$	$\bar{X} - 1.64S$	$\bar{X} + 1.64S$	$P_{2.5} \sim P_{97.5}$	P_5	P_{95}
99	$\bar{X} \pm 2.58S$	$\bar{X} - 2.32S$	$\bar{X} + 2.32S$	$P_{0.5} \sim P_{99.5}$	P_1	P_{99}

例3-24 某地调查正常成年男子200人的血清钙,$\bar{X} = 2.35$ mmol/L,$S = 0.13$ mmol/L,试估计该地正常成年男子血清钙的95%参考值范围。

因血清钙过高或过低均属异常,故按双侧估计该地正常成年男子血清钙的95%参考值范围为:

下限:$\bar{X} - 1.96S = 2.35 - 1.96 \times 0.13 = 2.10$ (mmol/L)

上限:$\bar{X} + 1.96S = 2.35 + 1.96 \times 0.13 = 2.60$ (mmol/L)

该地正常成年男子血清钙的95%参考值范围为2.10~2.60 mmol/L。

例 3-25 某市进行的小学生体质评价研究中,测定了 120 名 9 岁男孩的肺活量,$\bar{X}=1.672$ L,$S=0.298$ L,试估计该地小学生中 9 岁男孩的肺活量的 95%参考值范围。

因肺活量仅过低属异常,故计算单侧的 95%参考值范围为:

$$下限:\bar{X}-1.64S=1.672-1.64\times0.298=1.183(L)$$

即估计该地小学生中 9 岁男孩的肺活量的 95%参考值范围为不低于 1.183 L。

例 3-26 某市 150 名健康成年男性的血清三酰甘油(TG)含量(mmol/L)资料见例 3-13,试制定该市健康男性的血清三酰甘油的 95%参考值范围。

血清三酰甘油过高过低均为异常,应制定双侧 95%参考值范围,因资料呈偏态分布,应使用百分位数法。经计算 $P_{2.5}=0.57$ mmol/L,$P_{97.5}=2.39$ mmol/L,该市男性血清三酰甘油的 95%参考值范围为 0.57~2.39 mmol/L。

(三)质量控制

一般情况下,实验中的检测误差服从正态分布,故可用正态分布理论来评价和控制实验的质量。正态曲线下区间$(\mu-2\sigma,\mu+2\sigma)$内的面积为 95.45%,故以 $\bar{X}\pm2S$ 作为实验观测值的上警戒限(UWL)和下警戒限(LWL);区间$(\mu-3\sigma,\mu+3\sigma)$内的面积为 99.73%,故以 $\bar{X}\pm3S$ 作为实验观测值的上控制限(UCL)和下控制限(LCL)。根据此原理制作的一种常用质量控制工具是控制图(图 3-9),实验检测结果如果落在警戒限之内,说明分析质量在控制之中,如果在 20 次以上的检测结果中,有检测结果频繁地越出警戒限(连续 2 个检测结果)或有 1 个检测结果越出控制限,则说明发生了失控,需采取应对措施。

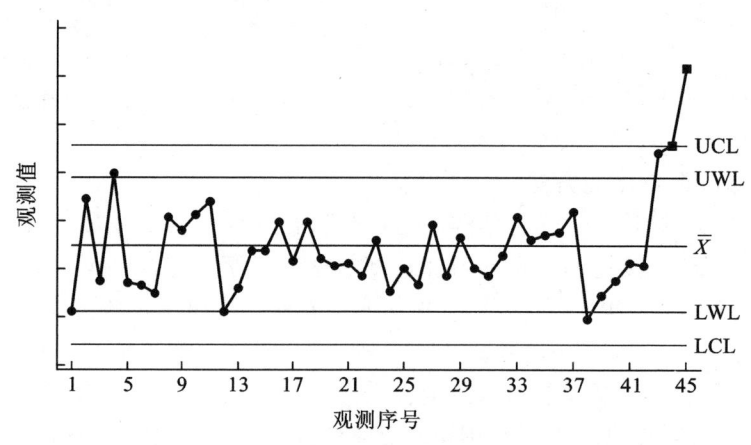

图 3-9 控制图示意

(四)正态分布是许多统计方法的理论基础

很多统计方法是建立在正态分布的基础上的,本书后面章节将要讲到的 t 检验、F 检验及相关回归分析等多种统计分析方法均要求分析的变量服从正态分布或近似正态分布。对于非正态分布资料,进行统计分析的一个重要途径就是先作变量转换,使转换后的资料服从或近似正态分布,然后按正态分布的方法作统计处理。有些统计处理方法,例如第九章介绍的秩和检验,虽不要求资料服从正态分布,但这些方法中的有些检验统计量,当样本足够大时也近似正态分布,可按正态分布的方法作统计处理。因此,正态分布是许多统计分析方法的理论基础。

本 章 小 结

1. 用适当的统计图表和统计指标来表达资料的特征或规律的方法称为统计描述。

2. 频数分布表和频数分布图可以描述定量变量的分布特征(集中趋势和离散趋势)和分布类型(对称分布和偏态分布)。

3. 常用描述定量变量集中位置的统计指标有均数、几何均数和中位数,常用描述定量变量离散程度的统计指标有极差、四分位数间距、方差、标准差和变异系数,这些指标各有其适用范围和优缺点,应根据资料的特点选用。

4. 正态分布是一种重要的连续型随机变量的理论概率分布,许多医学现象服从或近似服从正态分布,可用正态分布理论进行统计分析,正态分布也是多种统计方法的理论基础。利用正态分布曲线下面积的分布规律,可概括估计总体变量值的频率分布、制定医学参考值范围和进行质量控制。为了便于应用,对于服从一般正态分布 $N(\mu,\sigma^2)$ 的指标,求曲线下任意 (x_1,x_2) 范围内的面积,可先作标准化变换,再借助标准正态曲线下面积分布表求得。

思 考 题

1. 离散型定量变量频数表与连续型定量变量频数表的制定有何异同?
2. 频数分布的类型有哪些?
3. 均数、中位数和几何均数的适用范围有何异同?
4. 极差、四分位数间距、标准差和变异系数的适用范围有何异同?
5. 同一资料的标准差是否一定小于均数?
6. 正态分布有哪些基本特征?
7. 正态分布有哪些主要的应用?
8. 制定医学参考值范围时,正态分布法和百分位数法分别适用于何种资料?

(郝元涛　王　静)

网上更多……

📝 教学PPT　　📖 拓展阅读　　📋 自测题

第四章 定性资料的统计描述

本章导读

定性资料的统计描述通常采用绝对数和相对数两类指标。绝对数是指特定类别观测对象的个数,如在一组患者中采取某种治疗措施,治疗结局分为痊愈和未痊愈两类,可以计算痊愈和未痊愈的绝对数。绝对数能直观反映定性资料中具备某类特征的个数,但它在另外一些情况下存在明显不足,如:比较两个规模相差较大的医院对同一种疾病的治疗效果有无差别。相比较而言,相对数能弥补绝对数的不足,在定性资料统计描述中应用更广。下文简要介绍常用的相对数指标和应用注意事项,以及率的标准化方法。

学习要点

1. 定性资料常用描述指标(构成比、率、相对比)的定义。
2. 常用疾病统计指标、死亡统计指标和人口统计指标。
3. 应用相对数的注意事项。
4. 率的标准化法。

第一节 常用相对数及其应用

一、三种常用相对数指标

常用相对数指标包括构成比、率和相对比。

(一)构成比

构成比(proportion)也称作比例,是指事物内部某一组成部分观察单位数与该事物所有组成部分观察单位总数之比,用以说明事物内部各组成部分在总体中所占的比重,常用百分数表示,故也常被称作百分比。其计算公式为:

$$构成比 = \frac{某一组成部分观察单位数}{该事物所有组成部分观察单位数} \times 100\% \qquad (式4\text{-}1)$$

例4-1 某医院2016—2017年老年肺部感染住院患者中检出92株多药耐药菌(MDRO),患者感染的MDRO菌株构成情况如表4-1所示。

表 4-1　某医院 2016—2017 年老年肺部感染患者感染 MDRO 菌株构成情况

MDRO	株数	构成比(%)
金黄色葡萄球菌	21	22.82
铜绿假单胞菌	21	22.82
鲍氏不动杆菌	18	19.57
肺炎克雷伯菌	14	15.22
大肠埃希菌	10	10.87
其他菌种	8	8.70
合计	92	100.00

此例中金黄色葡萄球菌和铜绿假单胞菌所占构成比最大,均为 22.82%,其次是鲍氏不动杆菌、肺炎克雷伯菌。

(二) 率

率是指在给定观察群体和给定时间范围内某现象实际发生数与该群体同时期内所有可能发生该现象观察单位总数之比。它主要用于说明该现象发生的频率或强度。频率的计算公式为:

$$频率 = \frac{同时期实际发生某现象的观察单位数}{某时期可能发生某现象的观察单位总数} \times K \quad (式4\text{-}2)$$

式中 K 为比例基数,可以是 100%、1 000‰、100 000/10 万,其选择因率的高低而定。如:计算肿瘤发病率的比例基数需要选择 100 000/10 万。

例 4-2　2013 年某省开展全省第一次卫生服务调查,抽取 15 839 名 40 岁及以上居民调查城乡居民高血压患病情况,结果见表 4-2。试计算该省城市地区与农村地区的高血压患病率。

表 4-2　2013 年某省城市地区与农村地区高血压的患病情况

地区	患高血压	未患高血压	合计
城市	2 112	5 856	7 968
农村	1 286	6 585	7 871
合计	3 398	12 441	15 839

由式 4-2 可得,城市居民高血压患病率 $= \frac{2\,112}{7\,968} \times 100\% = 26.51\%$,农村居民高血压患病率 $= \frac{1\,286}{7\,871} \times 100\% = 16.34\%$。

在流行病学研究中,有时在计算率时将时间因素引入分母,特别是在计算发病率和死亡率时,此时的率称为速率,其计算公式可表达为:

$$速率 = \frac{观察时段内某现象的发生数}{可能发生某现象的观察人时数} \quad (式4\text{-}3)$$

例 4-3　在一项随访研究中,对 125 人追踪随访了 2 年,结果有 2 人发生了死亡,则由式 4-3 可得:

$$年死亡率 = \frac{2}{125 \times 2} = 0.008/人年$$

(三) 相对比

相对比简称比(ratio),是两个专业上有关联指标之比,其含义依赖于专业解释,如:前面章节提到的变异系数、人口统计学中常用的性别比、流行病学中常用的相对危险度。相对比的分子和分母可以是绝对数,也可以是相对数或平均数;分子和分母的量纲可以相同,也可以不同。其计算公式为:

$$相对比 = \frac{甲指标}{乙指标} \quad (式4\text{-}4)$$

例 4-4 某研究人员调查某医院 1 220 名 6—12 孕周孕妇在孕期的体重增重情况,并追踪其妊娠结局,结果发现孕期增重过多的 518 名孕妇(暴露组)中有 178 例孕妇的胎儿发生脐带缠绕,而孕期增重适宜的 360 名孕妇(非暴露组)中仅有 85 例孕妇的胎儿发生脐带缠绕。

$$暴露组胎儿脐带缠绕发生率(p_1) = 178/518 = 34.36\%,$$
$$非暴露组胎儿脐带缠绕发生率(p_2) = 85/360 = 23.61\%$$
$$相对危险度(RR) = \frac{p_1}{p_2} = \frac{34.36\%}{23.61\%} = 1.46$$

该医院孕期增重过多的孕妇的胎儿发生脐带缠绕的危险是孕期增重适宜孕妇胎儿的 1.46 倍。

二、常用医疗卫生统计指标

疾病统计资料搜集方法分为专题调查和常规登记。专题疾病调查是对某一时点的人群疾病资料进行调查,也可对某类特定疾病进行专门调查;常规登记包括死亡登记资料、疾病报告资料、医疗卫生工作记录等。疾病统计单位可以是患者,也可以是病例。疾病的诊断应按照统一的诊断标准进行,以确保统计结果的可靠性和可比性。

(一)疾病发生水平指标

1. 发病率

发病率(incidence rate, IR)表示在一定时期内可能发生某病的特定人群中出现新病例的频率,它直接反映发病危险的大小。计算公式为:

$$某病发病率 = \frac{该期间新发生某病病例数}{一定时期内可能发生某病平均人口数} \times K \quad (式 4-5)$$

式中,K 为比例基数。发病率的时间范围常用年和月,人群范围通常是一个地区或特定研究目的限定的全部人口。

2. 患病率

患病率(prevalence rate, PR)又称现患率,指在特定时间内被观察人群中某病新旧病例所占比例,按观察时长不同可分为时点患病率和期间患病率。计算公式为:

$$时点患病率 = \frac{该时点该人群中现患病例数}{某一时点被观察人数} \times K \quad (式 4-6)$$

$$期间患病率 = \frac{同期该人群中现患病例数}{某观察期间被观察人数} \times K \quad (式 4-7)$$

患病率是横断面上的疾病频率,适用于病程较长的疾病或发病时间不易明确的疾病的统计,反映疾病在人群中的流行规模和水平。在一定人群和时间内,发病率和患病率关系密切。两者与病程的关系是:患病率=发病率×病程。

3. 检出率

检出率(detection rate)指检查时发现某病的病例数与该时点受检人口数之比。计算公式为:

$$某病检出率 = \frac{检查时发现某病例数}{该时点受检人口数} \times K \quad (式 4-8)$$

4. 感染率

感染率(infection rate)指检查出某病病原体的人数与该时点受检人口数之比。计算公式为:

$$感染率 = \frac{检查出感染某种病原体的人数}{该时点受检人口数} \times K \quad (式 4-9)$$

(二)疾病危害程度指标

1. 死因别死亡率

死因别死亡率(cause-specific death rate, CSDR)指某种疾病所致的死亡率,反映此类病对居民生命的危害程度。计算公式为：

$$死因别死亡率 = \frac{同年内某种疾病死亡人数}{某年平均人口数} \times 100\,000/10\,万 \qquad (式4-10)$$

2. 病死率

病死率（fatality rate）指一定时期内某病患者中因该病死亡的频率，反映疾病的严重程度、医疗水平和诊治能力。计算公式为：

$$病死率 = \frac{某时间内因该病死亡人数}{同期某病患者数} \times 100\% \qquad (式4-11)$$

3. 残疾率

残疾率（disability rate）指通过检查发现的残疾患者与检查人数之比，说明人群发生残疾的频率。计算公式为：

$$残疾率 = \frac{残疾患者人数}{检查人数} \times 100\% \qquad (式4-12)$$

（三）疾病负担指标

1. 潜在减寿年数

潜在减寿年数（potential years of life lost, PYLL）是某年龄组人群因某病死亡者其期望寿命与实际死亡年龄之差的总和，反映某死因对特定年龄段的人群寿命损失和危害程度，强调早死对健康的影响，定量地估计疾病造成早亡的程度。计算公式为：

$$PYLL = \sum_{i=1}^{e} a_i d_i \qquad (式4-13)$$

式中，e 为预期寿命（岁），i 为年龄组（通常计算其年龄组中值），$a_i = e - (i+0.5)$ 为剩余年龄，其含义为：当死亡发生于某年龄组时，至活满 e 岁还剩余的年龄。d_i 为某年龄组的死亡人数。

2. 伤残调整寿命年

伤残调整寿命年（disability adjusted life year, DALY）是指从发病到死亡所损失的全部健康寿命年，包括因早死所致的寿命损失年（years of life lost, YLL）和伤残所致的健康寿命损失年（years lived with disability, YLD）两部分。计算公式为：

$$DALY = YLL + YLD \qquad (式4-14)$$

DALY 指标是一个定量计算各种疾病造成的早死与残疾（暂时失能和永久残疾）对健康寿命年损失的综合指标。

（四）疾病防治效果指标

1. 治愈率

治愈率（cure rate）指诊治某种疾病平均每百名患者中可治愈的人数。计算公式为：

$$治愈率 = \frac{治愈患者数}{诊治患者数} \times 100\% \qquad (式4-15)$$

2. 有效率

有效率 指诊治某种疾病平均每百名患者中治疗有效的人数。计算公式为：

$$有效率 = \frac{治疗有效人数}{诊治患者数} \times 100\% \qquad (式4-16)$$

3. 生存率

生存率（survival rate）指接受某种治疗的患者或某病患者中，经 n 年随访尚存活的患者数所占的比例。计算公式为：

$$生存率 = \frac{随访满\,n\,年尚存活病例数}{随访满\,n\,年病例数} \times 100\% \qquad (式4-17)$$

三、常用人口统计指标

(一) 人口总数和人口构成指标

1. 人口总数

人口总数(population size)是指一个国家或地区在某一特定时间的存活人口数。统计人口总数时,首先要确定标准时点,一般采用一年的中点即7月1日零时。其次要明确人口的登记地区,国际上规定了两种办法:①实际制:统计标准时点某地实际存在的人口数(包括临时在该地的人);②法定制:只统计某地的常住人口数。医疗卫生领域常采用实际制方法确定人口总数。

由于人口数量处于动态变化中,特定时点的人口总数只代表该时点的人口规模,不能代表某一时期的人口规模。在实际应用中,有时用某一期间的平均人口数表示人口总数,如常用平均人口数来计算出生率、发病率、死亡率等指标。平均人口数准确值应是某一期间内各个时点人口数的平均值,但实际中各个时点人口数难以获得,故采用其近似值。当人口数在一年当中是均匀变动时,可用年初人口数(1月1日)和年末人口数(12月31日)的平均值,也可用相邻两年年末(12月31日)人口数的平均值。计算式为式4-18或式4-19:

$$年平均人口数 = \frac{1}{2}(年初人口数 + 年末人口数) \quad (式4\text{-}18)$$

$$年平均人口数 = \frac{1}{2}(上年底人口数 + 本年底人口数) \quad (式4\text{-}19)$$

2. 人口构成

人口构成是指人口中不同性别、年龄、文化、职业等基本特征的构成情况,实际工作中最常用的是性别和年龄人口构成。常用人口性别构成指标是性别比。常用人口年龄构成指标有以下几种:

(1) 老年人口系数(proportion of old population) 指65岁及以上老年人口数占总人口数的比重。

$$老年人口系数 = \frac{65 岁及以上人口数}{人口总数} \times 100\% \quad (式4\text{-}20)$$

老年人口系数反映一个国家或地区的人口老龄化程度。通常,一个国家或地区经济越发达、人口出生率越低、人口寿命越长,则老年人口系数越高。按照国际通行标准,65岁及以上人口占总人口的比重超过7%为老年型社会。

(2) 少年儿童人口系数(proportion of child and adolescent) 指14岁及以下少年儿童数占总人口数的比重。

$$少年儿童人口系数 = \frac{14 岁及以下人口数}{人口总数} \times 100\% \quad (式4\text{-}21)$$

少年儿童人口系数反映一个国家的生育水平以及特定时点上人口年轻或年老化程度。在生育水平高的国家和地区,少年儿童人口系数一般超过5%。实际工作中通常联合使用老年人口系数和少年儿童人口系数划分人口结构的类型。

(3) 抚养比(dependency ratio) 又称为总负担系数,是指人口中非劳动年龄(14岁及以下和65岁及以上)人口数与劳动年龄(15~64岁)人口数之比。有以下常用指标:

$$抚养比 = \frac{14 岁及以下人口数 + 65 岁及以上人口数}{15\sim64 岁人口数} \times 100\% \quad (式4\text{-}22)$$

$$少年儿童负担系数 = \frac{14 及以下人口数}{15\sim64 岁人口数} \times 100\% \quad (式4\text{-}23)$$

$$老年负担系数 = \frac{65 及以上人口数}{15\sim64 岁人口数} \times 100\% \quad (式4\text{-}24)$$

发达国家的总负担系数及少年儿童负担系数一般低于发展中国家,而老年负担系数高于发展中国家。

(4) 老少比(child-aged ratio) 指65岁及以上老年人口数与14岁及以下少年儿童人口数之比,该指标可作为划分人口类型的标准之一。

$$老少比 = \frac{65岁及以上老年人口数}{14岁及以下少年儿童人口数} \times 100\% \quad (式4-25)$$

以上指标从不同角度反映一个国家或地区人口的年龄构成、劳动力资源和社会负担情况。我国6次人口普查的几项人口年龄构成指标(表4-3)显示,我国人口年龄构成已由20世纪中期的年轻型转为老年型,且人口抚养比处于较低水平。此时期内全社会负担较轻,有利于社会经济的发展,有学者称这段时期为"人口机会窗口"或"人口红利期"。

表4-3 我国6次人口普查数据的人口构成情况(%)

年份	老年人口系数	少年儿童人口系数	抚养比	老少比
1953	4.4	36.3	68.6	12.1
1964	3.6	40.7	79.5	8.8
1982	4.9	33.6	62.6	14.6
1990	5.6	27.7	49.9	20.1
2000	7.0	22.9	42.6	30.4
2010	8.9	16.6	34.2	53.4

(二)死亡统计常用指标

反映人口死亡统计的指标主要有两类:一类是测量死亡水平的指标,另一类是反映死因构成和死因顺位的指标。

1. 死亡水平常用指标

(1) 粗死亡率(crude death rate, CDR)亦称死亡率或总死亡率,指某地某年平均每千人口中的死亡数,反映当地在一定时期内总的死亡水平或死亡强度。计算公式为:

$$粗死亡率 = \frac{同年内死亡人数}{某年平均人口数} \times 1\,000\permil \quad (式4-26)$$

粗死亡率受人口年龄、性别构成影响。因此在比较不同国家或地区、不同时间的死亡水平时,若人口年龄或性别构成不一致,需对死亡率按年龄或性别进行标准化,以消除人口构成不同的影响。

(2) 年龄别(性别)死亡率(age-specific or sex-specific death rate, $ASDR$ or $SSDR$)亦称年龄别(性别)死亡专率,指某年某年龄(性别)组平均每千人口中的死亡数。计算公式为:

$$年龄别(性别)死亡率 = \frac{同年该年龄(性别)组死亡人数}{某年某年龄(性别)组平均人口数} \times 1\,000\permil \quad (式4-27)$$

不同年龄组、性别的死亡率常相差很大。通常情况下,老年人和婴儿的死亡率较高,男性死亡率高于女性。年龄别(性别)死亡率消除了人口年龄或性别构成不同对死亡水平的影响,因此不同地区、时间的年龄别(性别)死亡率可以直接进行比较。

其他常用的死亡水平测量指标计算公式见表4-4。

表4-4 人口死亡常用统计指标

指标	分子	分母	基数
婴儿死亡率	同年未满1周岁婴儿死亡数	某年活产总数	1 000‰
新生儿死亡率	同年未满28天新生儿死亡数	某年活产总数	1 000‰
围生儿死亡率	同年围生期死胎数+死产数+出生7天内新生儿死亡数	某年围生期死胎数+死产数+活产数	1 000‰
5岁以下儿童死亡率	同年5岁以下儿童死亡数	某年活产总数	1 000‰
孕产妇死亡率	同年由于妊娠和分娩及并发症造成的孕产妇死亡数	某年活产总数	100 000/10万

(3) 婴儿死亡率(infant mortality rate, IMR)　指某地某年活产儿中未满1周岁婴儿的死亡频率,常作为评价一个国家或地区的经济发展、社会卫生状况和居民健康水平的指标。婴儿死亡率不受年龄影响,可以直接进行比较。

(4) 新生儿死亡率(neonatal mortality rate, NMR)　指某地某年活产儿中未满28天的新生儿死亡频率。新生儿死亡率和婴儿死亡率均是反映妇幼卫生工作质量的重要指标。

(5) 围生儿死亡率(perinatal mortality)　在我国围生期是指从妊娠满28周(胎儿或新生儿出生体重达到或超过1 000 g或身长达到或超过35 cm)至产后7天内的时期。死胎指妊娠28周及以上,临产前胎儿死于宫内,出生后无生命征兆者。死产指妊娠28周及以上,临产前胎儿存活,产程中胎儿死亡,出生后无生命征兆者。围生儿死亡率是衡量孕期、产前、产后保健工作质量的敏感指标,它不能从出生报告及死亡报告直接计算,需要利用临床病例资料计算求得。

(6) 5岁以下儿童死亡率(child mortality rate under age 5)　是综合反映儿童健康水平的主要指标。5岁以下儿童死亡水平较高,具有较好的代表性,故常采用5岁以下儿童死亡率来反映婴幼儿的死亡水平。

(7) 孕产妇死亡率(maternal mortality rate)　指某年由于怀孕和分娩及并发症造成的孕产妇死亡人数与同年活产总数之比。它不仅可以评价妇女保健工作,还能间接反映一个国家的卫生文化水平。

2. 反映死因构成和死因顺位的指标

(1) 死因构成比(proportion of dying of a specific cause)　也称比例死亡比(proportionate mortality rate, PMR)或相对死亡比,指某类死因死亡人数占全部死亡人数之比,说明各类死因的相对重要性。计算公式为:

$$某死因构成比 = \frac{同年某类死因死亡人数}{某年死亡总人数} \times 100\% \qquad (式4-28)$$

(2) 死因顺位　指按各类死因构成比从高到低排列的位次,反映各种死亡原因导致死亡的严重程度。

例4-5　表4-5是2015年我国某地区居民前十位死因顺位情况。表中数据显示该地居民死因前5位是恶性肿瘤、脑血管疾病、心脏病、呼吸系统疾病及伤害。

表4-5　2015年某地区居民前10位死因顺位

死因顺位	死因	死因构成比(%)	死因顺位	死因	死因构成比(%)
1	恶性肿瘤	30.45	6	内分泌、营养及代谢性疾病	2.00
2	脑血管疾病	20.74	7	消化系统疾病	1.96
3	心脏病	19.99	8	神经系统疾病	1.09
4	呼吸系统疾病	10.28	9	传染病	0.98
5	伤害	7.77	10	泌尿、生殖系统疾病	0.90

第二节　相对数应用的注意事项

一、计算相对数应有足够大的分母

计算相对数应有足够数量。在医学科研工作中当观察单位数很小时,各种偶然因素都可能使相对数波动较大,此时在报告相对数时应同时报告绝对数。在涉及参数估计时,应同时报告总体参数的置信区间。

二、不能混淆构成比与率

构成比用以说明事物内部某种构成所占比重或分布,并不说明某现象发生的频率或强度,在实际应用时经常会出现用构成比代替率的错误。临床工作中,研究者常用门诊或住院患者的资料来分析疾病与年龄、性别、职业等因素的关系,这种资料所计算的相对数一般都是构成比,不能当作率来分析。例如对门诊不同年龄患者幽门螺杆菌(Hp)感染情况进行分析,得出70岁以上组患病率最低的结论是错误的(表4-6)。

表4-6 消化内科门诊幽门螺杆菌感染患者年龄构成

年龄段(岁)	患者人数	患者构成比(%)
25及以下	45	11.4
26~40	101	25.5
41~55	159	40.1
56~70	78	19.7
70以上	13	3.3
合计	396	100.0

表4-6资料只能计算构成比指标,不能反映各年龄组的患病水平。如要比较不同年龄组幽门螺杆菌感染率,需要进行人群流行病学调查,获得各年龄组人口数及患病例数。

三、正确计算合计率

很多情况下各亚组率的分母不相同,因此,在计算所有亚组的合计率时不能简单计算各亚组率的算术均值,而应分别将各组分子和分母合计后再计算合计率。例如,对某社区幼儿园儿童进行龋齿的免费检查,发现200名小班儿童中,30名有龋齿,患病率为15.0%;180名中班儿童中,36名有龋齿,患病率为20.0%;160名大班儿童中,40名有龋齿,患病率为25.0%。则该社区幼儿园儿童的龋齿患病率应为$\frac{30+36+40}{200+180+160}\times100\%=19.6\%$,而不是$\frac{15.0\%+20.0\%+25.0\%}{3}=20.0\%$。

四、相对数比较需注意可比性

在比较相对数时,除了要对比的处理因素(如不同的药物)之外,其余可能影响结果变量的因素(常称作混杂因素)应尽可能相同或相近,例如:不同组观察对象是否同质(年龄、性别、病情轻重分布是否相同),研究方法是否相同,观察时间是否相等,所处地区、周围环境、风俗习惯和经济条件是否一致或相近等。否则,可能会得出错误的结论。

第三节 率的标准化

一、标准化法的意义

当比较的两组资料内部各亚组率明显不同,且各组间观察例数构成明显不同时(如:年龄、性别、工龄、病情轻重、病程长短等影响合计率的因素),直接比较两个合计率是不合理的,会出现无法理解的结果,如表4-7所示。

表4-7 甲、乙两种疗法治疗某病的治愈率比较

病型	甲疗法			乙疗法		
	患者数	治愈数	治愈率(%)	患者数	治愈数	治愈率(%)
普通型	300	180	60.0	100	65	65.0
重型	100	35	35.0	300	125	41.7
合计	400	215	53.8	400	190	47.5

表 4-7 结果显示,甲疗法治愈率为 53.8%,乙疗法治愈率为 47.5%,似乎甲疗法的疗效更好。然而,按病型分类的普通型和重型治愈率均是甲疗法小于乙疗法。造成此荒谬结果的原因是影响两组合计率的病型构成在两组存在很大差别。甲疗法中普通型患者占 75%,而乙疗法中重型患者占 75%。此时,需要采用标准化法调整病型构成在两组分布不同而造成的影响,再利用校正后的标准化治愈率进行比较。

标准化法(standardization method)的基本思想是采用年龄、性别、病情轻重及病程长短等影响因素的统一标准构成重新计算所比较组的合计率,以消除影响因素构成不同对组间合计率比较的影响。

二、标准化率的计算

计算标准化率的方法有直接法和间接法两种。两种方法的选择应根据资料的特点而定。以对死亡率的年龄构成进行标准化为例,若已知年龄别死亡率,可采用直接法;若不知年龄别死亡率或年龄别死亡率不稳定,宜用间接法。

(一)直接标准化法

1. 已知标准组各层例数

$$p' = \frac{\sum N_i p_i}{N} \tag{式4-29}$$

式中,p' 为标准化率,N_i 为某一影响因素标准构成的每层例数,p_i 为原始数据中各层的率,N 为标准构成的总例数。

例 4-6 根据表 4-7 资料,求甲、乙两种疗法的标准化治愈率。

(1)已知甲、乙两种疗法各病型的治愈率 p_i,宜采用直接法。
(2)选定甲、乙两种疗法各病型的治疗人数之和作为标准。
(3)求预期治愈人数 $N_i p_i$:将各组标准治疗人数 N_i 分别乘以甲、乙两种疗法的原治愈率 p_i,即得不同病型的甲、乙两种疗法预期治愈人数。
(4)计算甲、乙两种疗法的标准化治愈率 p':

$$甲疗法标准化治愈率\ p' = \frac{380}{800} \times 100\% = 47.5\%$$

$$乙疗法标准化治愈率\ p' = \frac{427}{800} \times 100\% = 53.4\%$$

经标准化后,乙疗法的治愈率高于甲疗法,与分组比较的结论一致,校正了标准化前甲疗法治愈率高于乙疗法的错误结论。

表 4-8 用直接法计算标准化治愈率

病型 (1)	标准治疗人数(N_i) (2)	甲疗法		乙疗法	
		原治愈率(p_i)/% (3)	预期治愈数($N_i p_i$) (4)=(2)(3)	原治愈率(p_i)/% (5)	预期治愈数($N_i p_i$) (6)=(2)(5)
普通型	400	60.0	240	65.0	260
重型	400	35.0	140	41.7	167
合计	800(N)	—	380($\sum N_i p_i$)	—	427($\sum N_i p_i$)

2. 已知标准组各层构成比

$$p' = \sum \left(\frac{N_i}{N}\right) p_i \tag{式4-30}$$

式中,$\frac{N_i}{N}$ 为某一影响因素标准构成的每层构成比,p_i 为原始数据中各层的率。如果采用相同的标准组,式 4-29 和式 4-30 计算的结果是完全一致的。

例 4-7 根据表 4-7 资料,求甲、乙两种疗法的标准化治愈率。

(1) 已知甲、乙两种疗法各病型的治愈率 p_i,宜采用直接法。

(2) 选定甲、乙两种疗法各病型的治疗人数之和作为标准。

(3) 求分配治愈率:将各组标准人口构成比 $\dfrac{N_i}{N}$ 分别乘以甲、乙两种疗法的原治愈率 p_i,即得不同病型的甲、乙两种疗法分配治愈率。

(4) 计算甲、乙两种疗法的标准化治愈率 p'。

表 4-9 用直接法计算标准化治愈率

病型 (1)	标准人口构成 $\left(\dfrac{N_i}{N}\right)$ (2)	甲疗法		乙疗法	
		原治愈率(p_i)/% (3)	分配治愈率($N_i/N)p_i$/% (4)=(2)(3)	原治愈率(p_i)/% (5)	分配治愈率($N_i/N)p_i$/% (6)=(2)(5)
普通型	0.5	60.0	30.0	65.0	32.5
重型	0.5	35.0	17.5	41.7	20.9
合计	1.0	53.8	47.5(p')	47.5	53.4(p')

(二) 间接标准化法

当被标准化组某影响因素各层的率 p_i 未知,只有各层例数 n_i 和事件发生总数 r 时,可采用间接法。间接法必须有标准化组各层的率 P_i(通常查阅相关资料获得),其计算公式为:

$$p' = P \dfrac{r}{\sum n_i P_i} = P \times SMR \tag{式 4-31}$$

式中,P 为标准化组合计率,r 为实际发生总数,n_i 为实际各层例数,P_i 为标准组各层的率,$\sum n_i P_i$ 为预期发生数,$\dfrac{r}{\sum n_i P_i}$ 是被标化组的实际发生数与预期发生数之比,称为标准化死亡比(standardized mortality ratio,SMR)。用标准化死亡比(SMR)乘以标准组的合计率 P,即得到间接法标准化死亡率 p'。

若 $SMR>1$,表示被标准化组的发生数高于标准组;若 $SMR<1$,表示被标准化组发生数低于标准组。由于样本的 SMR 受抽样误差的影响,还需做总体 SMR 是否为 1 的假设检验。

下面举例说明间接法的具体计算过程。

例 4-8 已知某地 2010 年恶性肿瘤死亡总数 46 人,该地 2010 年各年龄组的平均人口数见表 4-10 第(3)栏。试问该地恶性肿瘤死亡率是否高于全国平均水平?

(1) 由于知道该地恶性肿瘤死亡总数 r 和各年龄组人口数 n_i,不清楚该地各年龄组恶性肿瘤死亡率 p_i,故选用间接法计算标准化死亡率。

(2) 选择全国同期各年龄组恶性肿瘤死亡率 P_i 作为标准,见表 4-10 第(2)栏。

(3) 按式 4-31 计算该地的恶性肿瘤标准化死亡率。

表 4-10 间接法计算某地 2010 年恶性肿瘤标准化死亡率

年龄组 i (1)	标准化死亡率 P_i/(1/10万) (2)	人口数 n_i (3)	预期死亡数 $n_i P_i$ (4)=(2)(3)
0~	5.71	4 085	0.233
20~	28.45	3 718	1.058
40~	156.31	2 381	3.722
60~	358.67	2 846	10.208
合计	64.92	13 030	15.221 $\left(\sum n_i P_i\right)$

该地 2010 年恶性肿瘤的标准化死亡比 $SMR = \dfrac{46}{15.221} = 3.022$

标准化死亡率 $p' = 64.92/10$ 万 $\times 3.022 = 196.19/10$ 万

在本例中,标准化死亡比和标准化死亡率均以同期全国平均水平作参照计算。该地恶性肿瘤的标准化死亡比为 3.022,说明该地恶性肿瘤的死亡水平是全国平均水平的 3.022 倍,其标准化死亡率 p' 为 196.19/10 万。

三、应用标准化法的注意事项

1. 标准化法是为消除混杂因素的影响,保证指标比较时的可比性。选择的参考标准不同,所得标准化率不同。标准化率仅适用于资料间相互比较,不再反映其实际水平。

2. 样本的标准化率仍然存在抽样误差。若利用样本标准化率之间的比较推断其代表的总体标准化率是否不同,则还需要做假设检验。

3. 可根据资料的特点选择直接标准化法或间接标准化法。

4. 若在按内部构成(如年龄、性别、病情轻重、病程长短等)分组时发现各亚组率出现明显交叉,或呈非平行变化趋势,则不适合采用标准化法。此时,应对相应变量做分层分析,在不同的层内再比较感兴趣组别间的差异。

本 章 小 结

1. 定性资料常用率、构成比、相对比等相对数指标进行描述,应根据研究目的选用合适的相对数指标。

2. 相对数指标在医疗卫生统计和人口统计中较为常用,主要体现在死亡、疾病和人口统计等方面。

3. 计算相对数时需考虑其应用注意事项。

4. 标准化法能消除混杂因素对相对数比较的影响。

思 考 题

1. 常用的相对数指标有哪些?
2. 常用的疾病统计指标有哪些?
3. 发病率、时点患病率、期间患病率有何不同?
4. 病死率和死亡率的区别是什么?
5. 应用相对数时需要注意哪些事项?
6. 为什么不能用构成比代替率?
7. 简述率的标准化法基本思想。
8. 直接标准化法和间接标准化法的区别是什么?
9. 率的标准化应注意哪些事项?

(胡国清 高 霞)

网上更多……

教学PPT　　拓展阅读　　自测题

第五章

参数估计与假设检验

本章导读 • • • • • • • • • • •

第三章、第四章讲解了如何对资料进行统计描述,不涉及由样本推断总体的问题。本章将介绍如何用样本数据(统计量)对总体参数估计或总体比较,即统计推断,包括参数估计和假设检验两个重要内容。实际数据分析时总体参数未知,可以用样本统计量去估计总体参数,这就是参数估计,常用的方法有点估计和区间估计。点估计指用样本中获得的统计量作为相应总体参数的估计值,例如用一个样本均数($\bar{X}$)作为总体均数(μ)的估计值。该法虽然简单,但未考虑统计量在总体中重复随机抽样中的变异(即由于受到抽样误差的影响,不同样本所得的样本统计量的值不一样,并且样本统计量与总体参数之间也存在差异),因此参数估计时需考虑由于抽样误差导致结果的不确定性,需采用区间估计方法。假设检验是统计推断的另一重要内容,是先对总体提出某种假设,然后利用样本信息以一定的概率去判断假设是否成立的过程。

学习要点 • • • • • • • • • • •

- 抽样误差与标准误的概念。
- t 分布的特点及 t 界值表。
- 均数和率的置信区间的含义与计算原理。
- 假设检验的基本思想与基本步骤。
- 假设检验应用的注意事项。

▶▶▶ 第一节 抽样分布与标准误 ◀◀◀

在医学研究中,由于同质总体中的个体间存在差异,即个体变异,导致从同一总体中随机抽取若干份样本分别算得的样本特征指标(样本统计量)往往不等于总体特征指标(总体参数),例如对于定量资料,从同一总体中随机抽取的每个样本都可计算一个样本均数,这些样本均数不完全相同,与总体均数之间存在差异,这种由个体变异产生的、随机抽样引起的样本统计量与总体参数之间的差异,称为抽样误差(sampling error)。抽样误差表现为两个方面:一是不同样本之间统计量的差异,二是每个样本统计量与总体参数之间的差异。

一、样本均数的抽样分布与标准误

现在用计算机模拟实验探究样本均数的抽样分布规律。从总体均数 $\mu=4.5$,总体标准差 $\sigma=0.2$ 的正态总体中进行随机抽样,样本量分别为 5、10、20、50,每种样本含量均重复抽取 1 000 次,得到四个不同样本含量的样本均数的抽样分布直方图(图 5-1)。

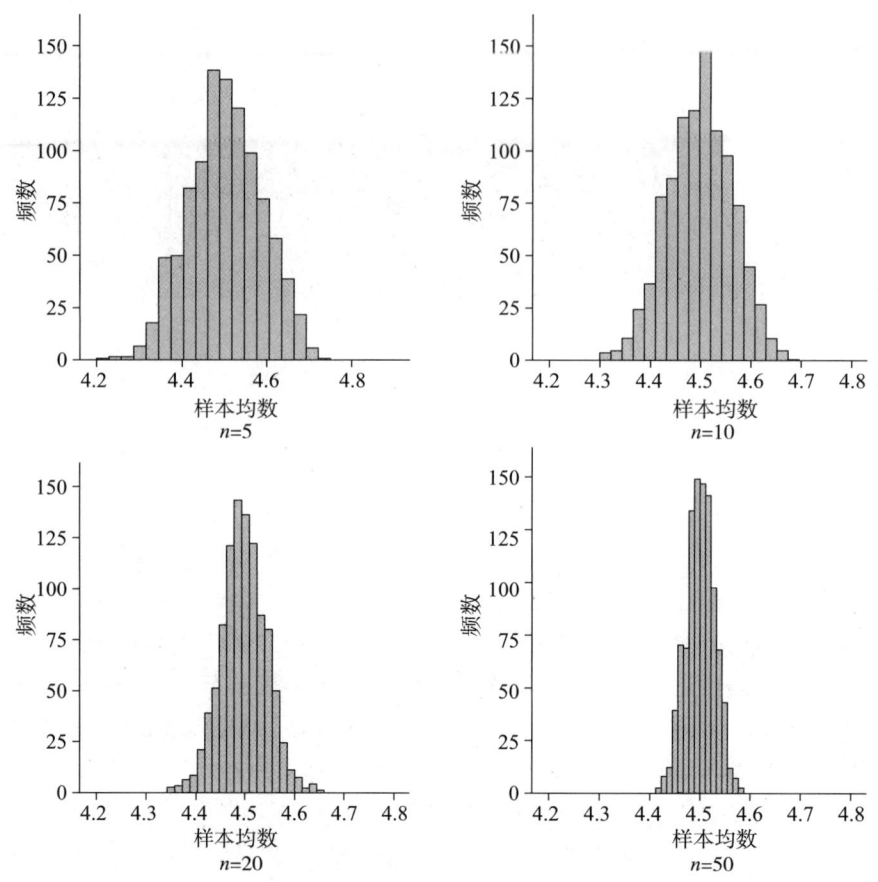

图5-1　正态分布总体中样本均数的抽样分布

由图5-1可知,在服从正态分布的总体中进行随机抽样,样本均数的抽样分布有以下特点:①各样本均数不一定等于总体均数;②各样本均数之间也存在差异;③样本均数围绕总体均数,呈现中间多,两边少,左右基本对称,近似正态分布;④样本均数的变异范围较原变量的变异范围小;⑤随着样本含量增加,样本均数的变异范围逐渐缩小。以上样本均数变异程度的大小,反映了均数抽样误差的大小,理论上可用标准差来表示其数值大小。统计学中为了区别反映个体观察值间变异的标准差和反映样本均数之间变异的标准差,将反映样本均数变异程度的标准差称为均数的标准误(standard error of mean,SEM),用符号$\sigma_{\bar{X}}$表示,它说明各样本均数$\bar{X}$围绕总体均数μ的离散程度,可用来描述样本均数的抽样误差大小。$\sigma_{\bar{X}}$越小,说明样本均数的抽样误差越小,用一次抽样获得的样本均数估计总体均数的可靠性越大;反之,$\sigma_{\bar{X}}$越大,说明样本均数的抽样误差越大,用一次抽样获得的样本均数估计总体均数的可靠性越小。

理论上可以证明,$\sigma_{\bar{X}}$与总体标准差σ和样本含量n间存在如下关系:

$$\sigma_{\bar{X}} = \frac{\sigma}{\sqrt{n}} \tag{式5-1}$$

由式5-1可知,$\sigma_{\bar{X}}$的大小与σ成正比,与$\sqrt{n}$成反比。标准误小于原始变量的标准差,且随着样本含量的增加,标准误的数值越来越小。因此在实际工作中,可通过适当增加样本含量来减小标准误,降低抽样误差。

然而,在实际医学研究中,总体标准差σ常常未知,常用样本标准差S估计σ的值,因此式5-1可写为:

$$S_{\bar{X}} = \frac{S}{\sqrt{n}} \tag{式5-2}$$

$S_{\bar{X}}$ 称为样本均数标准误的估计值。

标准差和均数的标准误的区别和联系见表 5-1。

表 5-1 标准差和均数的标准误的区别和联系

		标准差	均数的标准误
区别	统计符号	总体标准差用 σ 表示 样本标准差用 S 表示	均数的标准误用 $\sigma_{\bar{X}}$ 表示 其估计值用 $S_{\bar{X}}$ 表示
	计算公式	$S=\sqrt{\dfrac{\sum(X-\bar{X})^2}{n-1}}$	$S_{\bar{X}}=\dfrac{S}{\sqrt{n}}$
	用途	描述个体值的变异程度	描述均数的抽样误差大小
联系		$S_{\bar{X}}=\dfrac{S}{\sqrt{n}}$	

综上所述,若从均数为 μ,标准差为 σ 的正态总体中进行随机抽样,样本均数将服从均数为 μ,标准差为 $\sigma_{\bar{X}}$ 的正态分布,记为 $N(\mu,\sigma_{\bar{X}}^2)$。

从均数为 μ、标准差为 σ 的非正态总体中进行随机抽样,样本均数将服从怎样的分布呢?数理统计的中心极限定理证明,即使从非正态的总体中进行随机抽样,随着样本量的增加($n \geqslant 50$),样本均数的分布逐渐逼近于均数为 μ,标准差为 $\sigma_{\bar{X}}$ 的正态分布 $N(\mu,\sigma_{\bar{X}}^2)$。如从偏态分布中重复抽样(该总体分布的总体均数为 1,总体方差为 2),结果见图 5-2。结果表明:原分布为偏态分布,随机抽样获得的所有样本均数的均数非常接近总体均数 1,所有样本均数的标准差非常逼近 $\sigma/\sqrt{n}$;样本量为 9 的样本均数的频率密度分布已经开始逼近对称分布,样本量为 200 的样本均数已经非常逼近正态分布了。

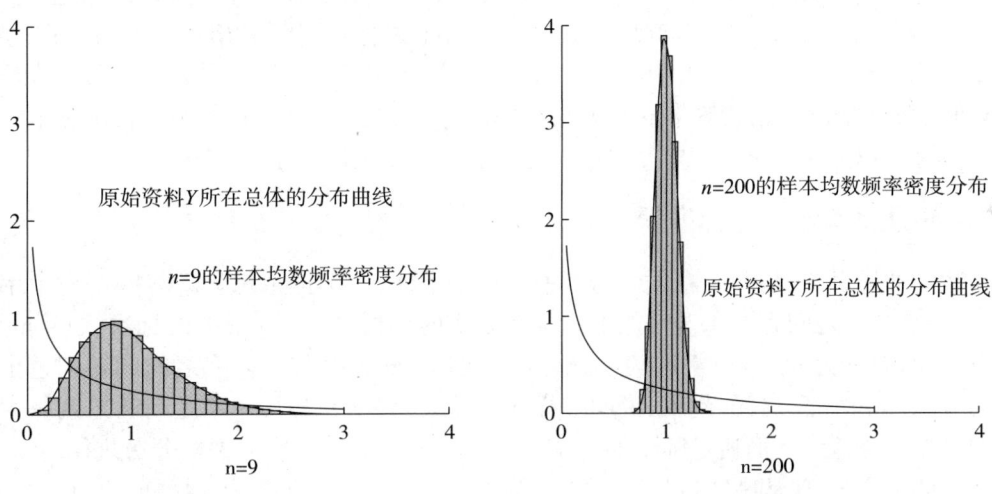

图 5-2 从偏态分布总体中抽取 10 000 个样本均数时的频数分布图

由上可知,从正态总体中随机抽取样本,得到的样本均数 $\bar{X}$ 也服从正态分布 $N(\mu,\sigma_{\bar{X}}^2)$;或者即使从偏态分布的总体中随机抽样,当样本含量足够大($n \geqslant 50$)时,所得的样本均数也服从正态分布。这两种情形均可记为 $\bar{X} \sim N(\mu,\sigma_{\bar{X}}^2)$。进一步,对样本均数 $\bar{X}$ 也可以进行 Z 变换,此时便有:

$$Z=\dfrac{\bar{X}-\mu}{\sigma_{\bar{X}}}=\dfrac{\bar{X}-\mu}{\sigma/\sqrt{n}} \sim N(0,1) \tag{式 5-3}$$

实际研究工作中,σ 一般未知,常用 $S_{\bar{X}}$ 估计 $\sigma_{\bar{X}}$。此时,$\dfrac{\bar{X}-\mu}{S/\sqrt{n}}$ 已不同于 $\dfrac{\bar{X}-\mu}{\sigma/\sqrt{n}}$,不再服从标准正态分布,而是服从另一个概率分布,$t$ 分布(t-distribution)。可记为:

$$t = \frac{\overline{X}-\mu}{S_{\overline{X}}} = \frac{\overline{X}-\mu}{S/\sqrt{n}} \sim t \text{ 分布}, \quad \nu = n-1 \qquad \text{(式 5-4)}$$

此处,ν 为自由度。

t 分布是小样本统计推断的重要基础,将应用于后面的总体均数的区间估计及 t 检验等。如图 5-3 所示,t 分布的特征如下:①以 $t=0$ 为中心,左右对称的单峰分布;②t 分布是一簇曲线,其形态变化与自由度(ν)大小有关。自由度越小,t 分布曲线越低平;自由度越大,t 分布曲线越接近标准正态分布曲线。当自由度趋近于 ∞ 时,t 分布就是标准正态分布。

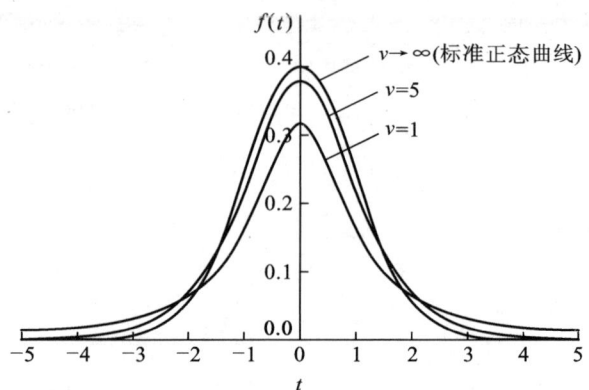

图 5-3 自由度为 1、5、∞ 时的 t 分布曲线

从图 5-3 中可以看出,t 分布曲线下面积为 95% 时的界值不是固定不变的,而是随着自由度的变化而发生改变。当 ν 确定后,t 分布曲线下,双侧或单侧尾部面积为指定概率(P 或 α)时,横轴上相应的 t 界值可通过 t 界值表获得,见附表 3。

t 界值表横标目为自由度(ν),纵标目为 t 分布曲线下尾部面积或概率(P 或 α),单侧概率(one-sided probability)是指 t 分布曲线下一侧尾部面积,双侧概率(two-sided probability)是指 t 分布曲线下两侧尾部面积之和,即表右上角图例中阴影部分。表中横、纵标目交叉处的数字表示,当自由度 ν 与概率 α 给定时,对应的 t 界值(t-critical value)。在本书中,$t_{\alpha,\nu}$ 表示对应于自由度为 ν 时的单侧概率的 t 临界值,$t_{\alpha/2,\nu}$ 表示对应于自由度为 ν 时的双侧概率的 t 临界值。例如,当 $\nu=16$,尾部概率 α 为 0.05 时,由表中查得单侧 $t_{0.05,16}=1.746$,双侧 $t_{0.05/2,16}=2.120$。由于 t 分布以 $t=0$ 为中心对称,表中只列出正值,因而只用绝对值查表。

由 t 界值表可以看出:①同一自由度下,$|t|$ 越大,概率 P 值越小;②同一概率下,自由度越大,$|t|$ 越小;③当 $\nu=\infty$ 时的 t 界值即为相应概率下的 Z 值,如 $t_{0.05/2,\infty}=Z_{0.05/2}=1.96$;④同一自由度下,双侧概率为单侧概率的 2 倍时,所对应的 t 界值相等,如 $t_{0.05/2,\infty}=t_{0.025,\infty}=1.96$。

二、样本率的抽样分布与标准误

类似于均数的抽样误差,从同一总体中随机抽取若干个体,每个样本都可计算一个样本率,各样本率也不完全相同,与总体率之间存在差异,这种差异称为率的抽样误差,可用率的标准误(standard error of rate)来描述其大小,符号为 σ_p。σ_p 越小,说明抽样误差越小,样本率与总体率之间的差别越小,用样本率估计总体率的可靠性越好;反之,σ_p 越大,说明抽样误差越大,样本率与总体率之间的差别越大,用样本率估计总体率的可靠性越差。下面通过随机抽样实验来直观地认识样本率的抽样分布规律。

已知一个总体率为 π,现从中随机抽取样本量为 n 的样本,每次模拟重复抽样 1 000 次,依次变化 π 和 n,π 分别取 0.6、0.25,n 分别取 5、10、20,得到 6 个不同 π 和 n 的概率分布图,如图 5-4 所示。图中横轴表示样本率 p 的所有可能的取值,纵轴表示样本率 p 的频率。

由图 5-4 可知,样本率的抽样分布有以下特点:①总体率 π 相同时,样本含量越大,样本率的分布越趋向对称;②样本含量相同时,总体率 π 越偏离 0.5,样本率越呈偏态分布;③总体率 $\pi=0.5$ 时,样本率呈对称分布。

样本率 p 的抽样分布规律与样本均数的抽样分布规律相似,同样遵循中心极限定理,即当样本量足够大,π 不接近于 0 或 1 时,样本率的抽样分布近似正态分布。经验法则为当 $n\pi$ 和 $n(1-\pi)$ 均大于 5 时,样本率近似服从均数为 π,标准差为 $\sigma_p=\sqrt{\pi(1-\pi)/n}$ 的正态分布。

假设率的总体参数为 π,样本率为 p,从总体中进行 n 次独立重复试验,出现"阳性"次数记为 X,那么样本率的计算公式为:

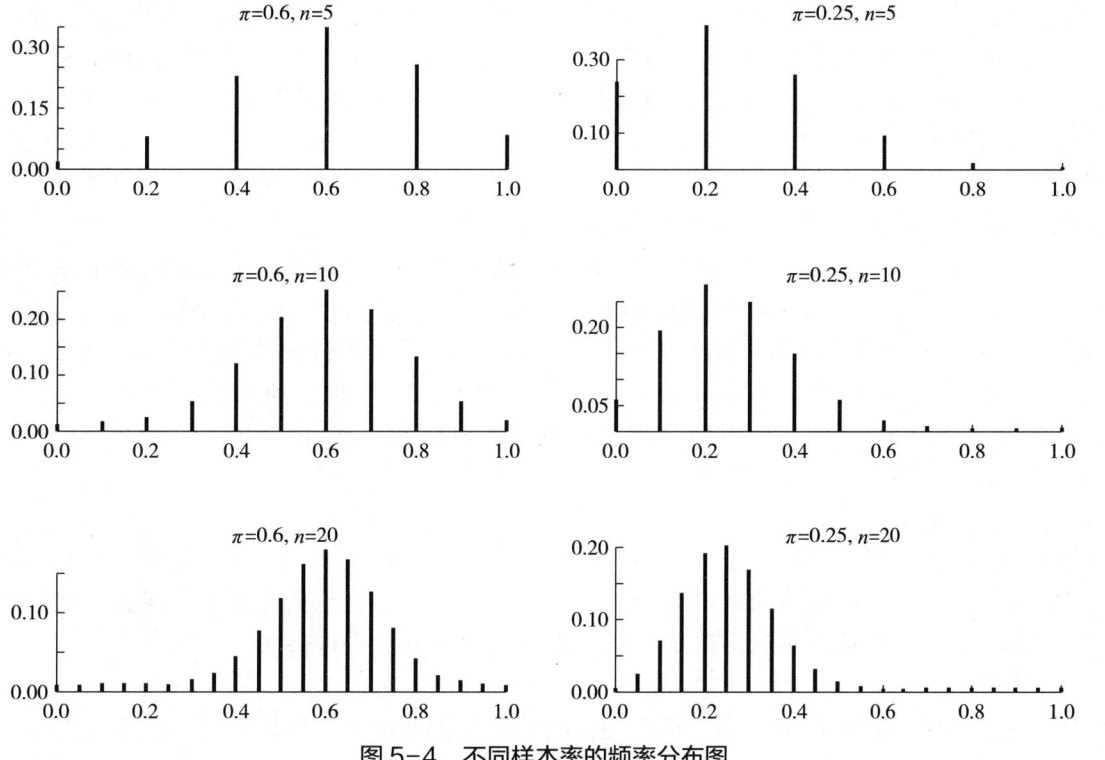

图 5-4 不同样本率的频率分布图

$$p = \frac{X}{n} \quad \text{(式 5-5)}$$

样本率的总体均数等于总体率,即 $\mu_p = \pi$。

样本率的总体方差为:

$$\sigma_p^2 = \frac{\pi(1-\pi)}{n} \quad \text{(式 5-6)}$$

样本率的标准差,即率的标准误 σ_p 为:

$$\sigma_p = \sqrt{\frac{\pi(1-\pi)}{n}} \quad \text{(式 5-7)}$$

同样,一般来说,总体率 π 常常是未知的,常用样本率 p 来估计 π,所以率的标准误 σ_p 的估计值为:

$$S_p = \sqrt{\frac{p(1-p)}{n}} \quad \text{(式 5-8)}$$

例 5-1 为研究高血压的患病情况,某地对成年男性进行了简单随机抽样调查,1 000 名受调查者中共有 251 人患病,试估计该地高血压患病率的标准误。

本例中,$n=1\,000$,$X=251$,因此 $p=X/n=0.251$,代入式 5-8,得标准误的估计值为:

$$S_p = \sqrt{\frac{p(1-p)}{n}} = \sqrt{\frac{0.251(1-0.251)}{1\,000}} = 0.013\,7$$

▶▶▶ 第二节 参数的区间估计 ◀◀◀

参数估计(parameter estimation)是指用样本统计量来估计总体参数,有点估计和区间估计两种方法。点估计(point estimation)是用样本统计量直接作为总体参数的估计值,如用一个样本均数 $\bar{X}$ 作为总体均数 μ 的估计值,或用一个样本率 p 作为总体率 π 的估计值。如某地区 2019 年所有 7 岁男童的身高值是一个总体,其总体平均身高 μ 与总体标准差 σ 均未知。为此,随机抽取该地 200 名 7 岁男童,得到平均身高 $\bar{X}=$

123.8 cm,标准差 $S=4.7$ cm。此时,可用样本均数 123.8 cm 作为总体均数 μ 的一个估计值,即认为该地区所有 7 岁男童的平均身高为 123.8 cm。同样,也可以用样本标准差 4.7 cm 作为总体标准差 σ 的估计值。但在本例中,总体参数 μ 是确定的值,而样本均数 $\bar{X}$ 是随抽样随机变化的,不同样本得到的结果是不同的。若从该总体中再随机抽取一份样本,可能得到平均身高为 $\bar{X}=126.9$ cm,此时则以 126.9 cm 作为总体平均身高的点估计。由此可见点估计虽然方法简单,但不能反映由于抽样误差导致抽样结果的不确定性,无法评价这种估计的可信程度。因此,要使得估计的参数可信,必须考虑抽样误差。

区间估计(interval estimation)是指按照预先给定的概率($1-\alpha$),计算出一个能够包含未知总体参数的区间,该区间称为置信区间或可信区间(confidence interval, CI)。置信区间由上、下两个置信限(confidence limit, CL)构成,其中较小的数值称为置信下限(lower limit),记为 C_L,较大的数值称为置信上限(upper limit),记为 C_U。置信区间是一个开区间,不包括上、下两个置信限的数值。预先给定的概率 $1-\alpha$ 称为置信度或可信度(通常为 0.95 或 0.99),也可以表示为 $100(1-\alpha)\%$ 的形式,记为 95%CI 或 99%CI。在医学研究中,最常用的置信度为 95%,如无特别说明,一般取双侧 95%CI。

一、总体均数的区间估计

从正态总体 $N(\mu, \sigma^2)$ 中随机抽取样本含量为 n 的一个样本,根据总体标准差 σ 是否已知和样本含量 n 的不同,总体均数置信区间的估计方法分为两种,即 t 分布法和正态近似法。

(一) t 分布法

根据均数的抽样分布理论:从正态总体 $N(\mu, \sigma^2)$ 中随机抽取样本含量为 n 的一个样本,当 σ 未知且 n 较小(如 $n<50$)时,由样本标准差 S 代替 σ 时,统计量 $t=\dfrac{\bar{X}-\mu}{S_{\bar{X}}}$ 服从自由度为 $\nu=n-1$ 的 t 分布。

$$t=\frac{\bar{X}-\mu}{S/\sqrt{n}} \qquad \text{(式 5-9)}$$

在给定置信度($1-\alpha$)的情况下,根据 t 分布原理:

$$P(-t_{\alpha/2,\nu}<t<t_{\alpha/2,\nu})=1-\alpha \qquad \text{(式 5-10)}$$

即 $P\left(-t_{\alpha/2,\nu}<\dfrac{\bar{X}-\mu}{S_{\bar{X}}}<t_{\alpha/2,\nu}\right)=1-\alpha$

根据括号中的不等式解出 μ,即为:

$$\bar{X}-t_{\alpha/2,\nu}S_{\bar{X}}<\mu<\bar{X}+t_{\alpha/2,\nu}S_{\bar{X}} \qquad \text{(式 5-11)}$$

故总体均数 μ 的双侧($1-\alpha$)置信区间的计算通式为:

$$(\bar{X}-t_{\alpha/2,\nu}S_{\bar{X}},\bar{X}+t_{\alpha/2,\nu}S_{\bar{X}}) \qquad \text{(式 5-12)}$$

$t_{\alpha/2,\nu}$ 可查 t 界值表获得。

或

$$\bar{X}\pm t_{\alpha/2,\nu}S_{\bar{X}} \qquad \text{(式 5-13)}$$

或

$$\bar{X}\pm t_{\alpha/2,\nu}\frac{S}{\sqrt{n}} \qquad \text{(式 5-14)}$$

其中,$\nu=n-1$ 为自由度;$t_{\alpha/2,\nu}$ 表示自由度为 ν,双侧尾部面积各占 $\alpha/2$ 时所对应的 t 界值。

在一般情况下,置信区间为双侧区间,但在某些特殊情况下,也可估计单侧区间,总体均数 μ 的单侧($1-\alpha$)置信区间的计算通式为:

$$\mu>\bar{X}-t_{\alpha,\nu}S_{\bar{X}} \qquad \text{(式 5-15)}$$

或

$$\mu<\bar{X}+t_{\alpha,\nu}S_{\bar{X}} \qquad \text{(式 5-16)}$$

其中,$t_{\alpha,\nu}$ 表示自由度为 ν,单侧尾部面积占 α 时所对应的 t 界值。

需要注意的是:当样本含量较小($n \leq 50$)时,应用式5-12—5-16的前提条件是原始变量X服从正态分布。

例5-2 在某地成年男子中随机抽取25人,测其脉搏,得到脉搏均数为72次/min,标准差为8次/min。试估计该地成年男性脉搏总体均数的95%置信区间。

本例中,$n=25$,$\bar{X}=72$,$S=8$,正常成年男子脉搏数不应过高或过低,故取双侧α。

α取双侧0.05,$\nu=25-1=24$,查t界值表得$t_{0.05/2,24}=2.064$,按式5-12计算:

$$C_L = \bar{X} - t_{0.05/2,\nu} S_{\bar{X}} = 72 - 2.064 \times 8/\sqrt{25} = 68.7 \text{(次/min)}$$

$$C_U = \bar{X} + t_{0.05/2,\nu} S_{\bar{X}} = 72 + 2.064 \times 8/\sqrt{25} = 75.3 \text{(次/min)}$$

根据样本计算,可推断该地成年男性脉搏总体均数的95%置信区间为(68.7,75.3)次/min。

(二)正态近似法

1. 当σ已知时,则$Z = \dfrac{\bar{X} - \mu}{\sigma/\sqrt{n}}$服从标准正态分布。参照上述推理,总体均数$\mu$的双侧($1-\alpha$)置信区间的计算通式为:

$$\bar{X} \pm Z_{\alpha/2} \sigma_{\bar{X}} \quad \text{(式5-17)}$$

总体均数μ的单侧($1-\alpha$)置信区间的计算通式为:

$$\mu > \bar{X} - Z_\alpha \sigma_{\bar{X}} \quad \text{(式5-18)}$$

或

$$\mu < \bar{X} + Z_\alpha \sigma_{\bar{X}} \quad \text{(式5-19)}$$

其中$Z_{\alpha/2}$为标准正态曲线下双侧尾部面积各占$\alpha/2$时所对应的Z界值,即t界值表中$\nu=\infty$时的t界值;Z_α为标准正态曲线下单侧尾部面积占α时所对应的Z界值。

2. 当σ未知,但n足够大时($n>50$),无论原始变量X是否服从正态分布,根据中心极限定理,样本均数$\bar{X}$都近似服从正态分布,t分布近似服从标准正态分布,可用$Z_{\alpha/2}$代替式5-13中的$t_{\alpha/2,\nu}$。因此总体均数μ的双侧($1-\alpha$)置信区间的近似计算公式为:

$$\bar{X} \pm Z_{\alpha/2} S_{\bar{X}} \quad \text{(式5-20)}$$

总体均数μ的单侧($1-\alpha$)置信区间的近似计算公式计算通式为:

$$\mu > \bar{X} - Z_\alpha S_{\bar{X}} \quad \text{(式5-21)}$$

或

$$\mu < \bar{X} + Z_\alpha S_{\bar{X}} \quad \text{(式5-22)}$$

例5-3 为了解某地区2019年7岁男童的平均身高,随机抽取某地区150例7岁男童,得到平均身高$\bar{X}=123.8$ cm,标准差$S=4.7$ cm,试估计该地区7岁男童身高的总体均数的95%置信区间。

本例中,$n=150$,$\bar{X}=123.8$,$S=4.7$。

由于n较大($n>50$),故可用正态近似法。α取双侧0.05,$Z_{0.05/2}=1.96$,按式5-20计算双侧95%置信区间:

$$C_L = \bar{X} - Z_{0.05/2} S_{\bar{X}} = 123.8 - 1.96 \times 4.7/\sqrt{150} = 123.0 \text{(cm)}$$

$$C_U = \bar{X} + Z_{0.05/2} S_{\bar{X}} = 123.8 + 1.96 \times 4.7/\sqrt{150} = 124.6 \text{(cm)}$$

根据样本计算,可推断该地区7岁男童身高的95%置信区间为(123.0,124.6)cm。

二、两总体均数差值的区间估计

在实际医学研究中,有时需要计算两个总体均数差值($\mu_1 - \mu_2$)的置信区间,此时,其双侧($1-\alpha$)置信区间的计算通式为:

$$(\bar{X}_1 - \bar{X}_2) \pm t_{\alpha/2,\nu} S_{\bar{X}_1 - \bar{X}_2} \quad \text{(式5-23)}$$

其中自由度 $\nu = n_1+n_2-2$，$S_{\bar{X}_1-\bar{X}_2}$ 为两样本均数之差的标准误，当两总体方差齐（即方差相同）时，由下式计算：

$$S_{\bar{X}_1-\bar{X}_2} = \sqrt{S_C^2\left(\frac{1}{n_1}+\frac{1}{n_2}\right)}$$ （式5-24）

其中 S_C^2 为两样本均数的合并方差：

$$S_C^2 = \frac{(n_1-1)S_1^2+(n_2-1)S_2^2}{n_1+n_2-2}$$ （式5-25）

当两样本的样本含量都较大时（如 n_1 和 n_2 都大于 50），此时可用 $Z_{\alpha/2}$ 代替上述公式中的 $t_{\alpha/2,\nu}$，且无论两样本的方差是否相同，$S_{\bar{X}_1-\bar{X}_2}$ 可近似等于：$S_{\bar{X}_1-\bar{X}_2} = \sqrt{\frac{S_1^2}{n_1}+\frac{S_2^2}{n_2}}$。

例 5-4 某医生研究血清白介素-6（IL-6）与银屑病的关系，收集了 12 例处于进行期的银屑病患者及 12 例正常人的血清标本进行 IL-6 检测，得到表 5-2 的结果，试估计银屑病患者与正常人的血清 IL-6 含量的总体均数之差的 95% 置信区间。

表 5-2 银屑病组与正常对照组的血清 IL-6（pg/mL）

组别	例数	均数	标准差
银屑病患者	12	182.4	27.7
正常人	12	149.7	19.5

根据样本资料可得：

$$n_1=12,\quad \bar{X}_1=182.4,\quad S_1=27.7$$
$$n_2=12,\quad \bar{X}_2=149.7,\quad S_2=19.5$$

假定两组方差齐，由式 5-25 得：

$$S_C^2 = \frac{(12-1)\times 27.7^2+(12-1)\times 19.5^2}{12+12-2} = 573.8$$

由式 5-24 得：

$$S_{\bar{X}_1-\bar{X}_2} = \sqrt{S_C^2\left(\frac{1}{n_1}+\frac{1}{n_2}\right)} = \sqrt{573.8\times\left(\frac{1}{12}+\frac{1}{12}\right)} = 9.8$$

$$\nu = n_1+n_2-2 = 12+12-2 = 22$$

α 取双侧 0.05，自由度 $\nu=22$，查 t 界值表得 $t_{0.05/2,22}=2.074$，由式 5-23 得：

$$C_L = (182.4-149.7)-2.074\times 9.8 = 12.4 \text{（pg/mL）}$$
$$C_U = (182.4-149.7)+2.074\times 9.8 = 53.0 \text{（pg/mL）}$$

故两总体均数之差的 95% 置信区间为（12.4,53.0）pg/mL，可以认为银屑病患者血清 IL-6 含量较正常人平均高 32.7 pg/mL，其 95% 置信区间为（12.4,53.0）pg/mL。

三、总体率的区间估计

类似于通过样本均数对总体均数作出点估计和区间估计，也可根据样本率对总体率作出点估计和区间估计。总体率的点估计是直接用样本率 p 作为总体率 π 的估计值。与总体均数的点估计一样，样本率的点估计没有考虑抽样误差的大小，因此需要按照一定的置信度（1-α）估计一个包含总体率 π 的区间，这个区间称为总体率的（1-α）置信区间。根据样本含量 n 和样本率 p 的大小，总体率的（1-α）置信区间的估计方法分为两种，查表法和正态近似法。

（一）查表法

当 $n\leq 50$ 时，可通过查附表 4 来直接确定总体率的（1-α）置信区间。该表横标目为样本含量 n，纵标

目为阳性数 X，横、纵标目相交处为百分率的置信区间，上行数值为 95%CI，下行数值为 99%CI。

例 5-5 2003 年 4-6 月某医院重症监护室收治重症 SARS 患者 38 人，其中死亡 14 人，求 SARS 病死率的 95% 置信区间。

查附表 4，在 $n=38$，$X=14$ 的纵横交叉处的上行数值为 22~54，故 SARS 病死率的 95% 置信区间为 22%~54%。

注意：表中 X 值只列出了 $X \leq n/2$ 的部分，当 $X > n/2$ 时，可用 $n-X$ 查表，所得的置信区间为总体阴性率的置信区间。

（二）正态近似法

当 n 足够大，p 和 $1-p$ 均不太小（不接近于 0 或 1），如 np 及 $n(1-p)$ 都大于 5 时，样本率 p 的抽样分布近似正态分布，因此，总体率的双侧 $(1-\alpha)$ 置信区间近似地等于：

$$p \pm Z_{\alpha/2} S_p \qquad (式 5-26)$$

式中，S_p 为样本率的标准误。

例 5-6 某区疾病预防控制中心 2012 年对该乡镇 250 名小学生进行贫血的检测，结果发现有 86 名贫血者，检出率为 34.40%，求贫血检出率的 95% 置信区间。

本例 $n=250$，$p=86/250=0.344$，$np=86$ 及 $n(1-p)=164$ 均大于 5，可用式 5-26 计算 95% 置信区间。

$$p \pm Z_{\alpha/2} S_p = p \pm Z_{0.05/2} \sqrt{\frac{p(1-p)}{n}} = 0.344 \pm 1.96 \sqrt{\frac{0.344(1-0.344)}{250}} = (0.2851, 0.4029)$$

即该乡镇小学生贫血检出率的 95% 置信区间为 28.51%~40.29%。

四、两总体率差值的区间估计

假设两样本率分别为 p_1 和 p_2，当 n_1 和 n_2 都较大，且 p_1、$(1-p_1)$、p_2、$(1-p_2)$ 均不太小，如 $n_1 p_1$、$n_1(1-p_1)$、$n_2 p_2$、$n_2(1-p_2)$ 都大于 5 时，可采用正态近似法对两总体率差值的置信区间进行估计，其计算公式为：

$$(p_1 - p_2) \pm Z_{\alpha/2} S_{p_1 - p_2} \qquad (式 5-27)$$

其中

$$S_{p_1-p_2} = \sqrt{p_c(1-p_c)\left(\frac{1}{n_1}+\frac{1}{n_2}\right)}, \quad p_c = \frac{X_1+X_2}{n_1+n_2} \qquad (式 5-28)$$

X_1 和 X_2 分别表示两组中某事件发生的例数，p_c 为两样本的合计发生率。

五、置信区间的注意事项

（一）置信区间含义的解释

总体均数的 95% 置信区间表示，该区间包含总体均数 μ 的概率是 95%。即若从正态总体中重复 100 次抽样，每次样本含量均为 n，可计算得到 100 个置信区间，则平均有 95 个置信区间包含 μ（估计正确），而有 5 个置信区间未包含 μ（估计错误）。

特别注意的是，我们不能认为"总体均数以 95% 的概率落入置信区间内"，也不能认为"有 95% 的总体均数在该区间内，而 5% 的总体均数不在该区间内"。因为对于一个确定的总体而言，总体均数是确定的，而且是唯一的，所以没有概率可言。只要将一个确定的数值加上概率进行修饰，这种说法就是错误的。

（二）置信区间的两个要素

1. 置信区间的准确度

置信度 $(1-\alpha)$ 反映估计效果的准确度（accuracy），即计算出来的区间包含总体均数的概率大小，它的值越接近 1 越好。因此，从准确度来讲，99% 的置信区间比 95% 的置信区间要好。

2. 置信区间的精确度

置信区间的宽度反映估计效果的精确度或精密度（precision），区间越窄表示估计结果越精确。总体均数$(1-\alpha)$置信区间的宽度取决于$t_{\alpha/2,\nu}S_{\bar{X}}$,因此精确度与置信度、样本含量以及变量的变异度大小的取值有关。如当自由度ν一定时,置信度$(1-\alpha)$越大,$t_{\alpha/2,\nu}$的绝对值越大,置信区间宽度越宽,精确度越差;反之,置信度$(1-\alpha)$越小,$t_{\alpha/2,\nu}$的绝对值越小,置信区间宽度越窄,精确度越好。因此,从精确度来讲,95%的置信区间比99%的置信区间要好。

在样本含量一定的情况下,准确度和精确度是相互牵制的,若提高了置信度,则表示α减小,但增大了t值,则$t_{\alpha/2,n}S_{\bar{X}}$整体变大,那么置信区间的宽度变大,精确度降低,就会降低置信区间的实用价值。例如,对于同一份临床资料,99%的置信区间的准确度优于95%的置信区间,但是其精度劣于95%的置信区间,所以,不能简单地认为99%的置信区间比95%的置信区间要好。在实际应用中,应该要兼顾两者,一般常用95%的置信区间。

▶▶▶ 第三节 假设检验 ◀◀◀

假设检验(hypothesis test),又称显著性检验(significant test),属于统计推断的另一重要内容,是先对未知总体的分布和参数作出某种假定,再根据样本信息以一定的概率去推断原假设是否成立的过程。它是统计学中非常重要的内容。

一、假设检验的基本思想

本节将通过例5-7介绍以发现"差异"为目的假设检验的基本思想。

例5-7 大规模调查表明正常成年女子的双耳在4 kHz频率时的纯音气传导听阈值平均为15 dB。为研究纺机噪声对纺织女工的听力是否有影响,随机调查了20名工龄在2年以上的纺织女工,测得其听阈值(dB)如下:

    10 11 12 13 14 14 16 17 18 18
    18 18 19 20 20 23 22 23 24 26

所研究的问题是:纺织女工的听阈值是否高于正常成年女子?

本例中涉及两个总体和一个样本。其中一个为已知总体:正常女子的听阈值,其总体均数已知$\mu_0=15(\text{dB})$,称为总体A;另一个为未知总体:纺织女工的听阈值,其总体均数μ未知,称为总体B;来自总体B的样本:$n=20$, $\bar{X}=17.8(\text{dB})$, $S=4.5026(\text{dB})$。

本例实际上要回答这个问题,即:未知的总体B的均数μ是否等于已知的总体A的均数μ_0? 现在有来自总体B的一个样本,其样本均数为17.8,与总体均数15不同,这可能是两种原因造成的:

原因甲:总体B与总体A的均数是相同的,但由于抽样误差造成了样本均数17.8与总体均数15的差别;

原因乙:总体B与总体A的均数本来就不同,样本均数17.8与总体均数15的差别是由于总体B和总体A不同造成的,并不能完全由抽样误差解释,即存在本质差异。

第一节中我们学习了均数抽样误差的概念,知道了即使总体A和总体B为同一个总体,由于抽样误差也会导致样本均数之间有差别,或者样本均数与总体均数之间有差别,因此,对总体均数的比较不能简单地根据样本均数的大小下结论。假设检验可根据样本提供的信息,对样本所代表的总体是否与某特定总体相等作出推断性结论,即判断观察到的"差别"是由于抽样误差造成的还是总体上的本质不同造成的,其目的就是要分辨样本是否来自某特定总体,并以一定的概率对总体的假设作出推断。因此,本例只有通过假设检验才能识别前述两种可能的原因,并从中作出一个选择,帮助我们进行决策。

假设检验的基本思想是小概率事件原理加反证法思想。小概率事件原理是指,统计学上认为在一次随机抽样中小概率事件(如$P\leq0.05$)几乎不会发生的原理。反证法思想是先提出假设(零假设H_0),再用适当的统计方法计算零假设H_0成立的可能性大小,如可能性小,则认为零假设H_0不成立,若可能性大,则还不能认为零假设H_0不成立。

现以本例来说明假设检验的基本思想:首先建立反证法的两种假设:零假设(H_0):总体A与总体B的均数相同,$\mu=\mu_0=15$(dB),即样本均数17.8与总体均数15的差异仅由抽样误差造成;备择假设(H_1):总体A与总体B的均数不同,$\mu\neq\mu_0$,即两个总体存在本质差异。同时设定小概率的标准为0.05。如果零假设H_0成立,即$\mu=\mu_0=15$(dB),由于抽样误差的影响,那么来自总体B的样本均数$\bar{X}$的值应该在15的附近,出现远离(远远大于或远远小于)15的情况可能性较小;反之,如果出现了极其远离(远远大于或远远小于)15的样本均数$\bar{X}$,则有理由怀疑零假设不成立。因此,问题转化成了计算出现现有样本均数17.8以及比17.8更极端的样本均数(大于等于17.8或小于等于17.8)的可能性(即概率P值)有多大。如果能够算出这个P值的大小,就可以下结论了。如果$P\leq0.05$,说明零假设H_0成立是一个小概率事件,因此有理由拒绝零假设H_0,进而接受备择假设H_1,可以认为总体A与总体B的均数不同;反之,如果$P>0.05$,说明零假设H_0成立不是一个小概率事件,因此没有理由拒绝H_0,结论为不拒绝H_0,还不能认为总体A与总体B的均数不同。如何得到P值呢?本例中的P值可以通过t分布计算t统计量得到,具体计算参见本书第六章。

假设检验过程的关键在于根据样本的抽样分布计算样本统计量,从而得到P值,除了t分布和t统计量外,针对不同类型的资料还有其他各种分布和统计量,如F分布及F统计量、χ^2分布及χ^2统计量等,用这些分布和统计量对不同类型的资料进行假设检验的步骤相同,不同点在于所用的分布不同和计算的统计量不同而已。

二、假设检验的步骤

例5-8完整地介绍了假设检验的步骤。

例5-8 一般正常成年男子血红蛋白的平均数为140 g/L,某研究者随机抽取60名高原地区健康成年男性进行检查,测得血红蛋白均数为155 g/L,标准差为24 g/L。可否认为高原地区成年男性居民的血红蛋白平均水平高于一般正常成年男子?

本例已知60名高原地区成年男性居民血红蛋白的样本均数$\bar{X}=155$ g/L,一般正常成年男子血红蛋白的总体均数$\mu_0=140$ g/L,问题是欲比较这份样本所来自总体的血红蛋白均数是否不等于140 g/L,即通过样本均数155 g/L与总体均数140 g/L不同来了解两个总体均数是否不同。155 g/L和140 g/L不同可能由两个原因造成:一是抽样误差,即高原地区成年男性居民的血红蛋白的总体均数μ等于140 g/L;二是两个总体均数存在本质差异,即高原地区成年男性居民的血红蛋白的总体均数μ不等于140 g/L。因此我们不能直接根据样本均数与总体均数不同而得出两个总体均数不同的结论,需要借助假设检验回答此问题,步骤如下:

(一)建立检验假设,确定检验水准

通常情况下,假设检验的第一步是从我们希望观察到的某种结果的反面提出一个假设,即零假设(null hypothesis),记为H_0,又称原假设、无效假设或无差异假设,如假设总体参数相等。零假设是在我们没有证明某现象之前的保守推测,在假设检验过程中,被检验的假设H_0或者被拒绝,或者未被拒绝。如果H_0未被拒绝,则意味着样本信息没有提供足够的证据拒绝H_0;如果H_0被拒绝,则说明样本信息不支持H_0,从逻辑上讲,这就更有利于另外一个与零假设有联系且相互对立的备择假设(alternative hypothesis),记为H_1,又称对立假设。在现实研究中,H_1描述的往往是我们希望看到的结果,但是,正确描述H_1常常是比较困难的,特别是在确定H_1应该是单侧还是双侧检验问题的时候,经常需要根据研究目的和专业知识加以确定。

如果探讨的问题为"高原地区成年男性居民的血红蛋白平均水平不同于一般正常成年男子",H_1成立时包括两种情况,即高原地区成年男性居民血红蛋白的总体均数比一般正常成年男子高($\mu>140$ g/L)或比一般正常成年男子低($\mu<140$ g/L),此时的检验为双侧检验(two-sided test)。而本例中探讨的问题为"高原地区成年男性居民的血红蛋白平均水平是否高于一般正常成年男子",此时的H_1仅包含一种情况,即高原地区成年男性居民血红蛋白的总体均数比一般正常成年男子高($\mu>140$ g/L),这时的检验为单侧检验

(one-sided test)。

根据上述分析,这里有两种假设,一种假设是"高原地区成年男性居民血红蛋白的总体均数等于 140 g/L",即零假设 H_0,表示目前样本均数和已知总体均数的差异仅仅是由抽样误差引起的,即假设检验要检验的假设;另一种假设是"高原地区成年男性居民血红蛋白的总体均数不等于 140 g/L",即备择假设 H_1,表示目前的样本均数和已知总体均数的差异是因为两者存在本质不同。

将样本对应的总体均数记为 μ,已知的总体均数记为 μ_0,则这两种假设可以简单表示为:

$$H_0: \mu = \mu_0$$

$$H_1: \mu > \mu_0$$

此外,还需要事先人为规定一个小的概率值,即判断小概率事件的概率尺度,称之为检验水准(level of a test),有时也称显著性水准(significance level),表示拒绝实际上成立的 H_0 的最大允许概率,常用符号 α 表示,通常取 0.05,这就意味着如果真实情况是 H_0 成立,则根据样本信息错误拒绝 H_0 的概率不超过 5%。事实上,检验水准不仅限于 0.05,可根据研究目的的不同可以设定为 0.1、0.15 或 0.2 等,但必须在研究开始时设定,而不能根据试验结果事后设定。

(二)计算检验统计量

按照假设检验的基本思想,这一步就要考虑在零假设 H_0 成立的前提下,计算出现等于及大于现有样本均数(155 g/L)或等于及小于 155 g/L 的可能性(P 值)的大小。通常的做法是在零假设的前提下,根据现有样本信息,计算检验统计量的值,再根据检验统计量的抽样分布,获得相应的概率 P 值。

检验统计量主要根据研究目的、研究设计方案和资料类型,结合假设检验方法所需的条件进行选择。

已知观察变量血红蛋白值 X 服从正态分布 $N(\mu, \sigma^2)$,其中总体标准差 σ 未知。在零假设 H_0 成立的情况下,$\mu = 140$ g/L,则根据本章 t 分布的知识,可以得到:

$$t = \frac{\overline{X} - 140}{S/\sqrt{n}}, \quad \nu = n - 1$$

本例 $\overline{X} = 155$,$S = 24$,$n = 60$,检验统计量 t 为:

$$t = \frac{155 - 140}{24/\sqrt{60}} = 4.8412, \quad \nu = 60 - 1 = 59$$

(三)确定 P 值,作出统计推断

H_0 成立时,出现等于及大于(或等于及小于)现有样本统计量的概率记为 P 值。本例的对立假设 H_1:$\mu > 140$ g/L,P 值应该是自由度为 59 的 t 分布曲线下当前样本统计量对应的左侧尾部面积,即:

$$P = P(|t| \geq 4.8412)$$

查 t 界值表,可得到 $P < 0.0005$,说明在 H_0 成立的条件下,得到现有的样本均数(155 g/L)及更极端的情况的可能性小于 0.0005,小于事先规定好的检验水准 0.05,统计学认为一次抽样不太可能出现当前的状况和更极端的情形,表明样本信息不支持 H_0,于是得到统计推断结论——拒绝 H_0,接受 H_1,可以认为总体参数之间的差异有统计学意义,高原地区成年男性的血红蛋白平均水平高于 140 g/L。

报告结果时,首先需给出检验统计量及 P 值(尽量用精确值),然后报告是否拒绝 H_0。通常抉择的标准为:当 $P \leq \alpha$ 时,拒绝 H_0,接受 H_1,称为差异有统计学意义(statistically significant);当 $P > \alpha$ 时,不拒绝 H_0,称为差异无统计学意义。最后结合问题的具体背景给出专业结论。

本例的结论可以这样报告:$t = 4.8412$,$P < 0.0005$,拒绝 H_0,接受 H_1,差异有统计学意义,可以认为高原地区成年男性的血红蛋白平均水平高于 140 g/L。

以上阐述了假设检验的基本步骤,体现了假设检验的独特逻辑。后续各章节将按此逻辑介绍更多的假设检验方法。读者将会发现假设检验的基本步骤是一样的,主要差别在于不同的假设检验方法所计算的检验统计量是不同的。

三、Ⅰ型错误和Ⅱ型错误

当H_0实际上成立时,拒绝H_0就是错误的,不拒绝H_0是正确的;当H_0实际上不成立,拒绝H_0就是正确的,不拒绝H_0是错误的。因此,与真实情况相比较,假设检验中作出的推断结论可以有四种情况,见表5-3。

表5-3 两型错误的定义和相互关系

真实情况	假设检验的结论	
	拒绝H_0	不拒绝H_0
H_0成立	Ⅰ型错误(α)	推断正确($1-\alpha$)
H_0不成立	推断正确($1-\beta$)	Ⅱ型错误(β)

为区别表5-3中的两种错误,统计学上规定:拒绝实际上成立的H_0,这类"弃真"的错误称为Ⅰ型错误(type Ⅰ error);而不拒绝实际上不成立的H_0,这类"存伪"的错误称为Ⅱ型错误(type Ⅱ error)。如果把H_0看作阴性事件,H_1看作阳性事件,则Ⅰ型错误可看成假阳性。如果把H_0看作"无病",H_1看作"有病",则Ⅰ型错误就是"误诊"。

Ⅰ型错误的概率用α表示,需根据研究者的要求在计算检验统计量之前设定。如设定$\alpha=0.05$,即犯Ⅰ型错误的概率为0.05。这样的设定表示,如果H_0成立,重复同样的抽样研究,理论上100次抽样中平均有5次出现$P \leq 0.05$的情况从而拒绝H_0。

Ⅱ型错误的概率用β表示,其大小一般和样本含量、α、总体间的实际差距有关。在假设检验中,人们更关心$1-\beta$,即H_0不成立时,拒绝H_0的概率。$1-\beta$被称为检验效能(power of test)或把握度,表示当两总体确实有差别时,按α水准能发现它们有差别的能力。例如$1-\beta=0.9$,意味着若两总体的确有差别,则理论上100次抽样研究中,平均会有90次出现$P<0.05$的情况,从而拒绝H_0,推断H_1为真。β值较难估计,当样本量固定时,α越小,β越大;反之,α越大,β越小。如图5-5以单侧t检验为例来说明两型错误的概率α和β的关系。设$H_0:\mu=\mu_0$,$H_1:\mu \neq \mu_0$。若H_0为真,假设检验结论为拒绝H_0,此时犯Ⅰ型错误,概率为α;反之,若H_0不成立,H_1为真,假设检验结论为不拒绝H_0,此时犯Ⅱ型错误,概率为β。从图5-5中可以通过移动t界值观察α和β之间的大小关系,α设置越小,β越大;反之,α设置越大,β越小。

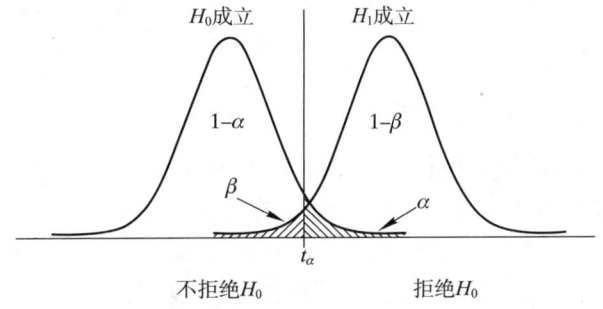

图5-5 两型错误示意图(以单侧t检验为例)

α和β可以根据研究要求设置。若要求重点减少犯Ⅰ型错误的概率,可以取较小的α;若重点减少犯Ⅱ型错误的概率,可以取稍大的α。要同时减小α和β,只有通过增加样本含量来实现。

值得注意的是:当拒绝H_0时,只可能犯Ⅰ型错误,不可能犯Ⅱ型错误;当不拒绝H_0时,只可能犯Ⅱ型错误,不可能犯Ⅰ型错误。

四、单侧检验与双侧检验

选用双侧检验还是单侧检验需要根据分析目的及专业知识进行确定。例如,在临床试验中,比较甲、乙两种治疗方法的疗效有无差异,目的只要求区分两方法有无不同,无需区分何者为优,则应选用双侧检验。如果有充分的理由认为甲法疗效不比乙法差,此时应选用单侧检验。在没有专业知识说明的情况下,一般应采用双侧检验。

选用双侧检验还是单侧检验,应该在假设检验的第一步建立检验假设时确定,不应该在算得检验统计量后主观确定,否则可能得到相反的结论。例如,对同一份资料进行 t 检验,如果双侧检验的 P 值等于 0.060,根据 t 分布的对称性,单侧检验的 P 值就等于 0.03。假定检验水准 $\alpha=0.05$,则双侧检验的结论是不拒绝 H_0,而单侧检验的结论是拒绝 H_0。因此,对同一份资料作 t 检验,单侧检验比双侧检验较易获得有统计学意义的结论。如果本应采用双侧检验而误用了单侧检验,易犯 I 型错误,即假阳性错误。

如前所述,例 5-8 为单侧检验,若分析目的为高原地区健康成年男性的血红蛋白平均含量是否与一般正常成年男子有差异,此时即为双侧检验,因此将例 5-8 改为例 5-9。

例 5-9 一般正常成年男子血红蛋白的平均数为 140 g/L,某研究者随机抽取 60 名高原地区健康成年男性进行检查,测得血红蛋白均数为 155 g/L,标准差为 24 g/L。可否认为高原地区成年男性居民的血红蛋白平均水平不同于一般正常成年男子?

对例 5-9 的单侧假设检验过程如下:

1. 建立检验假设,确定检验水准

$H_0:\mu=\mu_0$,即高原地区成年男性居民血红蛋白的总体均数等于 140 g/L

$H_1:\mu\neq\mu_0$,即原地区成年男性居民血红蛋白的总体均数不等于 140 g/L

$\alpha=0.05$

2. 计算检验统计量

$$t=\frac{155-140}{24/\sqrt{60}}=4.8412,\quad \nu=60-1=59$$

3. 确定 P 值,作出统计推断

自由度 ν 取近似 60,根据双侧概率查 t 界值表,得 $t_{0.001/2,60}=3.460$,因此 $P<0.001$。结论为按 $\alpha=0.05$ 水准拒绝 H_0,接受 H_1,差异有统计学意义,可认为高原地区成年男性的血红蛋白平均水平不等于 140 g/L。

可见单侧检验与双侧检验的过程基本相同,区别仅仅在于:备择假设 H_1 为单侧,检验水准 α 需要注明是单侧,且最后根据单侧概率查临界值表。

五、注意事项

假设检验执行过程非常简单,利用统计软件能够轻松地得到 P 值。然而,正确使用假设检验的方法却并不简单。每一种假设检验方法都仅在合适的条件下才是有效的,需要严谨的研究设计及恰当的数据分析。例如,假设检验仍需注意置信区间的注意事项(见本章第二节),在假设检验之前探索数据分布规律。这里有几点关于使用假设检验的建议。

(一)统计推断并非对所有数据都有效

不正确的调查设计或实验设计通常无法获得有效的数据和结果。需要强调的是,统计推断无法纠正设计本身的缺陷。一个常见的设计缺陷是除了研究因素的设置不同外,对比的两组不具有可比性。例如,拟研究某化工厂空气中有害化学物质对人体健康的影响,选择该化工厂的工人与普通人进行对比。此时的对比就会存在问题,因为化工厂的工人可能因为劳动强度大,其身体健康状况本身就比普通人好,此时两组不具有可比性,进行统计推断就会出现问题,拟研究的真实效应受到所选两组人群之间的差异的影响。

假设检验以概率规律为基础,而随机抽样或者随机实验确保了这些规律的适用性,但通常分析的数据并非来自随机抽样或随机实验,对类似数据进行统计推断时需充分了解数据产生的机制。

(二)数据应该满足假设检验方法的前提条件

选择假设检验的方法时,不仅要考虑研究的设计类型和变量类型等,还要考虑假设检验方法的前提条件。例如,例 5-8 选择的 t 检验就要求数据满足两个条件,一是独立性,即各观察值间相互独立;二是正态性,即该样本来自服从正态分布的总体。只有在满足这两个条件的前提下,假设检验的结果才是可信的。

后续各章介绍的假设检验方法都各自有对数据的要求,读者需在学习中注意。

（三）正确认识检验水准

假设检验需要给出一个"明确"的结论,拒绝或者不拒绝零假设 H_0。通常的做法就是报告 P 值,并当 $P \leqslant 0.05$ 时报告研究结果具有统计学意义。需要注意的是,"有统计学意义"和"无统计学意义"之间并无明确的界限。因此同时报告 P 值和是否拒绝 H_0 可基于样本数据得出更好的结论。例如,对于总体均数为 0 的双侧检验,计算得到 $P=0.0512$,未达到检验水准 0.05,但两者差别非常小。这提示研究者应设计一个更加科学的研究来进一步探索问题。

（四）正确理解假设检验中概率 P 值的含义

P 值是指在 H_0 成立的前提下,出现现有样本统计量以及更极端情况的概率。P 值越小说明当前样本的证据越倾向于拒绝 H_0,当 P 值小于等于事先规定的检验水准 α 时,就拒绝 H_0。

P 值的大小不仅与总体参数间的差别有关,而且与抽样误差等有关。不能认为 P 值越小,总体参数间的差别越大。P 值越小,说明实际观测到的差异与 H_0 之间不一致的程度就越大,越有理由拒绝 H_0。假设检验只作出拒绝或不拒绝 H_0 的定性结论,但不能给出总体参数间差别大小的结论。

（五）结论不能绝对化

假设检验的结论是根据 P 值大小和检验水准 α 作出的,冒着犯错误的风险。拒绝 H_0,可能犯 I 型错误;不拒绝 H_0,可能犯 II 型错误。检验水准 α 是根据研究目的人为规定的,有时会出现对同一份资料,按 $\alpha=0.01$ 不拒绝 H_0,按 $\alpha=0.05$ 拒绝 H_0 的情形。当检验水准确定后,随着样本含量的增大,抽样误差减小,结论有可能从小样本时的不拒绝 H_0 变为大样本时拒绝 H_0 的情况。还有可能出现对同一份资料,双侧检验不拒绝 H_0 而单侧检验拒绝 H_0 的情况。因此,当 P 和 α 的大小接近时,下结论尤其要慎重。因此,报告结果时要给出检验水准的高低、单双侧检验的选择、样本量的大小等信息,以便读者判断结论的可靠程度。

（六）有统计学意义并不意味着具有实际的临床意义

当一个零假设在检验水准 α 下被拒绝,这表明是有效应存在的。但是,这个效应可能十分微弱,是否具有实际临床意义需结合专业背景作出结论。统计学意义和实际临床意义有时一致,有时未必一致,两者并无必然联系。例如,一种治疗方法的疗效通过假设检验认为是有统计学意义的,但是疗效提高不大。此时,如果该治疗方法的费用较低,容易实施,且毒副作用很小,则可以认为该疗效具有实际意义;反之,则可以认为没有实际意义。

统计学意义的判断标准是明确的,通常如果 $P \leqslant 0.05$ 就认为差异有统计学意义。但实际意义的判断,不同专业背景的人从不同的角度看问题,给出的结论可能不尽相同。例如,通过控制体重和合理膳食降血压是一种有益的方法,临床试验结果平均降低收缩压 4 mmHg,经检验有统计学意义。对于临床医生来说,降低 4 mmHg 对患者没有明显的实际意义,但该数值可能具有公共卫生学意义。

（七）不要忽略无统计学意义的结果

当 P 值没有达到 0.05 的标准时,研究者经常会作出无效应或无差异的结论。例如在 HIV-1 感染的干预实验中,干预组与对照组 HIV-1 感染率的比值为 1,95% 置信区间估计为 (0.63, 1.58),两组之间感染率不同的原假设的统计学检验结果显示无统计学意义。此时简单解读假设检验结果易得出干预对 HIV-1 感染没有效果的结论,但置信区间提示该干预可能达到了降低 37% 感染的作用,也可能该干预结果有害,导致了 58% 的感染上升。此时需要更多的研究和数据来区分两种可能性,而非简单忽略无统计学意义的结果。

医学研究中经常只有在结果有统计学意义时才能发表,很多研究由于没有统计学意义被拒,或是由于担心可能被拒就未投稿。在某些领域的研究中,可能只有在大样本下才能得到很小的效应,但是这个小效应可能具有很大的实际意义。例如在下结论说某种新药对少部分人有危及生命的后果之前,需要从大量服用这种新药的患者中收集更多的数据,由此需要发表一些没有统计学意义的研究结果。

（八）谨慎追求统计学意义

由于新科学现象的发现往往以相应假设检验有统计学意义为标准，造成研究者倾向于获得具有统计学意义的结果，甚至是采用不符合严谨学术研究规范的方式使得假设检验结果具有统计学意义。例如，在基因组学研究中，通常会评估数以万计的基因在病例组和健康人群组表达的差异，以找到具有精准预防价值的基因。若以 0.05 作为检验水准，即使真实情况是所有基因均没有相应生物学效应，但由于抽样误差的存在仍然约有 5% 的基因的假设检验结果具有统计学意义，此时判断出的 5% 有统计学意义结果没有真实效应而无法推广到一般人群。

从另一个角度讲，以上问题的出现是由于忽视了科学研究中的探索性阶段与验证性阶段。通常情况下，不能在产生假设的数据上检验同一个假设。探索性数据分析在科研工作中非常重要，很多重要发现的线索是来自于偶然现象的观察与数据分析。虽然探索性数据分析是统计的重要组成部分，但一旦建立了假设，那么就应该重新设计一个研究来验证该假设，如果验证研究的结果有统计学意义，才能认为获得了有意义的证据。

第四节 置信区间估计和假设检验的关系

置信区间估计和假设检验都属于统计推断的方法。置信区间用于推断总体参数的可能范围，假设检验用于推断总体参数是否不相等。两者既有区别，又有联系。通常情况下，置信区间估计总体参数所采用的统计量与假设检验的检验统计量相同。对于同一份资料，若假设检验的结果是 $P \leq \alpha$，拒绝 H_0，接受 H_1，则其 $(1-\alpha)$ 的置信区间必定不包括 H_0 所规定的总体参数，反之亦然。

假设检验能够给出一个确切的概率 P 值，而置信区间除了能够给出总体参数的可能范围外，还可以提示差别是否具有实际意义，这是假设检验所不能提供的。在图 5-6 中，置信区间（a）—（c）均不包含原假设，意味着相应的差异具有统计学意义：（a）提示差异具有实际意义；（b）提示可能具有实际意义；（c）提示实际意义不大。图中的（d）与（e）均无统计学意义，但（d）提示样本量不足；（e）属于可以接受零假设的情况。

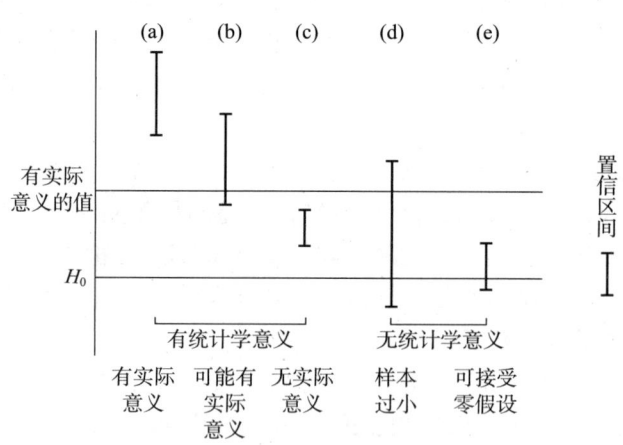

图 5-6 置信区间提供的信息

综上所述，置信区间与假设检验是相辅相成的，两者结合起来，可以提供更为全面的统计推断信息。因此学术期刊建议论文在报告假设检验结论的同时，应该报告相应的置信区间估计的结果。

本 章 小 结

1. 样本均数和样本率的标准差分别称为均数的标准误和率的标准误，可用来表示抽样误差的大小。标准误越小，样本均数与总体均数、样本率与总体率的差别越小，抽样误差越小，由样本估计出的总体均数、总体率的可靠性越大。适当增大样本含量可以减少标准误。

2. 样本均数 $\bar{X}$ 经过 t 变换服从 t 分布,t 分布用于总体均数的估计和 t 检验等。

3. 总体均数的区间估计包括 t 分布法和正态近似法,总体率的区间估计包括查表法和正态近似法。

4. 假设检验的基本思想是在零假设 H_0 成立的前提下,先计算现有样本检验统计量以及更极端情况的可能性(P 值),然后根据检验水准进行判断。如果 P 值很小,小于或等于事先规定的检验水准 α,如 0.05,结论就是拒绝零假设 H_0,接受 H_1,认为总体参数间不同;如果 P 值大于 α,结论为不拒绝 H_0,尚不能认为总体参数之间不同。

5. 拒绝了实际上成立的 H_0 时所犯的错误称为 I 型错误,其概率大小用 α 表示;不拒绝实际上不成立的 H_0 所犯的错误称为 II 型错误,其概率大小用 β 表示。如果两个总体参数间确实存在差异,假设检验方法按 α 水准能够发现这种差异(即拒绝 H_0)的能力被称为检验效能,记为($1-\beta$)。

6. 置信区间估计与假设检验都属于统计推断的范畴,两者相辅相成,若将两者结合起来,可以提供更为全面的统计推断信息。因此建议在报告假设检验结果时,应加上相应的置信区间估计结果。

思 考 题

1. 样本均数与样本率的抽样分布分别是什么?
2. 总体分布的形态和样本含量对样本均数的抽样分布会产生怎样的影响?
3. t 分布的特征有哪些?
4. 标准差和均数的标准误有何区别和联系?
5. 在总体均数的估计中,为什么说 95% 的置信区间比 60% 的置信区间正确性高?
6. 简述 95% 医学参考值范围与总体均数的 95%CI 的区别。
7. 简述假设检验中的小概率反证法思想。
8. 以比较两个总体均数是否有差异为例,简述假设检验的基本步骤。
9. 正确使用假设检验有哪些注意事项?
10. 简述两总体率之差置信区间的正态近似法的适用条件及当条件不满足时的处理方法。

(赵　星　张俊辉)

网上更多……

📝 教学 PPT　　📚 拓展阅读　　📑 自测题

第六章

t 检 验

本章导读

第五章介绍了假设检验的基本思想、基本步骤和注意事项,从本章开始,全书将结合理论和实例逐一阐述医学研究中常见假设检验方法的概念、用途及其适用条件。本章将要介绍的 t 检验是针对定量资料的最简单、常用的一种假设方法,它回答的问题包括:某一样本均数是否来自于某已知均数的总体、两个不同样本均数是否来自均数不相等的总体等。本章将围绕解决上述问题的各种 t 检验方法展开介绍。同时,本章还将重点说明在上述问题的解决过程中,各种 t 检验方法的适用条件以及在实际应用中判断这些适用条件是否成立的具体方法。

学习要点

1. 单样本 t 检验。
2. 配对设计 t 检验。
3. 完全随机设计 t 检验。
4. 正态性检验。
5. 方差齐性检验。
6. t' 检验。
7. 变量变换。

▶▶▶ 第一节 不同设计类型的 t 检验 ◀◀◀

一、单样本 t 检验

单样本 t 检验(one sample t-test)为样本与已知总体均数比较的检验,用样本均数($\bar{X}$)代表的未知总体均数 μ,并与已知总体均数 μ_0(一般为理论值、标准值或大样本观察的稳定值)进行比较。

在 $H_0:\mu=\mu_0$ 假设成立的条件下,检验统计量的计算公式如下:

$$t=\frac{\bar{X}-\mu_0}{S_{\bar{X}}}=\frac{\bar{X}-\mu_0}{S/\sqrt{n}}, \quad \nu=n-1 \tag{式6-1}$$

式中,$\bar{X}$ 为样本均数,S 为样本标准差,ν 为自由度。

例6-1 已知某地正常老年人的空腹血糖值为 4.89 mmol/L,从该地发生脑卒中的老年患者中随机抽取 40 名,测得其平均空腹血糖值为 6.74 mmol/L,标准差为 0.35 mmol/L,问脑卒中老年患者空腹血糖值与正常老年人空腹血糖值是否不同?

1. 建立检验假设，确定检验水准

$H_0: \mu = 4.89$，该地脑卒中老年患者空腹血糖值与正常老年人空腹血糖值相同

$H_1: \mu \neq 4.89$，该地脑卒中老年患者空腹血糖值与正常老年人空腹血糖值不同

$\alpha = 0.05$

2. 计算检验统计量

由式 6-1，得：

$$t = \frac{\bar{X} - \mu_0}{S_{\bar{X}}} = \frac{\bar{X} - \mu_0}{S/\sqrt{n}} = \frac{6.74 - 4.89}{0.35/\sqrt{40}} = 33.43$$

$$\nu = n - 1 = 40 - 1 = 39$$

3. 确定 P 值，作出统计推断

根据 $\nu = 39$ 和 $t = 33.43$ 查 t 界值表（附表3），得 $P < 0.001$，则按 $\alpha = 0.05$ 的检验水准，拒绝 H_0，接受 H_1，两组人群空腹血糖值差异具有统计学意义，可认为该地脑卒中老年患者的空腹血糖值与正常老年人空腹血糖值不同。

对大样本（$n > 50$），此时自由度 $\nu \to \infty$，可查 t 界值表（附表3）的最末一行求出 P 值，推断方法同上。

二、配对设计 t 检验

配对设计均数的比较，亦称为配对 t 检验（paired samples t-test）。配对设计是为了消除非处理因素的影响，将受试对象按某些重要特征如性别、年龄等相近的原则配成对子，再将每对中的两个受试对象随机分配到两个不同的处理组，以保证不同组间的可比性。在医学研究中，配对设计主要有以下三种情况：①两个同质受试对象分别接受两种不同的处理，如把同年龄、同种属、同窝别的动物配成一对并分为两组，分别接受两种不同处理；②同一对象（或样品）接受两种不同的处理；③同一受试对象处理前后的对比。配对 t 检验的目的是推断两种处理（或方法）的结果有无差别。

根据上述第一种情况，配对设计均数比较可看成是差值的样本均数 $\bar{d}$ 所代表的总体均数 μ_d 与已知总体均数 $\mu_0 = 0$（$\mu_1 - \mu_2 = 0$）的比较，检验统计量可由式 6-1 导出：

$$t = \frac{\bar{d} - \mu_d}{S_{\bar{d}}} = \frac{\bar{d} - 0}{S_d/\sqrt{n}} = \frac{\bar{d}}{S_d/\sqrt{n}}, \quad \nu = n - 1$$

$$S_d = \sqrt{\frac{\sum d^2 - \frac{(\sum d)^2}{n}}{n - 1}}$$

（式6-2）

式中，d 为每对数据的差值，$\bar{d}$ 为差值的样本均数，S_d 为差值的标准差，$S_{\bar{d}}$ 为差值的标准误，n 为对子数。

例 6-2 对 12 名糖尿病患者，分别采用血糖仪检测末梢血和全自动生化仪检测静脉全血的血糖值，比较两种方法检测的血糖值是否存在差异，见表 6-1，问血糖仪检测末梢血和全自动生化仪检测静脉全血的血糖值有无差别？

表6-1 12名糖尿病患者末梢血和静脉全血的血糖值检测结果（mmol/L）

编号	末梢血血糖值	静脉全血血糖值	差值 d	d^2
1	7.1	7.6	-0.5	0.25
2	7.3	8.1	-0.8	0.64
3	7.9	7.8	0.1	0.01
4	7.7	7.6	0.1	0.01

续表

编号	末梢血血糖值	静脉全血血糖值	差值 d	d^2
5	8.1	8.2	-0.1	0.01
6	8.6	8.9	-0.3	0.09
7	9.1	9.5	-0.4	0.16
8	7.8	7.9	-0.1	0.01
9	6.8	6.9	-0.1	0.01
10	8.7	9.6	-0.9	0.81
11	8.9	9.1	-0.2	0.04
12	10.5	9.5	1	1
合计	—	—	$\sum d=-2.2$	$\sum d^2=3.04$

1. 建立检验假设,确定检验水准

$H_0:\mu_d=0$,血糖仪检测末梢血和全自动生化仪检测静脉全血的血糖无差别

$H_1:\mu_d\neq 0$,血糖仪检测末梢血和全自动生化仪检测静脉全血的血糖有差别

$\alpha=0.05$

2. 计算检验统计量

首先计算差值 d 及 d^2,见表 6-1,由此得到:

$$\sum d=-2.2, \quad \sum d^2=3.04, \quad \bar{d}=\frac{\sum d}{n}=\frac{-2.2}{12}=-0.18$$

$$S_d=\sqrt{\frac{\sum d^2-\frac{(\sum d)^2}{n}}{n-1}}=\sqrt{\frac{3.04-\frac{(-2.2)^2}{12}}{12-1}}=0.49$$

$$S_{\bar{d}}=\frac{S_d}{\sqrt{n}}=\frac{0.49}{\sqrt{12}}=0.14$$

按式 6-2 计算,得:

$$t=\frac{\bar{d}}{S_{\bar{d}}}=\frac{-0.18}{0.14}=-1.29$$

3. 确定 P 值,作出统计推断

根据 $\nu=11$ 和 $t=-1.29$ 的绝对值,查 t 界值表(附表 3),$0.2<P<0.4$。按 $\alpha=0.05$ 水准,不拒绝 H_0,故尚不能认为血糖仪检测末梢血和全自动生化仪检测静脉全血的血糖值有差别。

三、完全随机设计 t 检验

完全随机设计是将对象完全随机分配至两个不同的处理组,其目的是比较两样本所代表的总体均数是否有差异。完全随机设计的两样本均数比较,当两组样本含量较小,均来自正态总体,且方差相等时,适用于完全随机设计的 t 检验,又称两独立样本的 t 检验(independent samples t-test)或成组 t 检验。当方差不等时,适用于 t' 检验。

(一)两独立样本的 t 检验

假定两样本所代表的总体分别服从正态分布 $N(\mu_1,\sigma_1^2)$、$N(\mu_2,\sigma_2^2)$,若两总体方差相等($\sigma_1^2=\sigma_2^2$),可估计出两者的合并方差 S_c^2,其计算公式为:

$$S_c^2=\frac{\sum X_1^2-\frac{(\sum X_1)^2}{n_1}+\sum X_2^2-\frac{(\sum X_2)^2}{n_2}}{n_1+n_2-2}=\frac{(n_1-1)S_1^2+(n_2-1)S_2^2}{n_1+n_2-2} \quad (式6-3)$$

式中，n_1、S_1^2、n_2、S_2^2 分别为两样本的样本含量和方差。

在零假设 $H_0:\mu_1=\mu_2$ 成立的条件下，检验统计量 t 为：

$$t=\frac{\overline{X}_1-\overline{X}_2}{\sqrt{S_C^2\left(\frac{1}{n_1}+\frac{1}{n_2}\right)}} \quad \nu=n_1+n_2-2 \tag{式6-4}$$

式中，$\overline{X}_1$、$\overline{X}_2$ 分别表示两样本均数，S_C^2 为合并方差。

例 6-3 某医生研究血清 N 末端脑钠肽前体（NT-proBNP）与脑卒中的关系，收集了 20 例急性期脑卒中患者和 20 例正常人的血清标本进行 NT-proBNP 检测，得到表 6-2 结果，问脑卒中患者与正常人的血清 NT-proBNP 均数是否不同？

表 6-2 脑卒中组与正常对照组的血清 NT-proBNP（pg/mL）

组别	例数	均数	标准差
急性期脑卒中患者	20	7.35	1.78
正常人	20	3.50	0.76

1. 建立检验假设，确定检验水准

$H_0:\mu_1=\mu_2$，急性期脑卒中患者与正常人的血清 NT-proBNP 均数相同

$H_1:\mu_1\neq\mu_2$，急性期脑卒中患者与正常人的血清 NT-proBNP 均数不同

$\alpha=0.05$

2. 计算检验统计量

$$n_1=20, \quad \overline{X}_1=7.35 \text{ pg/mL}, \quad S_1=1.78 \text{ pg/mL};$$
$$n_2=20, \quad \overline{X}_2=3.50 \text{ pg/mL}, \quad S_2=0.76 \text{ pg/mL}$$

按式 6-4 得：

$$t=\frac{\overline{X}_1-\overline{X}_2}{\sqrt{S_C^2\left(\frac{1}{n_1}+\frac{1}{n_2}\right)}}=\frac{7.35-3.50}{\sqrt{\frac{(20-1)1.78^2+(20-1)0.76^2}{20+20-2}\left(\frac{1}{20}+\frac{1}{20}\right)}}=8.90$$

$$\nu=n_1+n_2-2=40-2=38$$

3. 确定 P 值，作出统计推断

查 t 界值表（附表 3），得 $P<0.001$，按 $\alpha=0.05$ 水准拒绝 H_0，接受 H_1，差异有统计学意义，可认为急性脑卒中患者与正常人的血清 NT-proBNP 均数不同，由表 6-2 可知脑卒中患者的血清 NT-proBNP 水平较高。

对大样本两组均数的 Z 检验（n_1，n_2 均大于 50），式 6-4 可简化成 $Z=(\overline{X}_1-\overline{X}_2)/\sqrt{S_1^2/n_1+S_2^2/n_2}$，此时自由度 $\nu\rightarrow\infty$，可查 t 界值表（附表 3）的最末一行求出 P 值，推断方法同上。

（二）t' 检验

在进行两小样本均数比较时，若两总体方差 σ_1^2 与 σ_2^2 不相等，可使用 t' 检验。用式 6-5 计算 t' 值，自由度的校正按式 6-6 计算并四舍五入取整，最后查 t 界值表（附表 3），确定 P 值。

$$t'=\frac{\overline{X}_1-\overline{X}_2}{\sqrt{\frac{S_1^2}{n_1}+\frac{S_2^2}{n_2}}} \tag{式6-5}$$

$$\nu=\frac{(S_{\overline{X}_1}^2+S_{\overline{X}_2}^2)^2}{\frac{S_{\overline{X}_1}^4}{n_1-1}+\frac{S_{\overline{X}_2}^4}{n_2-1}} \tag{式6-6}$$

式中，$\bar{X}_1$、$\bar{X}_2$、n_1、S_1^2、n_2、S_2^2 的含义与式6-3、6-4一致；$S_{\bar{X}_1}^2 = S_1^2/n_1$，$S_{\bar{X}_2}^2 = S_2^2/n_2$。

例6-4 由X线胸片上测得肺癌患者10例及硅沉着病0期患者50例的肺门横径右侧距 R_1 值 (cm)，算得结果如下，比较两组患者总体均数是否有差别？

肺癌患者：$n_1 = 10$，$\bar{X}_1 = 6.21$ cm，$S_1 = 1.79$ cm

硅沉着病0期患者：$n_2 = 50$，$\bar{X}_2 = 4.34$ cm，$S_2 = 0.56$ cm

1. 建立检验假设，确定检验水准

$H_0: \mu_1 = \mu_2$，两组患者 R_1 值的总体均数相等

$H_1: \mu_1 \neq \mu_2$，两组患者 R_1 值的总体均数不相等

$\alpha = 0.05$

2. 计算检验统计量

由 $S_1 = 1.79$、$S_2 = 0.56$ 得 $S_1^2/S_2^2 = 10.22$，由方差齐性检验可知两总体的方差不等，且为小样本，故应选择 t' 统计量，按式6-5计算：

$$t' = \frac{\bar{X}_1 - \bar{X}_2}{\sqrt{\frac{S_1^2}{n_1} + \frac{S_2^2}{n_2}}} = \frac{6.21 - 4.34}{\sqrt{\frac{1.79^2}{10} + \frac{0.56^2}{50}}} = 3.272$$

按式6-6计算自由度：

$$\nu = \frac{(S_{\bar{X}_1}^2 + S_{\bar{X}_2}^2)^2}{\frac{S_{\bar{X}_1}^4}{n_1 - 1} + \frac{S_{\bar{X}_2}^4}{n_2 - 1}} = \frac{\left(\frac{S_1^2}{n_1} + \frac{S_2^2}{n_2}\right)^2}{\frac{\left(\frac{S_1^2}{n_1}\right)^2}{n_1 - 1} + \frac{\left(\frac{S_2^2}{n_2}\right)^2}{n_2 - 1}} = \frac{\left(\frac{1.79^2}{10} + \frac{0.56^2}{50}\right)^2}{\frac{\left(\frac{1.79^2}{10}\right)^2}{10 - 1} + \frac{\left(\frac{0.56^2}{50}\right)^2}{50 - 1}} = 9.361 \approx 9$$

3. 确定 P 值，作出统计推断

以 $\nu = 9$ 和 $t' = 3.272$ 查 t 界值表（附表3），得 $0.005 < P < 0.01$，按 $\alpha = 0.05$ 水准，拒绝 H_0，接受 H_1，差异有统计学意义，可认为两种患者 R_1 值不同，肺癌患者 R_1 值的均值大于硅沉着病0期患者。

第二节 t 检验的注意事项

一、正态性检验

判定资料是否服从正态分布称为正态性检验（test of normality），方法有图示法和统计检验法。

（一）图示法

图示法是一种直观易行的方法，通过图形可大致了解资料是否服从正态分布。常用的图示法包括P-P图法和Q-Q图法。P-P图是以所观察数据的实际累计频率为横坐标，以假设数据服从正态分布时累计概率的期望值为纵坐标作图；Q-Q图则是以观察数据的分位数作为横坐标，以按照正态分布计算的相应分位数作为纵坐标作图。若观察数据服从正态分布，则P-P图和Q-Q图中的数据点应几乎都分布在对角线上，如图6-1所示。

（二）统计检验法

判断资料是否服从正态分布，可进行正态性检验，检验假设为：

H_0：资料服从正态分布

H_1：资料不服从正态分布

取检验水准 $\alpha = 0.05$

正态性检验的方法很多，一般可以选用 W 检验或 D 检验。其中，D 检验适用于样本量较大的资料。

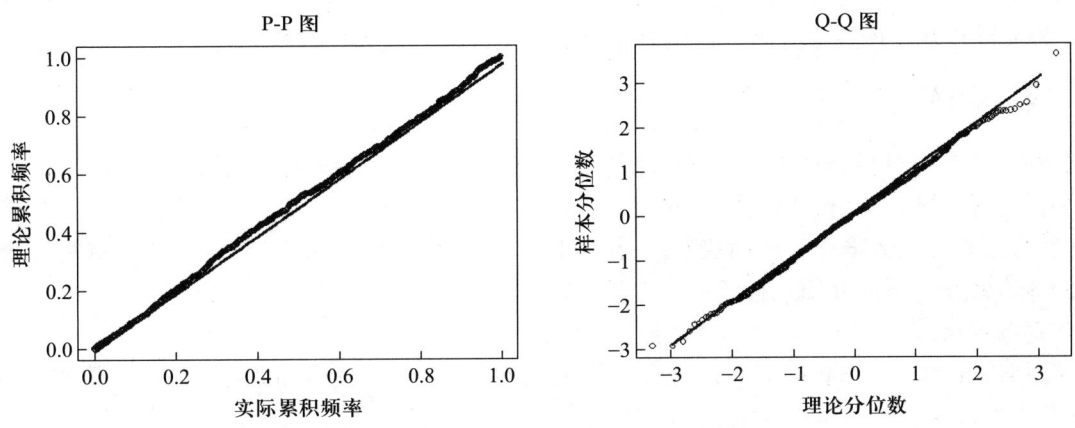

图 6-1　服从标准正态分布的 1 000 个模拟数据的 P-P 图和 Q-Q 图

由于正态性检验的公式比较复杂,可借助统计软件如 SAS,SPSS 或 R 实现,具体软件操作可参考相关专著。

二、方差齐性检验

在进行两样本均数比较的 t 检验时,需要知道两总体方差是否相等,下面介绍两总体方差相等的检验,即方差齐性(homogeneity of variance)检验。方差齐性检验的条件是两样本均来自正态分布的总体,要判断两总体方差 σ_1^2 与 σ_2^2 是否相等,常用的方法有 F 检验。

$$F = \frac{S_1^2(较大)}{S_2^2(较小)}, \quad \nu_1 = n_1 - 1, \quad \nu_2 = n_2 - 1 \tag{式6-7}$$

式中,S_1^2 为较大的样本方差;S_2^2 为较小的样本方差;ν_1、ν_2 分别为分子、分母的自由度。

F 统计量为两样本方差之比,若两总体方差 σ_1^2 与 σ_2^2 相等,则 F 值一般不会偏离 1 太远。由样本值求得 F 值后,查 F 界值表(附表 5),如果 $F \geqslant F_{\alpha/2(\nu_1,\nu_2)}$,即 $P \leqslant \alpha$,则拒绝 H_0,接受 H_1,可认为两个总体的方差不等。否则,不拒绝 H_0,尚不能认为两总体方差不齐。

值得注意的是:方差齐性检验本为双侧检验,但由于式 6-7 规定以较大方差做分子,F 值必然大于 1,故 F 界值表中单侧 0.05 的界值,实际对应双侧检验 $P = 0.10$。

例 6-5　对例 6-4 进行方差齐性检验。

1. 建立检验假设,确定检验水准

$H_0: \sigma_1^2 = \sigma_2^2$,两总体方差相等

$H_1: \sigma_1^2 \neq \sigma_2^2$,两总体方差不等

$\alpha = 0.10$

2. 计算检验统计量

根据式 6-7 得

$$F = \frac{S_1^2(较大)}{S_2^2(较小)} = \frac{1.79^2}{0.56^2} = 10.217$$

$$\nu_1 = n_1 - 1 = 10 - 1 = 9, \quad \nu_2 = n_2 - 1 = 50 - 1 = 49$$

3. 确定 P 值,作出统计推断

查 F 界值表(附表 5),得 $P < 0.10$,按 $\alpha = 0.10$ 水准,拒绝 H_0,接受 H_1,差异具有统计学意义,故可认为两总体方差不齐。

除 F 检验外,Levene 检验和 Bartlett 检验也是常用的检验方法。F 检验和 Bartlett 检验要求数据服从

正态分布;Levene 检验结果稳健、使用广泛。此外,F 检验只适用于两样本方差齐性检验,而 Bartlett 检验和 Levene 检验既可用于两样本方差齐性检验也可用于多样本方差齐性检验。

三、变量变换

一般情况下,当资料不服从正态分布或总体方差不等时,不能直接进行 t 检验。解决这个问题的方法有两个,一是变量变换,二是秩和检验(见第九章)。

变量变换是将原始数据作某种函数变换,其目的是:①使资料转换为正态分布;②使资料达到方差齐性;③使曲线直线化。下面介绍几种常用的变量变换方法。

(一)对数变换

对数变换(logarithmic transformation)就是将原始数据 X 取自然对数或常用对数,将对数值作为新的分析数据。其变换式为:

$$Y = \ln X \text{ 或 } Y = \lg X$$

当数据集中包含 0 或太小的数值时,可取:

$$Y = \ln(X+k) \text{ 或 } Y = \lg(X+k)$$

对数变换适用于:①使服从对数正态分布的资料正态化;②使数据达到方差齐性;③使曲线直线化。

(二)平方根变换

平方根变换(square root transformation)即将原始数据 X 的算术平方根作为新的分析数据。其变换式为:

$$Y = \sqrt{X}$$

当数据集中包含 0 或太小的数值时,可取:

$$Y = \sqrt{X+1}$$

平方根变换适用于:①使服从 Poisson 分布的分类资料或轻度偏态的资料正态化;②当各样本的方差与均数成正相关时,可使资料达到方差齐的要求。

(三)倒数变换

倒数变换(reciprocal transformation)即将原始数据 X 的倒数作为新的分析数据。其变换式为:

$$Y = 1/X$$

倒数变换常用于数据两端波动较大的资料,可使极端值的影响减小。

(四)平方根反正弦变换

平方根反正弦变换(arcsine square root transformation)即将原始数据 X 的算术平方根反正弦作为新的分析数据。其变换式为:

$$Y = \sin^{-1}\sqrt{X}$$

平方根反正弦变换适用于率或百分比的资料。变换后的数据可使有较多过大或过小百分率的资料接近正态分布,或改善方差齐性。

本 章 小 结

在应用 t 检验时,应熟练掌握对各种检验方法的用途和适用条件:①单样本 t 检验要求其服从正态分布;②成组 t 检验要求两组资料相应的总体分布分别服从正态分布且方差齐。当不满足这些条件时,可使用变量变换将数据转换成正态分布或近似正态分布,或使用秩和检验。两小样本进行比较时,若两总体方差不相等,还可使用 t' 检验。

思 考 题

1. 配对设计资料有几种情况?

思 考 题

2. 两独立样本均数比较 t 检验的应用条件是什么?
3. 两独立样本均数比较若方差不齐,怎么处理?
4. 请列举常用的正态性检验方法。
5. 请说明 P-P 图和 Q-Q 图的应用。
6. 什么是方差齐性检验?它的适用条件是什么?
7. 什么是 t' 检验?它与 t 检验的区别是什么?

（张　韬　杨敬源）

网上更多……

　　教学PPT　　　拓展阅读　　　自测题

第七章 方差分析

本章导读

第六章介绍了两均数比较的 t 检验方法。在临床实际科学研究中,经常会遇到对三个及以上均数比较的问题,此时不宜采用多次 t 检验进行均数间比较,而应采用方差分析(analysis of variance, ANOVA)。ANOVA 通过对数据变异的分解来判断不同来源的变异是否有统计学意义。变异分解方式因研究设计类型不同而有所差异,因此存在多种设计类型的方差分析,如完全随机设计的方差分析、随机区组设计的方差分析、析因设计的方差分析、重复测量的方差分析等。方差分析由英国著名统计学家 R.A. Fisher 提出,故也称 F 检验。本章主要介绍方差分析的基本原理、完全随机设计的方差分析、随机区组设计的方差分析,以及均数间的多重比较方法。

学习要点

1. 方差分析的基本思想和应用基本条件。
2. 完全随机设计方差分析总变异和自由度的分解及分析步骤。
3. 随机区组设计方差分析总变异和自由度的分解及分析步骤。
4. 多个样本均数间多重比较的常用方法。

第一节 方差分析的基本思想

一、方差分析的基本思想

方差分析的基本思想是把全部观察值间的变异按研究目的、设计类型的不同,分解成两个或多个组成部分,然后将各部分的变异与随机误差进行比较,以判断各部分的变异是否具有统计学意义。下面通过一个实例来说明方差分析的基本思想。

例 7-1 为研究枸杞多糖(LBP)对肝细胞色素 P450 2E1(CYP2E1)表达的影响,某研究者将 24 只酒精性脂肪肝模型大鼠随机分为三组,每组 8 只,分别给予 5% LBP、10% LBP 及生理盐水等体积灌胃喂养 20 周,检测肝中 CYP2E1 蛋白表达值。问三组不同干预方式下大鼠肝 CYP2E1 表达是否不同?

表 7-1 三种不同干预方式下大鼠肝 CYP2E1 表达值

	5% LBP 干预组	10% LBP 干预组	对照组(生理盐水)	合计
X_{ij}	2.43	2.70	3.29	—
	2.41	3.19	3.64	—
	3.05	2.53	3.40	—

续表

	5% LBP 干预组	10% LBP 干预组	对照组(生理盐水)	合计
	2.89	2.44	3.50	—
	2.58	2.64	4.10	—
	2.04	2.45	3.58	—
	2.29	2.98	3.93	—
	2.31	2.19	2.86	—
n_i	8	8	8	24
$\bar{X}_i$	2.50	2.64	3.54	2.89($\bar{X}$)
S_i^2	0.11	0.10	0.15	0.33(S^2)

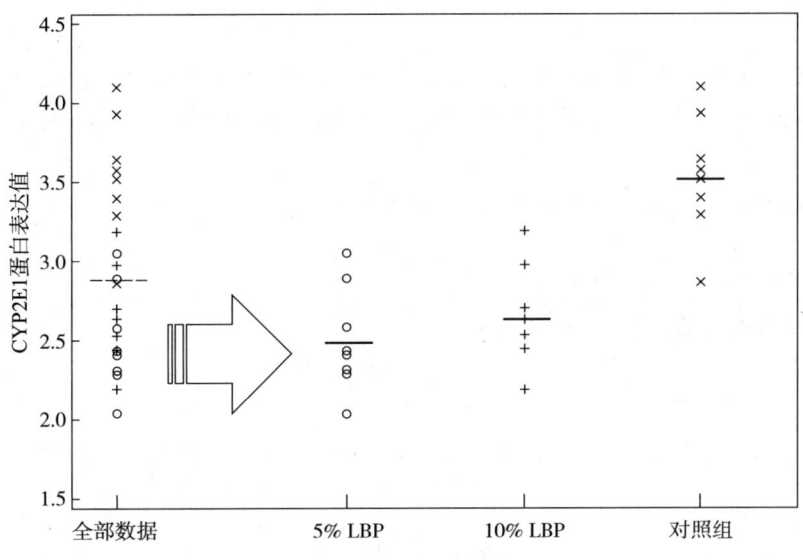

图 7-1　例 7-1 三组数据的分布情况

表 7-1 中的 24 个数据 X_{ij} 的分布情况见图 7-1,图中散点表示 24 个数据;最左边散点为三组全部数据的分布情况,短虚线表示总均数 $\bar{X}(\bar{X}=2.89)$;右边散点分别显示三组数据的分布情况,短实线表示各组均数 $\bar{X}_i(\bar{X}_1=2.50,\bar{X}_2=2.64,\bar{X}_3=3.54)$。图 7-1 直观地揭示了每组数据内部的变异程度以及三组均数与总均数之间的变异程度。由于存在抽样误差,即使三组样本均数之间存在差异,其对应的总体均数之间是否存在差异,仍需进一步分析。

一般地,将效应指标值记为 $X_{ij}(i=1,2,\cdots,k;j=1,2,\cdots,n_i)$,表示第 i 组第 j 个对象的观测值,其中 k 表示组数,n_i 表示第 i 组的样本量,总样本量 N 为各组样本量之和,即 $n=n_1+n_2+\cdots+n_k$。

效应指标的变异及其分解如下：

（一）总变异

所有观测值之间的变异称为总变异(total variation),其大小用总离均差平方和度量,记为 $SS_总$。总变异为效应指标方差的分子部分。

$$SS_总 = \sum_{i=1}^{k}\sum_{j=1}^{n_i}(X_{ij}-\bar{X})^2 \qquad (式 7-1)$$

（二）组间变异

各组样本均数 $\bar{X}_i$ 之间存在差异,称为组间变异(variation between groups),其大小用各组样本均数与总均数的离差平方和度量,记为 $SS_{组间}$。组间变异反映处理因素(组间)和随机误差的效应总和。

$$SS_{组间} = \sum_{i=1}^{k} \sum_{j=1}^{n_i} (\overline{X}_i - \overline{X})^2 = \sum_{i=1}^{k} n_i (\overline{X}_i - \overline{X})^2 \qquad \text{(式 7-2)}$$

（三）组内变异

各组内观测值之间的差异称为组内变异（variation within groups），其大小用各组内离均差平方和度量，记为 $SS_{组内}$。组内变异反映随机误差的效应。

$$SS_{组内} = \sum_{i=1}^{k} \sum_{j=1}^{n_i} (X_{ij} - \overline{X}_i)^2 \qquad \text{(式 7-3)}$$

可以证明，总变异 $SS_{总}$、组间变异 $SS_{组间}$、组内变异 $SS_{组内}$ 三者有如下关系：

$$SS_{总} = SS_{组间} + SS_{组内}$$

即总变异可分解成组间变异和组内变异两部分。

与此类似，总自由度也可分解为组间自由度与组内自由度两部分：

$$\nu_{总} = \nu_{组间} + \nu_{组内}$$

$$\nu_{总} = N-1, \quad \nu_{组间} = k-1, \quad \nu_{组内} = N-k$$

由于上述各种变异值大小与能自由取值的数据个数（自由度）有关，因此在衡量各因素的效应大小时，应校正自由度的影响，即用各部分变异除以相应的自由度，得到其平均变异，称为均方（mean square，MS）。均方实质上就是方差。

组间均方反映处理因素和随机误差的总效应，记为 $MS_{组间}$。

$$MS_{组间} = \frac{SS_{组间}}{\nu_{组间}}$$

组内均方只反映随机误差的效应，记为 $MS_{组内}$。

$$MS_{组内} = \frac{SS_{组内}}{\nu_{组内}}$$

显然，理论上 $MS_{组间}$ 不会小于 $MS_{组内}$，两者的比值（记为 F）反映处理因素与随机误差之间的效应对比关系。

$$F = \frac{MS_{组间}}{MS_{组内}} \qquad \text{(式 7-4)}$$

若完全随机设计资料方差分析的零假设 H_0 成立（$H_0: \mu_1 = \mu_2 = \cdots = \mu_k$，即所有总体均数相等；$H_1: \mu_1, \mu_2, \cdots, \mu_k$ 不等或不全相等，即所有总体均数不等或不全相等），则处理因素在各组间的作用相同或没有作用，$MS_{组间}$ 和 $MS_{组内}$ 都只反映随机误差产生的变异，此时 F 值接近于 1；反之，若 F 值远大于 1，则有理由认为处理因素的效应存在，导致了组间变异增大。实际研究中，判断 F 值是否远大于 1 需借助其概率分布。

数理统计理论表明，当 H_0 成立时，F 值服从自由度为 $\nu_1 = \nu_{组间}$、$\nu_2 = \nu_{组内}$ 的 F 分布。根据检验水准 α、分子自由度 ν_1、分母自由度 ν_2 查 F 界值表（附表 5），可获得对应的 F 界值 $F_{\alpha(\nu_1,\nu_2)}$。若 $F \geq F_{\alpha(\nu_1,\nu_2)}$，则 $P \leq \alpha$，按 α 水准，拒绝 H_0，接受 H_1，差异具有统计学意义，可认为各组总体均数不等或不全相等；若 $F < F_{\alpha(\nu_1,\nu_2)}$，则 $P > \alpha$，按 α 水准，不拒绝 H_0，差异无统计学意义，尚不能认为总体均数不等或不全相等。实际应用中，可通过软件获得统计量 F 所对应的 P 值。

注意：由于理论上 $MS_{组间}$ 不会小于 $MS_{组内}$，F 值不会小于 1，因此方差分析为单侧检验。实际应用中，由于存在抽样误差，F 值会出现小于 1 的情况。

二、方差分析的应用条件

理论上，方差分析要求数据满足三个基本条件：

（一）独立性

各样本每个观测值的随机误差（$e_{ij} = X_{ij} - \overline{X}_i$，亦称残差）相互独立。数据是否满足独立性要求，可通过残差图、专业知识和经验等进行判断。关于残差图分析请参考相关书籍。

（二）正态性

各样本是相互独立的随机样本，均服从正态分布。样本是否服从正态分布，一般通过观察各组数据的分布形态（直方图、残差图等）或采用正态性检验来判断。当样本量较大时，即使样本轻度偏离正态分布，只要满足方差齐性，方差分析结果仍具有稳健性。但当样本严重偏离正态分布时，则需进行数据变换改善其正态性后进行方差分析，或者采用非参数检验方法。

（三）方差齐性

各样本所对应的总体方差相等。判断总体方差是否齐性，一般采用方差齐性检验，也可通过残差图直观判断。常用的方差齐性检验方法有：Levene 检验、Bartlett χ^2 检验和 F 检验。Bartlett χ^2 检验和 F 检验通常要求数据服从正态分布；Levene 检验结果稳健，使用广泛。若总体方差不齐，则不宜采用方差分析，可采用非参数检验方法，如秩和检验等。

第二节 完全随机设计资料的方差分析

完全随机设计是采用完全随机的方法将研究对象分配到各处理组进行实验，观测实验效应。完全随机设计获得的实验数据可采用方差分析比较各处理组的效应是否存在差别，属单因素方差分析（one-way ANOVA）。例 7-1 就是一个完全随机设计的例子。

一、离均差平方和与自由度的分解

完全随机设计方差分析的总变异分为组间变异和组内变异两部分：

$$SS_{总} = SS_{组间} + SS_{组内}, \quad \nu_{总} = \nu_{组间} + \nu_{组内}$$

方差分析计算公式见表 7-2。

表 7-2 完全随机设计的方差分析表

变异来源	SS	ν	MS	F
总变异	$SS_{总} = \sum_{i=1}^{k}\sum_{j=1}^{n_i}(X_{ij}-\overline{X})^2$	$\nu_{总}=N-1$	—	—
组间变异	$SS_{组间} = \sum_{i=1}^{k}\sum_{j=1}^{n_i}(\overline{X}_i-\overline{X})^2$	$\nu_{组间}=k-1$	$MS_{组间}=\dfrac{SS_{组间}}{\nu_{组间}}$	$F=\dfrac{MS_{组间}}{MS_{组内}}$
组内变异	$SS_{组内} = \sum_{i=1}^{k}\sum_{j=1}^{n_i}(X_{ij}-\overline{X}_i)^2$	$\nu_{组内}=N-k$	$MS_{组内}=\dfrac{SS_{组内}}{\nu_{组内}}$	—

二、完全随机设计的方差分析基本步骤

对于例 7-1，其方差分析基本步骤如下：

1. 建立检验假设，确定检验水准

$H_0: \mu_1 = \mu_2 = \mu_3$，即三组干预方式 CYP2E1 表达总体平均水平相等

$H_1: \mu_1、\mu_2、\mu_3$ 不等或不全相等，即三组干预方式 CYP2E1 表达总体平均水平不全相等

$\alpha = 0.05$

2. 计算检验统计量

根据表 7-2 的公式计算所需统计量。如 $SS_{总}$、$SS_{组间}$、$SS_{组内}$ 计算如下：

$$SS_{总} = (2.43-2.89)^2 + \cdots + (2.86-2.89)^2 = 7.597\ 2$$

$$SS_{组间} = 8\times(2.50-2.89)^2 + \cdots + 8\times(3.54-2.89)^2 = 5.096\ 8$$

$$SS_{组内} = (2.43-2.50)^2 + \cdots + (2.86-3.54)^2 = 2.500\ 4$$

其余计算略。将计算结果整理成表 7-3。

表 7-3 例 7-1 资料的方差分析表

变异来源	SS	ν	MS	F
总变异	7.597 2	23	—	—
组间变异	5.096 8	2	2.548 4	21.397 1
组内变异	2.500 4	21	0.119 1	—

3. 确定 P 值，作出推断

根据 $\alpha = 0.05$，$\nu_1 = \nu_{组间} = 2$、$\nu_2 = \nu_{组内} = 21$ 查 F 界值表（附表 5），得到 $F_{0.05(2,21)} = 3.47$。由于 $F = 21.40$，大于界值 $F_{0.05(2,21)}$，故 $P < 0.05$。按 $\alpha = 0.05$ 检验水准，拒绝 H_0，接受 H_1，差异有统计学意义，可认为三组干预方式 CYP2E1 表达总体平均水平不全相等，即至少有两个总体均数不等。此时，可进一步进行多个均数间的两两比较，以推断哪些总体均数之间不等。

第三节 随机区组设计资料的方差分析

随机区组设计又称配伍组设计，将受试对象按某性质相同或相近原则（如动物的窝别、体重、性别、年龄等非实验因素）配成 b 个区组（也称为配伍组），再将每个区组中的受试对象随机分配到 k 个处理组中。随机区组设计的方差分析属于无重复数据的两因素方差分析（two-way ANOVA）。

例 7-2 为探讨阿苯达唑联合黄芪治疗对华支睾吸虫感染大鼠肝功能损伤的影响，将已经成功建立华支睾吸虫感染模型的 24 只成年 Wistar 大鼠按照窝别相同的原则配成 8 个区组，每个区组内的 3 只大鼠随机分配至不同处理组给予不同治疗，即单纯模型组、阿苯达唑治疗组（ALB 组）和阿苯达唑联合黄芪治疗组（ALB+MR 组），30 天后检测大鼠血清谷丙转氨酶（ALT,U/L）水平，结果如表 7-4 所示。不同治疗组间大鼠血清 ALT 水平是否不同？

表 7-4 三个不同处理组大鼠血清 ALT 水平（U/L）

区组	模型组	ALB 组	ALB+MR 组	$\bar{X}_j$
1	92	64	41	65.67
2	81	69	50	66.67
3	96	72	50	72.67
4	69	57	40	55.33
5	85	67	65	72.33
6	82	60	43	61.67
7	86	67	48	67.00
8	88	67	63	72.67
n_i	8	8	8	24(n)
$\bar{x}_i$	84.88	65.38	50.00	66.75($\bar{X}$)
s_i^2	65.84	23.70	89.71	267.07(S^2)

一、离均差平方和与自由度的分解

表 7-4 按随机区组设计获得的 24 个数据 X_{ij} 可以看到以下 4 种变异：

（一）总变异

总变异为 24 只大鼠血清 ALT 水平 X_{ij} 大小各不相同，即 X_{ij} 与总均数 $\bar{X}$ 的不同。该变异来自三个方面：处理因素（不同治疗方案）的影响、不同窝别的影响以及随机误差，总变异的量化值用 $SS_{总}$ 和 $MS_{总}$ 表示。

第三节 随机区组设计资料的方差分析

式 7-5 中，k 为处理组个数，b 为区组个数。

$$SS_{总} = \sum_{i=1}^{k}\sum_{j=1}^{b}(X_{ij}-\overline{X})^2, \quad \nu_{总}=N-1 \tag{式7-5}$$

$$MS_{总} = \frac{SS_{总}}{\nu_{总}} \tag{式7-6}$$

（二）处理组变异

处理组变异（variation between treatments）为 3 种不同治疗方案的样本均数 $\overline{X}_i$ 各不相同，且与总均数 $\overline{X}$ 不同，反映 3 种治疗方案及随机误差（个体差异）对结果指标的影响，其大小可用 $SS_{处理}$ 和 $MS_{处理}$ 表示。

$$SS_{处理} = \sum_{i=1}^{k}b(\overline{X}_i-\overline{X})^2, \quad \nu_{处理}=k-1 \tag{式7-7}$$

$$MS_{处理} = \frac{SS_{处理}}{\nu_{处理}} \tag{式7-8}$$

（三）区组变异

区组变异（variation between blocks）为 8 个窝别大鼠血清 ALT 的样本均数 $\overline{X}_j$ 各不相同，且与总均数 $\overline{X}$ 不同，反映不同窝别及随机误差对结果指标的影响，其大小可用 $SS_{区组}$ 和 $MS_{区组}$ 表示。

$$SS_{区组} = \sum_{j=1}^{b}k(\overline{X}_j-\overline{X})^2, \quad \nu_{区组}=b-1 \tag{式7-9}$$

$$MS_{区组} = \frac{SS_{区组}}{\nu_{区组}} \tag{式7-10}$$

（四）误差变异

随机区组设计的总变异中扣除处理组变异和区组变异后剩余的变异为随机误差变异，反映随机误差对结果指标的影响，其大小用 $SS_{误差}$ 和 $MS_{误差}$ 表示。

$$SS_{误差} = SS_{总} - SS_{处理} - SS_{区组}, \quad \nu_{误差}=\nu_{总}-\nu_{处理}-\nu_{区组} \tag{式7-11}$$

$$MS_{误差} = \frac{SS_{误差}}{\nu_{误差}} \tag{式7-12}$$

在例 7-2 数据资料中：若不同的治疗方案效果相同，即各样本均数 $\overline{X}_i$ 所代表的总体均数相同，组间变异仅反映随机误差的作用大小，此时 $MS_{处理}=MS_{误差}$，由于随机误差的影响，统计量 $F\approx1$。对于窝别的影响同理，若窝别对结果指标 ALT 无影响，即 $\overline{X}_j$ 所代表的总体均数相等，区组间的变异仅反映随机误差作用大小，此时 $MS_{区组}=MS_{误差}$，由于随机误差的影响，统计量 $F\approx1$。反之，如果不同的治疗方案对 ALT 产生不同效果，则组间变异同时反映处理因素作用和随机误差作用大小，此时 $MS_{处理}>MS_{误差}$，$F>1$；同理，对于不同区组如果窝别对 ALT 同样存在影响，则区组间变异同时反映区组因素作用和随机误差作用大小，此时 $MS_{区组}>MS_{误差}$，$F>1$。通过 F 界值表（附表 5）或用统计软件得到相应的 P 值，然后根据所取的检验水准 α 作出推断结论。

综上，随机区组设计方差分析的总变异分为处理组变异、区组变异和误差三部分：

$$SS_{总}=SS_{处理}+SS_{区组}+SS_{误差}, \quad \nu_{总}=\nu_{处理}+\nu_{区组}+\nu_{误差} \tag{式7-13}$$

主要计算公式见表 7-5。

表 7-5 随机区组设计方差分析表

变异来源	SS	ν	MS	F
总变异	$SS_{总}=\sum_{i=1}^{k}\sum_{j=1}^{b}(X_{ij}-\overline{X})^2$	$N-1$	—	—
处理组	$SS_{处理}=\sum_{i=1}^{k}b(\overline{X}_i-\overline{X})^2$	$k-1$	$\frac{SS_{处理}}{\nu_{处理}}$	$\frac{MS_{处理}}{MS_{误差}}$

续表

变异来源	SS	ν	MS	F
区组	$SS_{区组}=\sum_{j=1}^{b}k(\overline{X}_j-\overline{X})^2$	$b-1$	$\dfrac{SS_{区组}}{\nu_{区组}}$	$\dfrac{MS_{区组}}{MS_{误差}}$
误差	$SS_{总}-SS_{处理}-SS_{区组}$	$\nu_{总}-\nu_{处理}-\nu_{区组}$	$\dfrac{SS_{误差}}{\nu_{误差}}$	—

注:k 表示处理组数,b 表示区组数。

二、随机区组设计资料方差分析的基本步骤

以例 7-2 资料说明其分析的步骤:

1. 建立检验假设,确定检验水准

处理组:

H_0:3 个处理组的总体均数全相等,即三种不用治疗方案下 ALT 水平相同

H_1:3 个处理组的总体均数不全相等,即三种不用治疗方案下 ALT 水平不全相同

区组:

H_0:8 个区组的总体均数全相等,即不同窝别大鼠 ALT 水平相同

H_1:8 个区组的总体均数不全相等,即不同窝别大鼠 ALT 水平不全相同

$\alpha=0.05$

2. 计算检验统计量

$$SS_{总}=\sum\sum(X-\overline{X})^2=6\,142.500\,0$$

$$\nu_{总}=n-1=24-1=23$$

$$SS_{处理}=\sum b(\overline{X}_i-\overline{X})^2=4\,887.750\,0$$

$$\nu_{处理}=k-1=2$$

$$MS_{处理}=\frac{SS_{处理}}{\nu_{处理}}=2\,443.875\,0$$

$$SS_{区组}=\sum k(\overline{X}_j-\overline{X})^2=775.833\,3$$

$$\nu_{区组}=b-1=8-1=7$$

$$MS_{区组}=\frac{SS_{区组}}{\nu_{区组}}=110.833\,3$$

$$SS_{误差}=SS_{总}-SS_{处理}-SS_{区组}=478.916\,7$$

$$\nu_{误差}=\nu_{总}-\nu_{处理}-\nu_{区组}=14$$

$$MS_{误差}=\frac{SS_{误差}}{\nu_{误差}}=34.208\,3$$

$$F_{处理}=\frac{MS_{处理}}{MS_{误差}}=71.440\,9$$

$$F_{区组}=\frac{MS_{区组}}{MS_{误差}}=3.240\,0$$

方差分析结果见表 7-6。

3. 确定 P 值,作出统计推断

根据处理组 F 值分子的自由度 $\nu_{处理}$、分母的自由度 $\nu_{误差}$,区组 F 值分子的自由度 $\nu_{区组}$、分母的自由度

表 7-6 例 7-2 资料的方差分析表

变异来源	SS	ν	MS	F	P
总变异	6 142.500 0	23	—		
处理组	4 887.750 0	2	2 443.875 0	71.441 0	<0.001
区组	775.833 3	7	110.833 3	3.240 0	0.029
误差	478.916 7	14	34.208 3	—	

$\nu_{误差}$ 查 F 界值表(附表5),得到处理组和区组的 P 值。根据表 7-6,按 $\alpha=0.05$ 水准,处理组间拒绝 H_0,差异具有统计学意义,可以认为 3 种不同的治疗方案 ALT 水平不全相同,即至少有 2 个总体均数不同。多个处理组总体均数间具体哪些不同,还需要运用多个均数间的两两比较方法进一步分析。按 $\alpha=0.05$ 水准,区组间拒绝 H_0,可以认为不同区组间总体均数不全相同,窝别对大鼠 ALT 水平有影响。

第四节 多个均数的多重比较

根据方差分析的结果,若拒绝 H_0,接受 H_1,则可以推断 k 组均数不全相同,然而,究竟哪些组不同,需要进一步对多个样本均数进行两两比较或称多重比较(multiple comparison)。对此若用第六章学习的 t 检验对 k 组均数进行两两比较,共需比较 $C_k^2 = \dfrac{k!}{2!(k-2)!}$ 次。可以证明:如果需要进行 m 次独立的比较,则整个研究的检验水准变为 $\alpha'=1-(1-\alpha)^m$。例如,$k=5$,需要进行 10 次比较,若规定检验水准 $\alpha=0.05$,则在检验假设 H_0 成立的条件下,按照概率乘法原则 10 次检验均不犯 I 型错误的概率为 $(1-0.05)^{10}=0.598\ 7$,累积犯 I 型错误的概率为 $1-0.598\ 7=0.401\ 3$,明显大于 0.05。因此,均数间的多重比较不能直接使用两均数比较的方法。

多重比较的方法有多种,如 SNK-q(Student-Newman-Keuls)检验、Dunnett-t 检验、LSD-t 检验、Sidak 法和 Bonferroni 法等。根据所控制 I 型错误侧重点的不同,分为控制比较误差率(comparison-wise error rate,CER)方法与控制实验误差率(experiment-wise error rate,EER)两类方法。控制 CER 的方法,如 LSD-t 检验,指每一次比较时设置 I 型错误的概率为 α,用此法所作比较的次数越多,其 CER 就越大;控制 EER 的方法,如 SNK-q 检验,指完成全部拟进行的组别间比较时设置犯 I 型错误的概率为 α。各种方法的适用范围参见表 7-7。

表 7-7 多个样本均数两两比较方法选择策略

选择方法	适用范围
SNK-q 检验	实验后对任意两两组间均进行比较,各比较组样本含量可不相等
Dunnett-t 检验	实验前确定的多个试验组与一个对照组均数差别的比较
LSD-t 检验	多个组中,根据专业,仅对某一对或某几对在专业上有特殊探索价值的均数间进行的近似比较。理论上只适合两组比较
Sidak 法	两两比较时检验水准调整为 α'($\alpha'=\sqrt[m]{1-\alpha}$,$\alpha$ 为方差分析原检验水准,m 为两两比较次数),以使多次比较犯 I 型错误的概率控制在 α 以内
Bonferroni 法	将两两比较时检验水准调整为 α'($\alpha'=\alpha/m$),以使多次比较犯 I 型错误的概率控制在 α 以内,是 Sidak 法的近似

小 结

1. 方差分析的基本思想是把全部数据的总离均差平方和 $SS_{总}$ 分解成若干部分,每一部分可由一个因素解释其作用,同时总自由度$\nu_\text{总}$也作相应的分解,不同设计类型$SS_\text{总}$和$\nu_\text{总}$的分解不同,如完全随机设计:$SS_\text{总}=SS_\text{组间}+SS_\text{组内}$,$\nu_\text{总}=\nu_\text{组间}+\nu_\text{组内}$;随机区组设计:$SS_\text{总}=SS_\text{处理}+SS_\text{区组}+SS_\text{误差}$,$\nu_\text{总}=\nu_\text{处理}+\nu_\text{区组}+\nu_\text{误差}$;把每一因素的作用(用均方$MS$度量)与误差的作用进行对比,以推断该因素的作用与误差的作用是否不同。

2. 随机区组设计与完全随机设计相比,由于通过区组控制了可能的混杂因素,将区组变异从原组内变异中分解出来,所以当区组因素有统计学意义时,方差分析的随机误差部分更为准确,检验效能较高。

3. 多个均数经方差分析后,若差异有统计学意义,需用多重比较的方法进一步了解哪些均数间差异有统计学意义。常用方法有SNK-q法和Dunnett-t检验,前者为两两间均作比较,后者为实验组和对照组比较。

4. 方差分析要求数据满足三个基本条件:独立性、正态性和方差齐性。

5. 方差分析用于两个均数比较时,其结果与t检验等价,即有$t^2=F$,两者P值相等。

思 考 题

1. 方差分析的基本思想是什么?
2. 完全随机设计方差分析变异及自由度分解如何?
3. 随机区组设计方差分析变异及自由度分解如何?
4. 方差分析的前提假设条件是什么?
5. 常用的多重比较方法有哪些?
6. 多组计量资料的比较是否可以进行多次t检验?为什么?
7. 完全随机设计方差分析中,处理因素$P\leqslant\alpha$,是否说明各组均数间差异均有统计学意义?

(彭 斌 张秋菊)

网上更多……

教学PPT　　拓展阅读　　自测题

第八章

率或构成比比较的 χ^2 检验

本章导读 • • • • • • • • • •

第六和第七章分别对两个或多个均数的比较提出了相应的假设检验方法。在医学研究中,常常需要对两个或多个率、两个或多个构成比的差异是否有统计学意义进行统计推断。χ^2 检验(chi-square test)即为解决上述问题的常用假设检验方法,由英国统计学家 K. Pearson 于 1900 年提出。χ^2 检验在分类资料统计推断中应用广泛,常用于考察某无序分类变量或有序分类变量各水平在两组或多组间的分布是否一致。此外,χ^2 检验还用于检验两种方法的分类结果是否一致,检验某连续变量的分布是否与某种理论分布一致。本章主要介绍完全随机设计和配对设计的两个或多个率、两个或多个构成比的比较,以及多个样本率(或构成比)的两两比较的问题。

学习要点 • • • • • • • • • •

1. 完全随机设计两样本率或构成比比较的 χ^2 检验及应用条件。
2. $R \times C$ 列联表资料的 χ^2 检验及应注意的问题。
3. 配对设计样本率比较的 χ^2 检验及应用条件。

▶▶▶ 第一节 χ^2 检验的基本思想 ◀◀◀

例 8-1 某研究者欲比较血塞通注射液和银杏达莫注射液治疗急性脑梗死的效果,计划纳入 240 例急性脑梗死患者,按 1∶1 的比例随机分为两组,一组给予血塞通注射液治疗,另一组给予银杏达莫注射液治疗。一个疗程后观察结果,见表 8-1。问两种针剂治疗急性脑梗死的有效率是否有差别?

表 8-1 血塞通和银杏达莫治疗急性脑梗死的疗效比较

组别	有效	无效	合计	有效率(%)
血塞通	114	6	120	95.00
银杏达莫	104	16	120	86.67
合计	218	22	240	90.83

表 8-1 中,114、6、104、16 这 4 个数据是组别(一般作为行变量)与疗效(一般作为列变量)交叉分组后,基于样本观察到的各亚组发生频数,称为实际频数(actual frequency),用符号 A 表示。行合计、列合计、总合计及有效率是根据这 4 个基本数据计算而来。该类型资料称为 2×2 列联表资料,亦称四格表(fourfold table)资料。

样本中所观察到的血塞通组的有效率(95.00%)和银杏达莫组的有效率(86.67%)之间的差异,是仅由抽样误差所致,还是两者所代表的总体率间确实有差异,需进行假设检验,才能得到关于两种针剂治疗急性脑梗死的总体有效率是否有差别的结论。当两样本含量均比较大时,可以采用两样本率比较的 Z 检验,还可采用本章介绍的 χ^2 检验。

一、对总体建立假设

例 8-1 的无效假设为 $H_0:\pi_1=\pi_2$,即两种针剂治疗急性脑梗死的总体有效率相同。若无效假设成立,从疗效的角度,两种针剂疗效相同。虽然总体情况未知,但 240 名患者使用后 218 人有效,则以样本合计有效率 218/240×100%=90.83% 作为 π_1 和 π_2 的点估计值,同时可得无效率估计值为 9.17%。

二、计算理论频数

在无效假设成立条件下,可以推算每个格子的期望频数(expected frequency),或称为理论频数(theoretical frequency),用符号 T 表示。例如,若 $H_0:\pi_1=\pi_2$ 这一假设成立,则理论上血塞通组治疗有效患者数为 120×90.83%=109.0 人,即四格表第 1 行(row)第 1 列(column)格子的理论频数 T_{11} 为:

$$T_{11}=120\times\frac{218}{240}=\frac{120\times218}{240}=109.0$$

依此类推,其余 3 个格子的理论频数分别为:$T_{12}=\frac{120\times22}{240}=11.0$、$T_{21}=\frac{120\times218}{240}=109.0$、$T_{22}=\frac{120\times22}{240}=11.0$。

不难总结,列联表中第 R 行、第 C 列格子的理论频数 T_{RC} 可表达为:

$$T_{RC}=\frac{n_R n_C}{n} \qquad (式8-1)$$

式中,n_R 为该格子所在行的行合计,n_C 为该格子所在列的列合计,n 为总合计。

三、度量实际频数与理论频数之间的差异

若 $H_0:\pi_1=\pi_2$ 成立,实际频数 A 与理论频数 T 之间的差距仅由抽样误差所致,不应太大。用 Pearson 提出的 χ^2 统计量度量 A 与 T 之间的相对吻合程度:

$$\chi^2=\sum\frac{(A-T)^2}{T} \qquad (式8-2)$$

四、确定是否发生了小概率事件,作出统计推断

若 H_0 成立,根据样本信息获得的 χ^2 统计量不应该太大,其不会离开 0 太远,或者说获得太大的 χ^2 统计量的概率比较小。通过 χ^2 分布,判断出现现有 χ^2 统计量或者更大统计量的情况是否是小概率事件。由式 8-2 获得的 Pearson χ^2 统计量近似服从自由度为 ν 的 χ^2 分布,记为 $\chi^2=\sum\frac{(A-T)^2}{T}\sim\chi^2(\nu)$,自由度 ν 可按式 8-3 计算:

$$\nu=(R-1)(C-1) \qquad (式8-3)$$

式中,R 为行数,C 为列数。如例 8-1,$\nu=(2-1)(2-1)=1$。

χ^2 分布是一种与自由度 ν 有关的分布形式,其值域为 $[0,+\infty)$。随着 ν 的增加,曲线逐渐趋于对称;当 ν 趋于 ∞ 时,χ^2 分布逼近正态分布。图 8-1 中给出了自由度为 $\nu=1$、$\nu=3$ 和 $\nu=5$ 的 3 种 χ^2 分布的概率密度曲线。在自由度为 $\nu=1$ 的 χ^2 分布中 χ^2 值越大,其对应的右侧尾部概率 P 值就越小;反之,χ^2 值越小,相应的 P 值就越大。

如前所述,若 H_0 成立,χ^2 值离开 0 太远的概率比

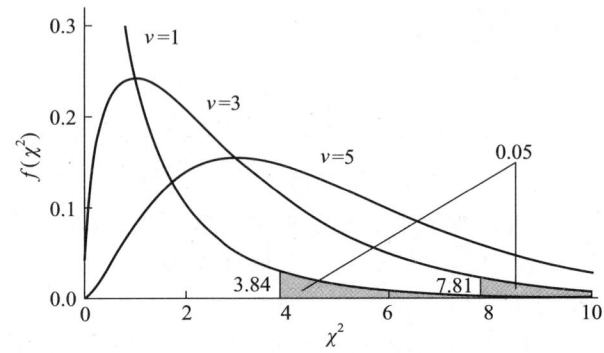

图 8-1 3 种自由度对应的 χ^2 分布的概率密度曲线

较小。设定检验水准为 α，在 χ^2 分布中，右侧尾部面积为 α 时的临界值记为 $\chi^2_{\alpha,\nu}$，可通过 χ^2 界值表（附表6）获得，即 $P(\chi^2 \geq \chi^2_{\alpha,\nu}) = \alpha$。根据假设检验的基本思想，当在单次抽样中获得的 $\chi^2 \geq \chi^2_{\alpha,\nu}$ 时，$P \leq \alpha$，则认为发生了 H_0 成立条件下的小概率事件，继而做出拒绝 H_0、接受 H_1 的统计推断；反之，当 $\chi^2 < \chi^2_{\alpha,\nu}$ 时，$P > \alpha$，此时不拒绝 H_0。

需要强调的是，由于 χ^2 分布本身是一种连续型随机变量的概率分布形式，而基于频数按式 8-2 算得的 χ^2 值是离散的，不可能取 $[0, +\infty)$ 的任意值，因此 Pearson χ^2 只是近似服从 χ^2 分布，只有当样本例数或理论频数足够大时，这种近似才较好，进行 χ^2 检验才是有效的。因此进行 χ^2 检验时需首先考察分析条件。比如，对于例 8-1 中的四格表资料，当 $\nu = 1$ 时，χ^2 检验的条件为 $n \geq 40$，且每个格子的理论频数 $T \geq 5$。

例 8-1 的完整分析步骤如下。

1. 建立检验假设，确定检验水准

$H_0: \pi_1 = \pi_2$，即血塞通和银杏达莫两种针剂治疗急性脑梗死的有效率相同

$H_1: \pi_1 \neq \pi_2$，即血塞通和银杏达莫两种针剂治疗急性脑梗死的有效率不同

$\alpha = 0.05$

2. 选定检验方法，计算检验统计量

$n = 240 > 40$，且 $T_{\min} = 11.0 > 5$，满足 χ^2 检验分析条件，代入式 8-2，得：

$$\chi^2 = \sum \frac{(A - T)^2}{T}$$
$$= \frac{(114 - 109.0)^2}{109.0} + \frac{(6 - 11.0)^2}{11.0} + \frac{(104 - 109.0)^2}{109.0} + \frac{(16 - 11.0)^2}{11.0}$$
$$= 5.004$$

$\nu = 1$

3. 确定 P 值，作出统计推断

查附表6，得 $P < 0.005$，按 $\alpha = 0.05$ 水准，拒绝 H_0，接受 H_1，差异有统计学意义，可以认为两种针剂治疗急性脑梗死的有效率不同，血塞通注射液的有效率高于银杏达莫注射液。

▶▶▶ 第二节　完全随机设计率或构成比比较的 χ^2 检验 ◀◀◀

完全随机设计率或构成比的 χ^2 检验根据列联表形式不同，主要有四格表和 $R \times C$ 列联表资料两种。

一、四格表资料的 χ^2 检验

对于两独立样本的率的比较，可表示为表 8-2 的四格表形式，基于实际频数和理论频数的差异，推断两总体率有无差异。

表 8-2　两独立样本率比较的四格表

组别	属性		合计
	Y_1	Y_2	
1	$a\ (T_{11})$	$b\ (T_{12})$	$a+b$
2	$c\ (T_{21})$	$d\ (T_{22})$	$c+d$
合计	$a+c$	$b+d$	n

如前所述，基于频数算得的 χ^2 值只是近似服从 χ^2 分布。对于四格表资料，在 $n \geq 40$ 且所有格子的 $T \geq 5$ 时，这种近似才较好。当格子中有理论频数小于 5 时，近似程度降低。为改善 χ^2 统计量分布的连续

性,英国统计学家 F. Yates 提出了专门针对四格表的连续性校正(correction for continuity)方法,又称 Yates 校正(Yates' correction)。连续性校正 χ^2 公式为:

$$\chi_c^2 = \sum \frac{(|A-T|-0.5)^2}{T} \tag{式 8-4}$$

因此,在分析独立样本四格表资料时,需根据具体情况作不同处理:

1. 当 $n \geq 40$,且 $T \geq 5$ 时,近似较好,可直接用式 8-2 计算 χ^2 值。
2. 当 $n \geq 40$,且有 $1 \leq T < 5$ 时,应用式 8-4 计算校正的 χ_c^2 值。
3. 当 $n < 40$ 或有 $T < 1$ 时,基于频数计算的 χ^2 统计量已不再很好地服从 χ^2 分布,应选择四格表的 Fisher 确切概率法。

为减少计算量,理论频数是否太小可以首先通过计算最小理论频数(即最小行、列合计所对应格子的理论频数)来判断。

例 8-2 某研究者欲比较体外冲击波(ESW)与超声波(US)治疗肱骨外上髁炎的治疗效果,将 60 例患者随机等分为两组,疗程结束后进行疗效评价,结果见表 8-3。问两种方法治疗肱骨外上髁炎的有效率有无差异?

表 8-3 两种方法治疗肱骨外上髁炎的效果

组别	有效	无效	合计	有效率(%)
冲击波	29	1	30	96.67
超声波	23	7	30	76.67
合计	52	8	60	86.67

1. 建立检验假设,确定检验水准

$H_0:\pi_1=\pi_2$,即冲击波和超声波两种方法治疗肱骨外上髁炎的有效率相同
$H_1:\pi_1\neq\pi_2$,即冲击波和超声波两种方法治疗肱骨外上髁炎的有效率不同
$\alpha=0.05$

2. 选定检验方法,计算检验统计量

本例中,$n=60>40$,但最小理论频数(冲击波组理论治疗无效人数)$T_{12}=\dfrac{30\times 8}{60}=4.0$,$1 \leq T_{12}<5$,故应采用校正 χ^2 检验,计算 χ_c^2 统计量。代入式 8-4,得:

$$\chi_c^2 = \sum \frac{(|A-T|-0.5)^2}{T} = 3.606, \quad \nu=1$$

3. 确定 P 值,作出统计推断

查附表 6,得 $P>0.05$,按 $\alpha=0.05$ 水准,不拒绝 H_0,差异无统计学意义,尚不能认为两种方法治疗肱骨外上髁炎的有效率不同。

如果本例错用式 8-2 计算 χ^2 值,$\chi^2=5.192>\chi_{0.05,1}^2=3.84$,则 $P<0.05$,按 $\alpha=0.05$ 水准,拒绝 H_0,接受 H_1,差异有统计学意义。与校正 χ^2 检验的结果相反。四格表 χ^2 检验时要注意其应用条件,否则可能会得出错误的统计学结论。

二、R×C 列联表资料的 χ^2 检验

多个独立样本的率或构成比的比较时,需首先对数据进行初步整理,形成列联表。因列联表有 R 行 C 列,故又称 R×C 列联表。R×C 列联表有多种形式:①2×2 列联表,即四格表,是最简单的一种 R×C 列联表形式,如例 8-1、例 8-2(表 8-3);②R×2 列联表,即多个样本率的比较,如例 8-3(表 8-4);③2×C 或 R×C 列联表,即两个或多个构成比的比较,如例 8-4(表 8-5)。下面介绍后两种 R×C 列联表 χ^2 检验的应用。

R×C 列联表 χ^2 检验的过程与两样本率比较的 χ^2 检验类似,首先假设多个总体率或构成比相等,在此

基础上计算每个格子的理论频数 T,并以 χ^2 统计量度量实际频数 A 与理论频数 T 之间的相对差异,基于 χ^2 分布确定实际频数与理论频数的不相容程度,进而做出是否拒绝 H_0 的结论。$R\times C$ 列联表 χ^2 检验同样使用式 8-2,其中理论频数 T 按式 8-1 计算,自由度按式 8-3 计算。

同样,$R\times C$ 列联表资料的 χ^2 检验亦要求理论频数不宜过小。一般认为,有 1/5 以上格子的理论频数小于 5,或有 1 个格子的理论频数小于 1,则不可以直接使用 χ^2 检验。

(一)多个样本率的比较

例 8-3 某研究者欲比较氨氯地平联合阿托伐他汀(A)、氨氯地平(B)、阿托伐他汀(C)三种方案治疗高血压(轻度和中度)的疗效,将年龄在 50~70 岁的 240 例高血压患者随机等分为 3 组,分别采用三种方案治疗。一个疗程后观察疗效,结果见表 8-4。问三种方案治疗高血压的有效率有无差别?

表 8-4 三种方案治疗高血压的效果

方案	有效	无效	合计	有效率(%)
A	74	6	80	92.50
B	58	22	80	72.50
C	71	9	80	88.75
合计	203	37	240	84.58

1. 建立检验假设,确定检验水准

$H_0: \pi_1 = \pi_2 = \pi_3$,即三种方案治疗高血压的有效率相同

H_1:三种方案治疗高血压的有效率不同或不全相同

$\alpha = 0.05$

2. 选定检验方法,计算检验统计量

$T_{\min} = \dfrac{37\times 80}{240} = 12.3 > 5$,满足 $R\times C$ 列联表资料的 χ^2 检验条件,将表 8-4 的数据代入式 8-2,得:

$$\chi^2 = \sum \frac{(A-T)^2}{T} = 13.868$$

按式 8-3 得 $\nu = (3-1)\times(2-1) = 2$

3. 确定 P 值,作出统计推断

查附表 6,得 $P<0.005$,按 $\alpha=0.05$ 水准,拒绝 H_0,接受 H_1,差异有统计学意义,可以认为三种方案治疗高血压的有效率不同或不全相同。若欲进一步比较哪两种治疗方案间有差异,则需要进行两两比较。

(二)两个或多个构成比的比较

例 8-4 为评价接收冠状动脉介入(PCI)手术的冠心病患者术前服用氯吡格雷对术后心血管疾病的预防效果,开展了一项国际多中心临床试验,来自全球 99 家研究中心的 2 101 例受试者被随机分配至氯吡格雷组或安慰剂组。在人群基线数据分析时,欲比较研究对象的 PCI 适应证在组间有无差异(表 8-5)。

表 8-5 组间 PCI 适应证分布情况

组别	近期心肌梗死	不稳定型心绞痛	稳定型心绞痛或其他	合计
氯吡格雷组	151(14.39)	553(52.72)	345(32.89)	1 049
安慰剂组	139(13.21)	564(53.61)	349(33.17)	1 052
合计	290(13.80)	1 117(53.17)	694(33.03)	2 101

1. 建立检验假设,确定检验水准

H_0:氯吡格雷组和安慰剂组的 PCI 适应证总体构成比相同

H_1：氯吡格雷组和安慰剂组的 PCI 适应证总体构成比不同
$\alpha = 0.05$

2. 选定检验方法，计算检验统计量

$T_{\min} = \dfrac{290 \times 1\,049}{2\,101} = 144.8 > 5$，将表 8-5 的数据代入式 8-2，得：

$$\chi^2 = \sum \frac{(A-T)^2}{T} = 0.623\,6$$

按式 8-3 得 $\nu = (2-1) \times (3-1) = 2$

3. 确定 P 值，作出统计推断

查附表 6，得 $P > 0.05$，按 $\alpha = 0.05$ 水准，不拒绝 H_0，差异无统计学意义，尚不能认为氯吡格雷组和安慰剂组的 PCI 适应证总体构成比不同。

（三）R×C 列联表 χ^2 检验注意事项

1. χ^2 检验要求不宜有超过 1/5 格子的理论频数小于 5，或 1 个理论频数小于 1，否则无法依据 χ^2 分布准确评估实际频数和理论频数的不相容程度。对于理论频数太小的情形，大致有 3 种处理方法：

（1）增大样本含量，重新进行研究。

（2）用确切概率法。

（3）将理论频数太小的行或列与性质相近的邻行或邻列合并。不过，行或列合并时应注意从专业角度判断其是否合理，如相邻年龄组可以合并，但不同血型就不能合并。

因此在设计时应保证足够的样本含量；若在分析时发现不满足 χ^2 检验的条件，上述合并或删除的方法都会损失信息。

2. χ^2 检验针对结局指标为无序分类变量。若结局的各分类间存在等级顺序，则应用秩和检验。

例 8-5 用复方猪胆胶囊治疗两种不同类型的老年性慢性支气管炎，评价其疗效是否相同（表 8-6）。若错误地采用 χ^2 检验进行分析，只能说明两组效应的构成比是否有差别，无法回答两组的效应大小有无差别这一科学问题。

表 8-6 复方猪胆胶囊对两种不同类型的老年性慢性支气管炎的疗效比较

组别	痊愈	显效	好转	无效	合计
喘息型	23	83	65	11	182
单纯型	60	98	51	12	221
合计	83	181	116	23	403

3. 对于多个样本率（或构成比）比较的 χ^2 检验，结论为拒绝 H_0 时，只能认为各总体率（或总体构成比）之间总的来说有差别，并不代表它们彼此之间都有差别。

若想进一步了解哪两组间的差异有统计学意义，需要进行两两比较。若简单地将多个样本率比较的列联表资料分割成多个四格表，再用四格表 χ^2 检验在原先的检验水准下进行统计推断，当拒绝 H_0 时，会明显增大犯 Ⅰ 型错误的风险。本节介绍调整检验水准的方法进行后续两两比较。

将多个样本率比较的列联表资料经两两分割，整理成多个四格表的形式。如果有 k 个组，就将分割出 $m = C_k^2 = \dfrac{k(k-1)}{2}$ 个四格表，进行 m 次检验。以例 8-3 为例，有 3 个组，将分割出 $m = \dfrac{3 \times (3-1)}{2} = 3$ 个四格表（表 8-7）。为保证假设检验时犯 Ⅰ 型错误的总概率 α 不变，根据 Sidak 法的思想，则每次比较的检验水准须为 $\alpha' = 1 - \sqrt[m]{1-\alpha}$。本例中，$\alpha = 0.05$，$m = 3$，则每次假设检验的检验水准 $\alpha' = 1 - \sqrt[3]{1-0.05} = 0.017$，只有 $P \leq 0.017$，方可拒绝 H_0。

表 8-7 三种方案有效率的两两比较

对比组	有效	无效	合计	α'	χ^2	P 值
A	74	6	80			
B	58	22	80	0.017	11.082	0.001
合计	132	28	160			
A	74	6	80			
C	71	9	80	0.017	0.662	0.416
合计	145	15	160			
B	58	22	80			
C	71	9	80	0.017	6.762	0.009
合计	129	31	160			

由表 8-7 最后三列可见，A、B 两组有效率的比较，经独立样本四格表资料的 χ^2 检验，$\chi^2=11.082$，$\nu=1$，查附表 6，得 $P<0.005$，按 $\alpha'=0.017$ 检验水准，拒绝 H_0，接受 H_1，差异有统计学意义，可以认为 A、B 两种方案治疗高血压的有效率有差别；同理，A、C 两组有效率的比较，经 χ^2 检验，差异无统计学意义，尚不能认为 A、C 两种方案治疗高血压的有效率不同；B、C 两组有效率的比较，经 χ^2 检验，差异有统计学意义，可以认为 B、C 两种方案治疗高血压的有效率不同。综上所述，A、C 两种方案治疗高血压的有效率高于 B 方案，但尚不能认为 A、C 两种方案的有效率不同。

三、四格表的 Fisher 确切概率法

四格表的 Fisher 确切概率法（Fisher's exact probability method）是一种直接计算概率的假设检验方法，其理论依据是超几何分布，不属于 χ^2 检验的范畴，但作为四格表资料 χ^2 检验方法的补充，仍列入本章内容。

四格表 Fisher 确切概率法适用于四格表中任何一个格子的理论频数小于 1 或总样本量 n 小于 40 的情况，以及当其他检验方法所得的概率 P 接近检验水准 α 时的情况。

（一）基本思想

表 8-8 四格表的基本形式

分组	发生数	未发生数	发生率
A	a	b	p_A
B	c	d	p_B

四格表确切概率法的基本思想：在四格表周边合计不变的条件下，利用超几何分布直接计算发生样本事件及比样本事件更极端情形发生的概率。

由于四格表的自由度为 1，在周边合计不变的条件下，只需依次增减样本四格表第 1 个格子的数据，即 a 由小变大，即可得到各种组合的四格表，并按 a 由小到大排列，然后利用式 8-5 计算出各种组合的概率 P_i：

$$P_i = \frac{(a+b)!(c+d)!(a+c)!(b+d)!}{a!b!c!d!n!} \qquad (式 8-5)$$

式中，a、b、c、d 为四格表的实际频数，! 为阶乘符号，n 为总例数，i 为各种组合的序号。各种组合的概率 P_i 服从超几何分布，且 $\sum P_i = 1$。

找出概率小于或等于原四格表概率的所有四格表，将其对应的概率相加，得到双侧概率。最后，将计算出的概率与检验水准 α 比较，作出结论。

如果是单侧检验,确定 P 值的方法与双侧检验不同。原四格表及以左的四格表的 P_i 之和称为左侧概率,原四格表及以右的四格表的 P_i 之和称为右侧概率,分别记为 P_L 和 P_R。根据备择假设选择左侧或者右侧概率:当 H_1 为 $\pi_A > \pi_B$ 时,$P = P_R$;当 H_1 为 $\pi_A < \pi_B$ 时,$P = P_L$。

(二)计算步骤

现以例 8-6 说明四格表 Fisher 确切概率法的计算步骤。

例 8-6 某研究者欲了解某新药联合某常规药物治疗急性重症胰腺炎的效果,将 28 例患者随机分为两组,试验组采用新药+常规药物联合治疗,对照组仅采用常规药物治疗,治疗 10 天后,疗效见表 8-9。试问两种治疗方案的有效率有无差别?

表 8-9 两种治疗方案治疗急性重症胰腺炎的疗效

分组	有效	无效	合计	有效率(%)
试验组	12(a)	2(b)	14	85.71
对照组	10(c)	4(d)	14	71.43
合计	22	6	28	78.57

本例 $n<40$,不能用独立样本四格表的 χ^2 检验,应选择四格表的 Fisher 确切概率法,其假设检验步骤如下:

1. 建立检验假设,确定检验水准

$H_0: \pi_1 = \pi_2$,即两种治疗方案的有效率相等

$H_1: \pi_1 \neq \pi_2$,即两种治疗方案的有效率不等

$\alpha = 0.05$

2. 计算概率

在周边合计不变的条件下,只需依次增减样本四格表第 1 个格子 a 的数据,即得到 7 个四格表,并按 a 由小到大排列,结果见表 8-10。

表 8-10 Fisher 确切概率法计算用表

序号 1		序号 2		序号 3		序号 4		序号 5*		序号 6		序号 7	
有效	无效	有效	无效	有效	无效	有效	无效	有效	无效	有效	无效	有效	无效
8	6	9	5	10	4	11	3	12	2	13	1	14	0
14	0	13	1	12	2	11	3	10	4	9	5	8	6
$P_1=0.0080$		$P_2=0.0744$		$P_3=0.2418$		$P_4=0.3517$		$P_5=0.2418$		$P_6=0.0744$		$P_7=0.0080$	

* 表 8-9 资料。

按式 8-5 计算各种四格表的概率 P_i,结果见表 8-10 最后一行。如:

$$P_1 = \frac{(8+6)!(14+0)!(8+14)!(6+0)!}{8!6!14!0!28!} = 0.0080$$

3. 确定 P 值,作出统计推断

将小于等于原四格表概率的所有四格表对应的概率相加,得到双侧概率为:

$$P_{双侧} = P_1 + P_2 + P_3 + P_5 + P_6 + P_7$$

$$= 0.0080 + 0.0744 + 0.2418 + 0.2418 + 0.0744 + 0.0080$$

$$\approx 0.648$$

按 $\alpha=0.05$ 水准,不拒绝 H_0,差异无统计学意义,尚不能认为两种治疗方案治疗急性重症胰腺炎的疗效有差别。

注意:当两样本例数相等时,亦可只计算一侧的累计 P 值,再乘以 2 即得双侧检验的 P 值。如

例 8-6 中,试验组和对照组的例数均为 14,则:

$$P_{双侧}=(0.241\ 8+0.074\ 4+0.008\ 0)\times2\approx0.648$$

若本例研究该新药与常规药物联合治疗的有效率是否高于单纯的常规方案,应作单侧检验。H_1:$\pi_{新药+常规}>\pi_{常规}$,$P_{单}=P_R=0.241\ 8+0.074\ 4+0.008\ 0\approx0.324$,按单侧 $\alpha=0.05$ 水准,不拒绝 H_0,差异无统计学意义,尚不能认为该新药与常规药物联合治疗的有效率高于单纯的常规方案。

▶▶▶ 第三节　配对设计样本率比较的 χ^2 检验 ◀◀◀

一、配对设计两样本率的 χ^2 检验

例 8-7　某研究者欲比较心电图检查和血生化测定两种方法诊断低钾血症的差异,分别采用两种方法对 79 名临床疑似低钾血症患者进行检查,结果见表 8-11。问两种方法的检出阳性率是否不同?

表 8-11　两种方法诊断低钾血症的结果

ID	心电图检查	血生化测定	ID	心电图检查	血生化测定
1	+	−	6	+	+
2	+	−	…	…	…
3	+	−	77	+	+
4	+	+	78	−	−
5	−	+	79	+	+

每位受试者同时使用了两种方法进行检查。心电图检查和血生化测定的检查结果为"+"表示低钾血症或"−"表示非低钾血症,为二分类变量,一个作为行变量,一个作为列变量,生成列联表并统计频数,如表 8-12 所示。

表 8-12　两种方法诊断低血钾的结果

心电图	生化测定 +	生化测定 −	合计
+	45	25	70
−	4	5	9
合计	49	30	79

为了不失一致性,对于配对设计且甲、乙两种方法的观测指标皆为二分类变量(阴性,阳性),结果仅有四种情况(表 8-13):两法皆为阳性(a),甲法阳性乙法阴性(b),甲法阴性乙法阳性(c),或两法皆为阴性(d)。a、d 为两法一致的部分,而 b、c 为结果不同的部分。

表 8-13　配对设计四格表形式

甲法	乙法 +	乙法 −	合计
+	a	b	$a+b$
−	c	d	$c+d$
合计	$a+c$	$b+d$	n

由表 8-13 可以看出:甲的阳性率 $=\dfrac{a+b}{n}$,乙的阳性率 $=\dfrac{a+c}{n}$,甲、乙的阳性率之差 $=\dfrac{a+b}{n}-\dfrac{a+c}{n}=\dfrac{b-c}{n}$,即

两种方法阳性率的差异反映为甲⁺乙⁻的对子数 b 与甲⁻乙⁺的对子数 c 之间的差别，a、d 在比较两种属性的阳性率有无差异时不起作用。因此，无效假设为 $H_0: B = C$，即 b、c 代表的总体相等，b、c 对应的理论频数均为 $\frac{b+c}{2}$。将这两个格子的实际频数和理论频数代入式8-2，得：

$$\chi^2 = \frac{\left(b - \frac{b+c}{2}\right)^2}{\frac{b+c}{2}} + \frac{\left(c - \frac{b+c}{2}\right)^2}{\frac{b+c}{2}} = \frac{(b-c)^2}{b+c}$$

即配对设计四格表的 χ^2 检验公式为：

$$\chi^2 = \frac{(b-c)^2}{b+c}, \quad \nu = 1 \tag{式8-6}$$

式8-6检验方法是1947年Quinn McNemar提出，故配对设计的 χ^2 检验又被称为 McNemar 检验（McNemar's test）。

当 $b+c<40$ 时，式8-6需要进行Yates校正（连续性校正）：

$$\chi^2 = \frac{(|b-c|-1)^2}{b+c} \quad \nu = 1 \tag{式8-7}$$

例8-7所示配对四格表 χ^2 检验的完整步骤如下：

1. 建立检验假设，确定检验水准

$H_0: B = C$，即心电图检查和血生化测定两种方法的检出阳性率相同

$H_1: B \neq C$，即心电图检查和血生化测定两种方法的检出阳性率不同

$\alpha = 0.05$

2. 选定检验方法，计算检验统计量

本例 $b+c = 29 < 40$，故用式8-7计算 χ^2 值：

$$\chi^2 = \frac{(|b-c|-1)^2}{b+c} = \frac{(|25-4|-1)^2}{25+4} = 13.793$$

$\nu = 1$

3. 确定 P 值，作出统计推断

查附表6，得 $P<0.05$，按 $\alpha = 0.05$ 水准，拒绝 H_0，接受 H_1，差异有统计学意义，可以认为两种方法的检测结果的阳性率不同。心电图检查所得阳性率为88.61%，血生化测定方法的阳性率为62.03%，可推断心电图检查的阳性率高于血生化测定方法。

配对2×2列联表资料的 χ^2 检验需要注意的是：

1. 比较两种诊断方法的诊断效能有无差异时，要求所投入的检品是用标准法检出的阳性样品，或者受检对象是确诊的病例（如例8-7），以便判断两种方法的优劣。a、d 反映的是甲、乙两种属性一致的情况。

2. 由于 a、d 两个格子不能反映差异，因此，当 a、d 比较大，b、c 比较小时，若得到差异有统计学意义，需结合两样本率差异的大小作出专业结论。

3. χ^2 检验的分析目的在于比较两种方法检出阳性率的差异，而非两种方法检出阳性率的一致性。若要分析检出结果是否一致，应进行一致性分析（kappa系数），参见本书第二章。

二、配对 R×R 列联表资料的 χ^2 检验

在配对四格表资料中，分类变量只有2个取值，但在实际工作中，分类变量或许具有 $R(R>2)$ 个可能的取值，这样就构成了更一般的配对 R×R 列联表，见表8-14。

表 8-14 配对 $R \times R$ 列联表

甲法	乙法				合计
	1	2	...	R	
1	A_{11}	A_{12}	...	A_{1R}	n_1
2	A_{21}	A_{22}	...	A_{2R}	n_2
...	...	...	...	...	...
R	A_{R1}	A_{R2}	...	A_{RR}	n_R
合计	m_1	m_2	...	m_R	n

由表 8-14 可见,其分析目的在于检验边缘分布概率是否不同,即甲法所对应的频数分布 $\{n_1, n_2, \cdots, n_R\}$ 和乙法所对应的频数分布 $\{m_1, m_2, \ldots, m_R\}$ 是否不同,其无效假设 H_0 为两变量的边缘概率分布相同,类似于配对四格表 χ^2 检验的基本原理,检验统计量为:

$$T = \frac{R-1}{R} \sum_{i=1}^{R} \frac{(n_i - m_i)^2}{n_i + m_i - 2A_{ii}} \tag{式8-8}$$

式中,R 为类别数,A_{ii} 为第 i 行第 i 列的实际频数,n_i 和 m_i 分别为第 i 行合计和第 i 列合计。当 H_0 成立时,式 8-8 中的统计量 T 服从自由度为 $R-1$ 的 χ^2 分布。当 $R=2$ 时,式 8-8 与式 8-6 完全等价,即该方法是 McNemar 检验的推广。

例 8-8 某研究欲比较 X 线和 CT 对强直性脊柱炎(AS)骶髂关节病变的诊断价值,收集临床上诊断为 AS 的患者 136 例,对 272 个骶髂关节分别拍摄 X 线片和 CT 扫描,结果见表 8-15。问两种方法诊断骶髂关节病变的分级有无差别?

表 8-15 两种方法诊断骶髂关节病变的分级情况

X 线片	CT 扫描				合计
	0	I	II	III ~ IV	
0	17	8	7	0	32
I	7	30	28	14	79
II	1	6	32	22	61
III ~ IV	0	0	8	92	100
合计	25	44	75	128	272

1. 建立检验假设,确定检验水准

H_0:两种方法诊断骶髂关节病变分级的概率分布相同
H_1:两种方法诊断骶髂关节病变分级的概率分布不同
$\alpha = 0.05$

2. 选定检验方法,计算检验统计量

按式 8-8 计算得:

$$T = \frac{R-1}{R} \sum_{i=1}^{R} \frac{(n_i - m_i)^2}{n_i + m_i - 2A_{ii}}$$

$$= \frac{4-1}{4} \left[\frac{(32-25)^2}{32+25-2\times 17} + \frac{(79-44)^2}{79+44-2\times 30} + \frac{(61-75)^2}{61+75-2\times 32} + \frac{(100-128)^2}{100+128-2\times 92} \right]$$

$$= 31.586$$

$$\nu = R - 1 = 4 - 1 = 3$$

3. 确定 P 值,作出统计推断

查附表 6,得 $P<0.05$,按 $\alpha=0.05$ 水准,拒绝 H_0,接受 H_1,差异有统计学意义,可以认为两种方法诊

断骶髂关节病变分级的概率分布不同。

小 结

1. χ^2检验应用范围广泛,可用于两组的率和构成比的比较,亦易于扩展至多组间的率和构成比比较。

2. 使用χ^2检验时应注意理论频数不能太小。一般要求不能有1/5以上格子的理论频数小于5,或有1个格子的理论频数小于1。对于理论频数太小的情形,最好增大样本含量,以增大理论频数。也可使用Fisher确切概率法进行统计推断。对于行数或列数大于2的列联表,也可以将理论频数太小的行(列)与邻近的行(列)合并,以增大理论频数,或删除理论频数太小的格子所对应的行或列,但这两种做法都会损失信息。

独立样本的四格表当$n \geq 40$,且有$1 \leq T < 5$时,可用式8-4计算校正χ^2值,或用四格表的确切概率法;当$n < 40$或$T < 1$时,应当用四格表的确切概率法。配对四格表在检验两处理有无差别时,当$b+c<40$时用式8-7计算校正χ^2值。

3. 结果为有序多分类变量的$R \times C$列联表,χ^2检验只能比较各处理组的效应构成比是否有差别。若要比较各处理组的平均效应大小是否有差别,应该用秩和检验(第九章)。

4. 多个样本率(或构成比)的两两比较,可以借鉴均数多重比较的原理。

思 考 题

1. χ^2检验的基本思想是什么?
2. 四格表的周边合计不变时,如果实际频数有变化,则理论频数如何变化?
3. 简述χ^2检验的用途。
4. 完全随机设计四格表资料χ^2检验的应用条件是什么?不满足条件时应如何处理?
5. 完全随机设计$R \times C$列联表资料χ^2检验的应用条件是什么?不满足条件时的四种处理方法哪种方法最佳?
6. 配对设计样本率比较的χ^2检验的应用条件是什么?
7. 为什么有些四格表资料的假设检验必须用确切概率法?

(吴思英 魏永越)

网上更多……

教学PPT   拓展阅读   自测题

… 第九章

秩 和 检 验

本章导读

前面章节介绍的 t 检验和方差分析等有关定量资料组间比较方法,均要求总体服从正态分布,并针对总体均数提出假设,属于参数检验(parametric test)的范畴。当数据即使转换都不能满足其检验条件时,或者总体分布不明确、数据一端(或两端)存在不确切值或极端值的资料,应如何进行假设检验? 同时,针对结局指标为等级变量(如疗效分为痊愈、显效、有效、无效)的组间综合效应比较,不能进行 χ^2 检验,又该选择何种分析方法呢? 针对以上两种情况,即可选择本章介绍的秩和检验。秩和检验是常用且检验效能相对较高的一种非参数检验方法(nonparametric test),其不以特定的总体分布为前提,也不对总体参数作推断,而是以样本观测值排列位次(秩次)之和,即秩和为检验统计量,对总体分布位置或中位数进行统计推断的假设检验方法。

学习要点

1. 参数检验与非参数检验的区别。
2. 秩和检验应用情形。
3. 配对设计差值比较的符号秩和检验。
4. 完全随机设计两组比较的秩和检验。
5. 完全随机设计多组比较的秩和检验。

第一节 配对设计的符号秩和检验

1945 年 Wilcoxon 提出的 Wilcoxon 符号秩和检验(Wilcoxon signed-rank test),亦称符号秩和检验。配对设计资料主要是对差值进行分析。通过检验配对样本的差值是否来自中位数为 0 的总体,来推断两个总体中位数有无差别,即推断两种处理的效应是否不同。Wilcoxon 符号秩和检验也可用于推断样本中位数与已知总体中位数(常为标准值或大量观察的稳定值)有无差别。

例 9-1 某研究用甲、乙两种方法对某地方性砷中毒地区水源中砷含量(mg/L)进行测定,检测 10 处,测量值如表 9-1 的(2)、(3)栏。问两种方法的测定结果有无差别?

表 9-1 甲、乙两种方法测定某地区 10 处水源中砷含量的结果(mg/L)

水源编号 (1)	水中砷含量		差值 d_i (4)=(2)-(3)	秩次	
	甲法 (2)	乙法 (3)		差值为正 (5)	差值为负 (6)
1	0.010	0.015	-0.005	—	2
2	0.060	0.070	-0.010		3

续表

水源编号 (1)	水中砷含量		差值 d_i (4)=(2)-(3)	秩次	
	甲法 (2)	乙法 (3)		差值为正 (5)	差值为负 (6)
3	0.320	0.300	0.020	5.5	—
4	0.150	0.170	−0.020	—	5.5
5	0.005	0.005	0.000	—	—
6	0.700	0.600	0.100	8	
7	0.011	0.010	0.001	1	
8	0.240	0.255	−0.015	—	4
9	1.010	1.245	−0.235	—	9
10	0.330	0.305	0.025	7	
合计	—	—	—	21.5(T_+)	23.5(T_-)

本例为定量数据配对设计的小样本资料,其配对差值经正态性检验得 $W=0.717,P=0.001$,即差值不服从正态分布,故不宜选用配对 t 检验,而应使用 Wilcoxon 符号秩和检验,基本步骤如下:

1. 建立检验假设,确定检验水准

H_0:两种方法测定结果差值的总体中位数等于 0

H_1:两种方法测量结果差值的总体中位数不等于 0

$\alpha=0.05$

2. 计算检验统计量 T 值

(1) 求差值 d_i 见表 9-1 第(4)栏。

(2) 编秩 依差值的绝对值由小到大编秩。

当差值为 0,舍去不计,n 随之减少。本例 10 个差值数值中,第 5 号测定点差值为 0,不参与编秩,故以 9 个差值绝对值按数值由小到大编秩,样本量为 9,分配秩次范围为 1~9。当差值绝对值相等时,取平均秩次。本例,编号为第 3 和 4 测序水样差值绝对值均为 0.020,其所占位次为 5 和 6,故取平均秩次 $(5+6)/2=5.5$。分配秩次后,依据差值符号,可将秩次归属到差值为正组或差值为负组,见表 9-1 第 5 和 6 列。

(3) 分别计算正差值的秩和 T_+ 与负差值的秩和 T_- 同一资料编秩,样本量与秩和间一定存在等式:$T_+ + T_- = n(n+1)/2$。本例,$T_+ = 21.5$,$T_- = 23.5$,$T_+ + T_- = 9(9+1)/2 = 45$,表明秩和计算无误。

(4) 确定检验统计量 T 任取 T_+ 或 T_- 作为检验统计量 T。

本例取 $T = 21.5$ 或 $T = 23.5$。

3. 确定 P 值,作出统计推断

(1) 查表法 当 $n \leq 50$ 时,根据 n 和 T 查附表 7,T 界值表(配对设计的符号秩和检验用)。

查表时,自左侧找到 n,用所得统计量 T 值与相邻一栏的界值相比较,若 T 值在上、下界值范围内,其 P 值大于相应的概率;若 T 值恰好等于界值,其 P 值一般等于相应概率;若 T 值在上、下界值范围外,其 P 值小于相应概率,此时右移一列,再做比较,直至较好地估计出 P 值。

由附表 7 可知,按照 $\alpha=0.05$ 水准,当 $n \leq 5$ 时,配对符号秩和检验不能得出双侧有统计学意义的概率,故 n 必须大于 5。

本例,由 $n=9$,$T=21.5$ 或 $T=23.5$ 查附表 7,得 $P>0.10$。按 $\alpha=0.05$ 水准不拒绝 H_0,差异无统计学意义,尚不能认为甲、乙两种方法测定水源中砷含量有差别。

(2) 正态近似法 随着 n 的增大,T 统计量的分布逐渐逼近均数为 $n(n+1)/4$,方差为 $n(n+1)(2n+1)/24$ 的正态分布,当 $n>50$ 时,近似程度较满意,可由式 9-1 计算标准正态统计量:

$$Z=\frac{|T-n(n+1)/4|-0.5}{\sqrt{n(n+1)(2n+1)/24}}$$ (式9-1)

式中0.5为连续性校正数,因为Z值是连续的,而T值却不连续。

排序时,出现相同秩次的现象称为相持(tie)。当相持的情形较多时(如个体数超过25%),按式9-1计算的Z值偏小,可用式9-2计算校正的统计量Z_c,经校正后,Z_c适当增大,P值相应减小。

$$Z_c=\frac{|T-n(n+1)/4|-0.5}{\sqrt{\frac{n(n+1)(2n+1)}{24}-\frac{\sum(t_j^3-t_j)}{48}}}$$ (式9-2)

式中t_j(j=1,2,…)为第j个相同秩次(即平均秩次)的个数。例如,若数据中有2个差值为"1.5",3个差值为"6",5个差值为"13",则$t_1=2,t_2=3,t_3=5$,故有$\sum(t_j^3-t_j)=(2^3-2)+(3^3-3)+(5^3-5)=150$,若无相同秩次,则$\sum(t_j^3-t_j)=0,Z_c=Z$。

例9-2 为探讨细胞黏附因子在再生障碍性贫血(再障)发病机制中的作用,某研究者随机抽取确诊为再障的住院患者12名,检测其外周血中的单核细胞血小板内皮细胞黏附因子,数据见表9-2。根据文献,健康人的外周血单核细胞血小板内皮细胞黏附因子数值不超过0.30。问再障患者外周血单核细胞血小板内皮细胞黏附因子水平是否高于健康人?

表9-2 12例再障患者外周血单核细胞血小板内皮细胞黏附因子检测结果

患者编号 (1)	黏附因子 (2)	差值 d_i (3)=(2)-0.30	正差值秩次 (4)	负差值秩次 (5)
1	0.26	-0.04	—	1
2	0.48	0.18	2	—
3	0.49	0.19	3	—
4	0.56	0.26	4	—
5	0.57	0.27	5	—
6	0.59	0.29	6	—
7	0.66	0.36	7	—
8	0.67	0.37	8	—
9	0.69	0.39	9	—
10	0.70	0.40	10	—
11	0.71	0.41	11	—
12	1.34	1.04	12	—
合计	—	—	77(T_+)	1(T_-)

黏附因子数据分布不明,进行正态性检验得$W=0.792,P=0.008$,不满足单样本t检验的条件,故采用Wilcoxon符号秩和检验。假设检验的步骤如下:

1. 建立检验假设,确定检验水准

H_0:差值的总体中位数等于0,即再障患者的黏附因子水平与健康人相同

H_1:差值的总体中位数大于0,即再障患者的黏附因子水平高于健康人

单侧$\alpha=0.05$

2. 计算检验统计量

(1) 求差值 $d_i=x_i-0.30$,见表9-2第(3)栏。

(2) 编秩 依差值的绝对值由小到大编秩。见表9-2第(4)和(5)栏。

(3) 求秩和 $T_+=77,T_-=1,T_++T_-=12\times(12+1)/2=78$,编秩无误。

(4) 确定检验统计量 T　本例，$T=T_+=77$ 或 $T=T_-=1$。

3. 确定 P 值，作出统计推断

本例，由 $n=12$，$T=77$ 或 $T=1$ 查附表 7，得单侧 $P<0.005$。按照 $\alpha=0.05$ 水准，拒绝 H_0，接受 H_1，差异有统计学意义，可以认为再障患者外周血单核细胞血小板内皮细胞黏附因子水平高于健康人。

▶▶▶ 第二节　完全随机设计两组比较的秩和检验 ◀◀◀

完全随机设计两组比较的 Wilcoxon 秩和检验（Wilcoxon rank sum test），目的是推断非正态定量变量或有序分类变量的两个独立样本代表的总体分布位置是否有差别。

一、原始数据的两样本比较

原始数据为定量资料且不满足参数检验条件时，不宜采用 t 检验，可采用两样本比较的 Wilcoxon 秩和检验。

例 9-3　为了解含有 25% 蔗糖的奶嘴对新生儿足底采血时产生的疼痛有无缓解效果，护士将接受新生儿疾病筛查的 22 名新生儿随机分为两组，一组足底穿刺采血时使用含有 25% 蔗糖的奶嘴，共 10 名，另一组使用普通的奶嘴，共 12 名。采用 Lawrence 开发的疼痛量表测量新生儿的疼痛程度，量表包括脸部表情、哭声、呼吸状态、上肢活动、下肢活动及觉醒状态等评分。疼痛分值范围 0~7 分，分值越高疼痛程度越严重。试验结果见表 9-3，问含有 25% 蔗糖的奶嘴对新生儿足底采血时产生的疼痛有无缓解作用？

表 9-3　22 名新生儿使用不同奶嘴时足底采血疼痛评分比较

含 25% 蔗糖的奶嘴		普通奶嘴	
疼痛评分	秩次	疼痛评分	秩次
0	3.5	0	3.5
0	3.5	0	3.5
0	3.5	1	8
0	3.5	1	8
1	8	2	11
2	11	4	14.5
2	11	6	18.5
3	13	6	18.5
4	14.5	6	18.5
5	16	6	18.5
—	—	7	21.5
—	—	7	21.5
$n_1=10$	$T_1=87.5$	$n_2=12$	$T_2=165.5$

该研究为干预研究，研究对象为新生儿，护理干预为含 25% 蔗糖的奶嘴，对照为普通奶嘴，疼痛评分作为效应评价指标，为 0~7 分的量化评分，不服从正态分布，方差齐性检验得 $F=6.199$，$P=0.022$，不满足 t 检验的条件，宜采用 Wilcoxon 秩和检验。假设检验步骤如下：

1. 建立检验假设，确定检验水准

H_0：两种奶嘴措施新生儿足底采血时疼痛评分的总体分布位置相同

H_1：两种奶嘴措施新生儿足底采血时疼痛评分的总体分布位置不同

$\alpha=0.05$

2. 计算检验统计量 T 值

（1）编秩　将两组数据由小到大统一编秩。遇相同数值时，取平均秩次。

如本例,疼痛评分为 0 的数值出现 6 个,所占位次为 1~6,取平均秩次为 (1+2+3+4+5+6)/6=3.5;疼痛评分为 1 的数值出现 3 个,所占位次为 7~9,取平均秩次为 (7+8+9)/3=8。

(2) 求各组秩和　以样本例数较小者为 n_1,其秩和为 T_1。设 $N=n_1+n_2$,则有 $T_1+T_2=N(N+1)/2$。本例 $N=22$,$T_1+T_2=22(22+1)/2=253$,经验证,秩和计算准确无误。

(3) 确定检验统计量 T 值　若 $n_1 \neq n_2$,则 $T=T_1$;若 $n_1=n_2$,则 $T=T_1$ 或 $T=T_2$。即两样本例数相等时,取任意组的秩和作为检验统计量;两样本例数不相等时,取样本含量较小组的秩和作为检验统计量。本例,$n_1 \neq n_2$,故 $T=T_1=87.5$。

3. 确定 P 值,作出统计推断

(1) 查表法　当 $n_1 \leq 10$,且 $n_2-n_1 \leq 10$ 时,查附表 8,T 界值表(两样本比较的秩和检验用)。

先找到 n_1 与 n_2-n_1 相交处所对应的 4 行界值,将统计量 T 值与 T 界值表中逐行相比。若 T 值在界值范围内,其 P 值大于相应概率;若 T 值等于上、下界值,其 P 值一般是等于相应概率;若 T 值在上、下界值范围外,其 P 值小于相应概率,此时下移一行,再作比较,直至较好地估计出 P 值。

本例,由 $n_1=10$,$n_2-n_1=2$,$T=87.5$ 查附表 8(双侧),得 $0.05<P<0.10$。按照 $\alpha=0.05$ 水准,尚不能拒绝 H_0,差异无统计学意义,还不能认为两种奶嘴措施对新生儿足底采血时疼痛评分存在差异。

含有 25% 蔗糖的奶嘴是否对新生儿足底采血时产生的疼痛有缓解作用,暂不能下结论。本例若采用两样本比较的 t' 检验,SPSS 软件分析结果为 $t'=2.135$,校正的 $\nu=19.0$,$P=0.046$,与秩和检验结果相反。故对于资料分布不明的数据,选择统计分析方法时应慎重。本例最好适当地增大样本例数后,再做统计推断。

(2) 正态近似法　当 $n_1>10$ 或 $n_2-n_1>10$ 时,超出附表 8 的可查范围,根据中心极限定理,这时 T_1 的分布已接近均数为 $n_1(N+1)/2$,方差为 $n_1 n_2(N+1)/12$ 的正态分布,故可由式 9-3 计算 Z 值:

$$Z=\frac{|T-n_1(N+1)/2|-0.5}{\sqrt{n_1 n_2(N+1)/12}} \quad (式9-3)$$

式中 0.5 为连续性校正数,因为 T 值不连续,而 Z 值是连续的。

当相持出现较多(如超过 25%)时,按式 9-3 计算的 Z 值偏小,可改用式 9-4 进行校正:

$$Z_c=\frac{Z}{\sqrt{c}} \quad (式9-4)$$

其中 $c=1-\sum(t_j^3-t_j)/(N^3-N)$,$t_j(j=1,2,\cdots)$ 为第 j 次相持的秩次个数。

二、等级资料的两样本比较

例 9-4　某医生欲比较中西医结合疗法与西医疗法治疗急性肾盂肾炎的临床疗效,将患者随机分为两组,分别给予中西医结合疗法或西医疗法治疗,并观察疗效,结果见表 9-4,问两种疗法疗效是否有差别?

表 9-4　两种疗法治疗急性肾盂肾炎的疗效

疗效 (1)	患者数			秩次范围 (5)	平均秩次 (6)	秩和	
	中西医结合疗法 (2)	西医疗法 (3)	合计 (4)			中西医结合疗法 (7)=(2)×(6)	西医疗法 (8)=(3)×(6)
痊愈	36	18	54	1~54	27.5	990	495
显效	18	12	30	55~84	69.5	1 251	834
进步	34	30	64	85~148	116.5	3 961	3 495
无效	4	8	12	149~160	154.5	618	1 236
合计	92	68	160	—	—	6 820	6 060

1. 建立检验假设,确定检验水准

H_0:两种疗法治疗急性肾盂肾炎的疗效总体分布位置相同

H_1:两种疗法治疗急性肾盂肾炎的疗效总体分布位置不同

$\alpha = 0.05$

2. 计算检验统计量 T 值

(1) 编秩　将两组数据按等级顺序由小到大统一编秩。

先按组段计算各等级的合计人数,见表9-4第(4)列,由此确定第(5)列各组段秩次范围,然后计算出各组段的平均秩次,见第(6)列。如疗效为"痊愈"共54例,秩次范围为1~54,平均秩次为(1+54)/2 = 27.5,余仿此。

(2) 求各组秩和　以各组段的平均秩次分别与各等级例数相乘,再求和得到 $T1, T2$,见第(7)、(8)列。

(3) 确定统计量 T 值　本例 $n_1 = 68, n_2 = 92$,检验统计量 $T = 6060$。由于超出了两样本比较的秩和检验用的 T 界值表范围,需用 Z 检验。每个等级的人数为相同秩次的个数,即 t_j,由于相持较多,故需按式9-3和式9-4计算 Z_c 值。

$$Z = \frac{|6060 - 68 \times (160+1)/2| - 0.5}{\sqrt{68 \times 92 \times (160+1)/12}} = 2.0210$$

$$c = 1 - \sum (t_j^3 - t_j)/(N^3 - N)$$

$$= 1 - \frac{(54^3 - 54) + (30^3 - 30) + (64^3 - 64) + (12^3 - 12)}{160^3 - 160} = 0.8906$$

$$Z_c = \frac{Z}{\sqrt{c}} = \frac{2.0210}{\sqrt{0.8906}} = 2.1415$$

3. 确定 P 值,作出统计推断

查 $\nu = \infty$ 的 t 界值表(附表3),得 $0.02 < P < 0.05$,按 $\alpha = 0.05$ 水准,拒绝 H_0,接受 H_1,差异有统计学意义,可以认为两种疗法疗效分布不同。本例等级编秩顺序从"痊愈"向"无效"编秩,秩次越大疗效越差。中西医结合疗法组平均秩次为 $6820/92 = 74.1$,西医疗法组平均秩次为 $6060/68 = 89.1$,可以认为中西医结合疗法治疗急性肾盂肾炎效果较好。

Wilcoxon秩和检验的基本思想:假设含量为 n_1 与 n_2 的两个样本($n_1 \leq n_2$),来自同一总体或分布相同的两个总体,则 n_1 样本的秩和 T_1 与其理论秩和 $n_1(N+1)/2$ 相差不大,即 $[T_1 - n_1(N+1)/2]$ 仅为抽样误差所致。当两者相差悬殊,超出抽样误差可解释的范围时,则有理由怀疑该假设,从而拒绝 H_0。

第三节　完全随机设计多组比较的秩和检验

完全随机设计多组独立样本比较的秩和检验是由 Kruskal 和 Wallis 在 Wilcoxon 两样本秩和检验的基础上扩展而来,又称 Kruskal-Wallis H 秩和检验,用于推断非正态分布定量变量或有序分类变量的多个总体分布位置有无差别。

一、原始数据的多个样本比较

例9-5　某医师检测3种卵巢功能异常患者血清中黄体生成素的含量(U/L),资料见表9-5第(1)(3)(5)栏。问3种患者血清中黄体生成素的含量(U/L)是否有差别?

表 9-5 三种卵巢功能异常患者血清中黄体生成素的含量（U/L）

卵巢发育不良		丘脑性闭经		垂体性闭经	
黄体生成素含量 （1）	秩次 （2）	黄体生成素含量 （3）	秩次 （4）	黄体生成素含量 （5）	秩次 （6）
31.38	17	1.67	1	1.90	3
33.60	18	1.74	2	2.10	4
35.12	19	3.32	6	2.75	5
35.76	20	4.59	7.5	4.59	7.5
38.31	21	6.71	10	5.98	9
40.50	22	9.45	11.5	9.45	11.5
42.50	23	10.21	13	10.86	15
>80	24	10.51	14	11.14	16
R_i	164	—	65	—	71
n_i	8	—	8	—	8
$\bar{R}_i$	20.500	—	8.125	—	8.875

这是定量资料多组独立样本的比较,并且该数据属于一端无确切值的资料,不能采用方差分析,现用 Kruskal-Wallis H 秩和检验进行分析。

1. 建立检验假设,确定检验水准

H_0:3 种卵巢功能异常患者血清黄体生成素的含量总体分布位置相同

H_1:3 种卵巢功能异常患者血清黄体生成素的含量总体分布位置不全相同

$\alpha = 0.05$

2. 计算检验统计量 H 值

（1）编秩　编秩方法同例 9-3。

将三组数据由小到大统一编秩,遇相同数值时取平均编秩,秩次见表 9-5 第（2）（4）（6）栏。本例,数据中有两个"4.59",所占位次为 7 和 8,各取平均秩次为(7+8)/2=7.5;同样有两个"9.45",所占位次为 11 和 12,各取平均秩次为(11+12)/2=11.5。

（2）求各组秩和 R_i　分别计算各组秩和 R_i,下标 i 表示组序($i=1,2,\cdots,k$)。

本例 $R_1=164, R_2=65, R_3=71$。

（3）计算检验统计量 H 值　用式 9-5 计算 H 值:

$$H = \frac{12}{N(N+1)} \sum \frac{R_i^2}{n_i} - 3(N+1) \quad \text{(式 9-5)}$$

式中 n_i 为各组例数,$N=n_1+n_2+\cdots+n_k$,R_i 为各组秩和。

本例 $H = \frac{12}{24\times(24+1)} \left(\frac{164^2}{8} + \frac{65^2}{8} + \frac{71^2}{8} \right) - 3\times(24+1) = 15.41$

当相持出现较多时,由式 9-5 求得 H 值偏小,可用式 9-6 进行校正得 H_c 值。本例相同秩次较少,无需校正。

$$H_c = \frac{H}{c} \quad \text{(式 9-6)}$$

其中 $c = 1 - \sum (t_j^3 - t_j)/(N^3 - N)$,$t_j$ 为第 j 次相持时相同秩次的个数。

3. 确定 P 值,作出统计推断

（1）查 H 界值表（附表 9,三样本比较的秩和检验用）　当组数 $k=3$,且各组例数 $n_i \leq 5$ 时,可查 H 界值表得到 P 值。

因本例 $k=3$，各组例数均为8，超出 H 界值表的范围，不能通过查 H 界值表获得 P 值。

(2) 查 χ^2 界值表 当组数或各组例数超出 H 界值表(附表9)时，由于 H_0 成立时 H 值近似地服从 $\nu=k-1$ 的 χ^2 分布，此时可由 χ^2 界值表得到 P 值。

本例，以 $\nu=2$，$\chi^2 \approx H=15.41$，查 χ^2 界值表，得 $P<0.005$。按照 $\alpha=0.05$ 水准，拒绝 H_0，接受 H_1，差异有统计学意义，可认为3种卵巢功能异常患者血清中黄体生成素的含量总体分布位置不全相同。

若要具体回答3种卵巢功能异常患者血清中黄体生成素的含量每两组之间是否有差别，还需进一步做两两比较。

二、等级资料的多个样本比较

例9-6 欲分析Twist蛋白表达在宫颈组织癌变的发生发展中的作用，抽取医院门诊或住院患者的石蜡组织标本100例，患者均经病理学诊断确诊，标本分别来自宫颈炎(20例)、宫颈上皮内瘤变(40例)及宫颈鳞状细胞癌(40例)。采用免疫组化方法测定Twist蛋白表达水平，结果判定为阴性(-)、弱阳性(+)、阳性(++)和强阳性(+++)，数据见表9-6第(1)—(4)栏，问三种类型病变组织中Twist蛋白表达水平是否有差异？

表9-6 三种病变类型组织中Twist蛋白表达水平

Twist蛋白 (1)	病变类型			合计 (5)	秩次范围 (6)	平均秩次 (7)
	宫颈炎 (2)	宫颈上皮内瘤变 (3)	宫颈鳞状细胞癌 (4)			
-	18	24	10	52	1~52	26.5
+	1	8	9	18	53~70	61.5
++	1	6	11	18	71~88	79.5
+++	0	2	10	12	89~100	94.5
合计	20	40	40	100	—	—

炎症、上皮内瘤变、癌变是宫颈癌发生发展的三个阶段，抽取三种病变类型组织标本，检测Twist蛋白表达水平呈现一定顺序和强弱，为有序分类变量或等级变量，故采用多组比较的秩和检验。具体的假设检验步骤如下：

1. 建立检验假设，确定检验水准

H_0：三种类型病变组织中Twist蛋白表达水平的总体分布位置相同

H_1：三种类型病变组织中Twist蛋白表达水平的总体分布位置不全相同

$\alpha=0.05$

2. 计算检验统计量 H 值

(1) 编秩 编秩方法同两组等级资料例9-4。各等级合计、秩次范围、平均秩次的计算结果见表9-6第(5)—(7)栏。

(2) 求各组秩和 计算各组各等级的频数与平均秩次的乘积之和。

本例 $R_1=18\times26.5+1\times61.5+1\times79.5+0\times94.5=618$

$R_2=24\times26.5+8\times61.5+6\times79.5+2\times94.5=1\,794$

$R_3=10\times26.5+9\times61.5+11\times79.5+10\times94.5=2\,638$

(3) 计算检验统计量 H 值

$$H=\frac{12}{100\times(100+1)}\left(\frac{618^2}{20}+\frac{1\,794^2}{40}+\frac{2\,638^2}{40}\right)-3\times(100+1)=21.990$$

由于相持出现较多，按式9-6计算 H_c 值。

$$c = 1 - [(52^3 - 52) + (18^3 - 18) + (18^3 - 18) + (12^3 - 12)] / (100^3 - 100) = 0.846$$
$$H_c = 21.990 / 0.846 = 25.993$$

3. 确定 P 值，作出统计推断

本例 $k = 3$，各组例数均大于 5，可由 $\nu = 3 - 1 = 2$ 查 χ^2 界值表（附表 6），得 $P < 0.005$。按照 $\alpha = 0.05$ 水准，拒绝 H_0，接受 H_1，差异有统计学意义，可认为三种类型病变组织中 Twist 蛋白表达水平总体分布位置不全相同。

宫颈炎、宫颈上皮内瘤变、宫颈鳞状细胞癌三种类型病变组织蛋白表达的平均秩次分别为 30.90（618/20）、44.85（1 794/40）与 65.95（2 638/40），提示一定程度上病变进展与 Twist 蛋白表达水平存在关联。若要具体回答三种类型病变组织中 Twist 蛋白表达水平每两组之间是否有差别，还需进一步做两两比较。

三、多个独立样本间的多重比较

多个独立样本比较的 Kruskal-Wallis H 秩和检验，当结论为拒绝 H_0 时，只能得出各总体分布位置不全相同的结论。要回答哪两个总体分布位置不同，还要进一步做两两比较。两两比较的方法很多，例如，扩展的 t 检验法、Nemenyi 法等，但上述这些方法目前在常用 SPSS、SAS、Stata 统计软件中均无法直接实现，现介绍两种实际工作中借助软件较易操作的方法。

（一）调整 α 水准法

为了控制多重比较会增大犯 I 型错误的概率 α，采用 Bonferroni 法调整 α 水准，调整后的 α' 水准为：$\alpha' = \alpha$/需比较的次数，例如，三组间两两均需进行比较，则比较的次数为 3 次，检验水准调整为 $\alpha' = 0.05 / 3 = 0.017$。

将欲比较的每两组直接采用两独立样本的 Wilcoxon 秩和检验，将所得 P 值与 α' 进行比较，若 $P \leq \alpha'$，拒绝 H_0，可认为两组间差异有统计学意义；若 $P > \alpha'$，则不拒绝 H_0，尚不能认为两组间存在统计学差异。

（二）秩变换后进行方差分析及多重比较

将原始数据一起进行秩变换，即以原始数据的秩次作为分析数据，采用单因素方差分析，借助方差分析中的多重比较方法（如 SNK 法、LSD 检验等），对各组平均秩次进行多重比较。软件模拟结果显示，样本量较大时，秩变换后进行方差分析和多重比较的结果与扩展的 t 检验法、Nemenyi 法结果一致。

例 9-7 例 9-5 的资料秩和检验的结果为三种卵巢功能异常患者血清中黄体生成素的含量总体分布位置不全相同。试进行多重比较，问哪种类型患者的黄体生成素含量最高？

多重比较建立的检验假设分别为：

H_0：任意两个处理组总体分布位置相同

H_1：任意两个处理组总体分布位置不同

采用秩变换方差分析进行多重比较，即表 9-5 第（2）、（4）和（6）栏的秩次数据为分析数据进行方差分析，并作 SNK 两两比较，分析结果见表 9-7。卵巢发育不良患者黄体生成素平均水平最高，与其他两组患者相比，差异有统计学意义；而丘脑性闭经与垂体性闭经患者相比，黄体生成素平均水平的差异无统计学意义。

表 9-7 三种卵巢功能异常患者血清中黄体生成素的含量比较的统计分析结果

病型	黄体生成素（U/L）		两两比较的 P 值		
	中位数	四分位数间距	卵巢发育不良	丘脑性闭经	垂体性闭经
卵巢发育不良	37.05	8.02	—	<0.01	<0.01
丘脑性闭经	5.65	7.89		—	0.727
垂体性闭经	5.28	8.25			—

本 章 小 结

1. 非参数检验是不依赖总体分布类型,也不对总体参数进行推断的一类统计方法。它具有广泛的适用性和较好的稳健性;但若资料符合参数检验条件,采用非参数检验会损失部分信息,降低检验效能,因而在符合参数检验的条件时首选参数检验。

2. 非参数检验应用于:①等级资料;②总体分布类型不明的资料;③非正态分布的资料;④对比组间方差不齐的资料;⑤一端或两端观察值不确切的资料。

3. 秩和检验是将原数据转换为秩次,比较各组秩和的一类非参数检验方法。不同设计类型的秩和检验其编秩、求秩和、计算统计量、确定 P 值的方法有所不同。注意编秩时相同数据一般取平均秩次,以及相持现象较多时需对统计量进行校正。

4. 需注意:有序分类变量资料运用秩和检验可推断各等级强度的差别,而 $R \times C$ 列联表 χ^2 检验是比较各组频数分布之间的差别。

思 考 题

1. 简述参数检验与非参数检验的定义与区别。
2. 简述秩和检验的应用情形。
3. 简述配对设计符号秩和检验如何编秩、计算检验统计量及确定 P 值。
4. 简述完全随机设计两组比较的秩和检验如何编秩、计算检验统计量及确定 P 值。
5. 简述完全随机设计多组比较的秩和检验如何编秩、计算检验统计量及确定 P 值。
6. 对同一资料,又出自同一研究目的,用参数检验和非参检验结果不一致时,以何者为准?请简述理由。
7. 两独立样本比较的 Wilcoxon 秩和检验,当 $n_1 > 10$ 或 $n_2 - n_1 > 10$ 时用正态近似 Z 检验,这时 Z 检验是属于参数检验还是非参数检验,为什么?

(曹明芹 党少农)

网上更多……

📝 教学 PPT 📖 拓展阅读 🏅 自测题

第十章

线性相关与回归

本章导读 • • • • • • • • • •

在医学研究中研究者有时会观察到两个变量之间在数量上存在某种协同变化的关系,例如随着体内凝血酶浓度的升高其凝血时间会随之降低、某基因型不同表现的人群其肿瘤发病率也不同等现象,此类问题在统计学上称为两个随机变量之间的关联性。如何判断关联性是否确实存在,以及描述关联的方向与密切程度是本章所介绍的内容之一。在实际工作中,研究者常常也需要通过易测的变量对另一难测的变量进行估测,如用腰围、臀围、体重指数(body mass index,BMI)等简易体脂参数来估测内脏脂肪组织含量,此时可采用回归分析。需要指出的是,关联性并非一定为因果关系,它只是反映变量间数量大小方面的伴随关系,关联性是否确实反映变量间的因果关系还需其他手段确认。本章将介绍两个定量变量间的线性相关与回归。

学习要点 • • • • • • • • • •

1. 线性相关系数的含义及计算。
2. 线性相关系数的假设检验。
3. 线性回归方程的建立。
4. 线性回归系数的统计意义及假设检验。
5. 线性回归与相关的区别与联系。

▶▶▶ 第一节 线 性 相 关 ◀◀◀

一、线性相关的概念

例10-1 某研究者欲探讨男性内脏脂肪组织(VAT)面积与腰围是否存在关联、其方向与密切程度如何,对20名男性志愿受试者测量其腰围(cm),并采用磁共振成像法测量其内脏脂肪组织面积(cm^2),结果如表10-1所示。

表10-1 20名男性志愿受试者腰围和内脏脂肪组织面积的测量值

编号	腰围(cm)	内脏脂肪组织面积(cm^2)	编号	腰围(cm)	内脏脂肪组织面积(cm^2)
1	81.3	69.8	5	79.0	75.7
2	85.6	61.2	6	82.5	85.4
3	85.9	80.3	7	95.2	102.5
4	87.8	75.5	8	96.1	99.6

续表

编号	腰围(cm)	内脏脂肪组织面积(cm²)	编号	腰围(cm)	内脏脂肪组织面积(cm²)
9	94.4	97.8	15	99.7	105.5
10	90.6	100.9	16	87.2	83.1
11	93.5	108.2	17	84.1	72.0
12	103.8	129.0	18	88.0	100.0
13	97.5	110.4	19	101.0	105.0
14	98.3	123.3	20	88.3	127.7

初步判断两变量间关系最为直观有效的方法就是在直角坐标系中绘图,其中任意一个变量用 X 表示,另一个变量用 Y 表示,就可以将成对数据看作两变量所服从的总体分布中的样本点,在平面直角坐标系中可绘制如图 10-1 所示这些点的分布情况,称为散点图(scatter plot)。

从图 10-1 中可见两变量的散点分布大致呈直线趋势且其数量变化的方向相同。在统计学上这种两个随机变量之间呈直线趋势的关系被称为线性相关(linear correlation)又称简单相关(simple correlation),其性质可由如图 10-2 所示散点图作直观说明。

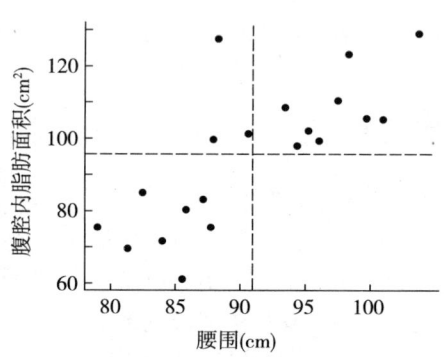

图 10-1 20 名男性志愿受试者腰围和内脏脂肪组织面积的散点图

图 10-2 的(1)(2)中散点分布呈椭圆形,其变化趋势接近一直线,其中图(1)中两变量同时增大或减小,变化趋势同向,称为正相关(positive correlation);图(2)中两变量一个增大而另一个减小,其变化趋势相反,称为负相关(negative correlation);特别指出,如全部数据点恰好散布在一条直线上,称为完全相关(实际医学研究中这种理想情况不存在);图(3)中各点总的趋势杂乱无章或大致呈圆形散布,则该两变量间无相关,也称零相关(zero correlation);图(4)中各点散布也非直线趋势,亦属于无相关,由于统计学中提到的相关通常是指线性相关,故无相关是指无线性关系(但可能存在非线性相关)。

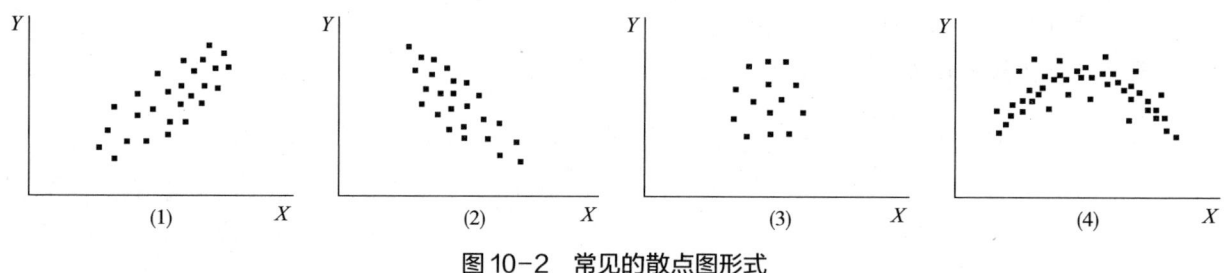

图 10-2 常见的散点图形式

二、线性相关系数的意义和计算

线性相关系数(linear correlation coefficient)又称 Pearson 积矩相关系数(Pearson product moment coefficient),是定量描述两个变量间线性关系的方向和密切程度的指标,其样本统计量定义公式为:

$$r = \frac{l_{xy}}{\sqrt{l_{xx}l_{yy}}}$$

(式 10-1)

式中,$l_{xy} = \sum_{i=1}^{n}(x_i-\bar{x})(y_i-\bar{y})$,$l_{xx} = \sum_{i=1}^{n}(x_i-\bar{x})^2$,$l_{yy} = \sum_{i=1}^{n}(y_i-\bar{y})^2$

样本相关系数 r 的正负号表示两变量间直线相关的方向,大于 0 为正相关,小于 0 为负相关,等于 0 为零相关。其绝对值大小表示两变量间直线相关的密切程度,绝对值越接近于 1,说明相关密切程度越高;绝对值越接近于 0,说明相关密切程度越低。r 没有单位,取值范围在 $[-1,1]$ 之间。

现结合图 10-1 所示散点图解释相关系数的含义。图中经横、纵坐标上 $\bar{x}$ 与 $\bar{y}$ 处相互垂直的两条直线可将此图分为四个象限,若两变量呈正相关($r>0$),则多数数据处于 1、3 象限,此时式 10-1 的分子各项相加为正数;若两变量呈负相关($r<0$),多数数据处于 2、4 象限,此时式 10-1 的分子各项相加为负数;其中一个极端是所有数据均位于经过点 $(\bar{x},\bar{y})$ 的直线上,也就是说数据点或者都在 1、3 象限,或者都在 2、4 象限,此时式 10-1 的分子各项正负号完全相同,相加后得到其最大或最小值,分别对应于完全正相关或完全负相关;另一个极端是所有数据围绕点 $(\bar{x},\bar{y})$ 成圆形均匀分布在 4 个象限内,此时式 10-1 的分子各项相加后正负号相互抵消,分子为 0 即零相关($r=0$)。

例 10-2 计算例 10-1 中男性内脏脂肪组织(VAT)面积与腰围之间的样本相关系数。
由公式分别算出

$$l_{xx} = 950.778$$
$$l_{yy} = 7\,293.650$$
$$l_{xy} = 2\,006.649$$

代入式 10-1,

$$r = \frac{l_{xy}}{\sqrt{l_{xx}l_{yy}}} = 0.762$$

说明男性 VAT 面积随腰围增大而增大,两变量呈正相关。但是,还需进行假设检验以推断总体上这种相关关系是否存在。

三、线性相关系数的统计推断

用样本计算出来的相关系数 r 是一个样本统计量,存在抽样误差,需要对总体相关系数 ρ 是否为 0 作假设检验。假定随机变量 X 和 Y 服从二元正态分布,可用以下方法进行相关系数假设检验:

(一)查表法

根据自由度 $\nu=n-2$,查相关系数界值表(附表 10),$|r|$ 越大,P 值越小;$|r|$ 越小,P 值越大。

(二)t 检验

在 H_0 成立时,t 检验公式为式 10-2,t_r 服从自由度为 $\nu=n-2$ 的 t 分布。

$$t_r = \frac{r-0}{S_r} \tag{式 10-2}$$

其中,S_r 为样本相关系数 r 的标准误,计算公式如下:

$$S_r = \sqrt{\frac{1-r^2}{n-2}} \tag{式 10-3}$$

以上两方法若得到 $P<\alpha$,则拒绝 H_0,可认为两变量间相关性有统计学意义;若得到 $P>\alpha$,则不拒绝 H_0,尚不能认为两个变量之间有相关性。

例 10-3 继例 10-2 中算得 $r=0.762$ 后,试检验该相关系数是否具有统计学意义。

1. 建立检验假设,确定检验水准

$H_0:\rho=0$,即男性 VAT 面积与腰围之间无线性相关关系
$H_1:\rho\neq0$,即男性 VAT 面积与腰围之间有线性相关关系
$\alpha=0.05$

2. 计算检验统计量

由式 10-2 和式 10-3 得:

$$t_r = \frac{0.762}{\sqrt{\dfrac{1-0.762^2}{20-2}}} = 4.992$$

据自由度 $\nu=20-2=18$ 查 t 临界值表，得双侧 $t_{0.001/2,18}=3.922$。$|t|>t_{0.001/2,18}=3.922$，$P<0.001$，故拒绝 H_0，接受 H_1。可以认为男性 VAT 面积与腰围之间存在正相关。

如果直接查相关系数界值表（附表 10），$\nu=20-2=18$，$r_{0.001,18}=0.728$，$P<0.001$，此结果与 t 检验法一致。

假设检验是为了定性地回答两变量是否存在相关，P 值越小并不表示相关性就越强，定量回答相关的强弱需要计算总体相关系数 ρ 的置信区间，其计算方法请参见相关著作。

第二节 线性回归

一、线性回归方程的建立

第一节介绍的相关系数可用来说明两变量之间相互伴随变化的趋势和关联强度，并不能用其中一个变量来预测另一个变量的值。而在实际工作中，研究者常常需要通过易测的变量对另一难测的变量进行估测，如例 10-1 中若研究者想要用腰围来估测男性内脏脂肪组织（VAT）面积，此时可采用回归分析。本节仅介绍最简单的线性回归分析，也叫直线回归分析。

例 10-4 某研究者欲探讨男性内脏脂肪组织（VAT）面积在数量上是如何随腰围而变化的，以利用容易测量的腰围来估计相对难测的内脏脂肪组织面积。20 名男性 VAT 面积及腰围数据见表 10-1。

首先以腰围为横坐标，内脏脂肪组织面积为纵坐标绘制散点图，如图 10-3 所示，可见散点大致呈直线趋势。

据此散点图结合专业上的考虑，假设有一条潜在的直线可用来描述两变量之间的关系，此直线称为回归直线。像这样用来研究两个连续性变量之间数量上的线性依存关系的方法称为线性回归（linear regression）或简单回归（simple regression），其中被估测的随机变量称为因变量（dependent variable）或反应变量（response variable），常用 Y 表示，如此例中的 VAT 值；Y 所依存的变量称为自变量（independent variable）或解释变量（explanatory variable），常用

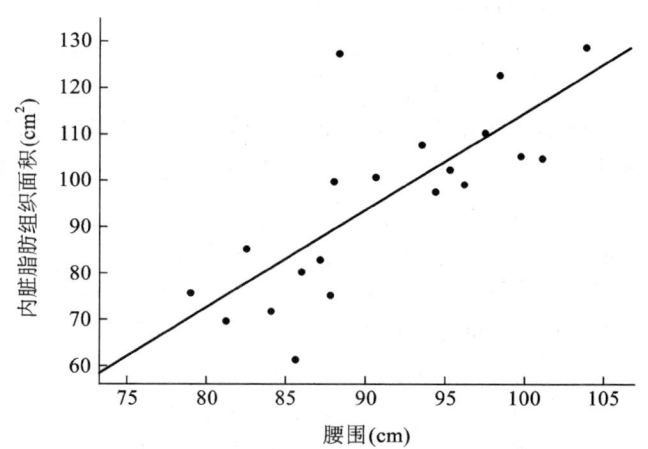

图 10-3 两变量线性回归关系散点图

X 表示，如此例中的腰围。回归直线上各点的纵坐标通常用 $\hat{y}$ 来表示，其数值是当 x 取某一值时因变量 y 的平均估计值。与单变量问题类似，由于个体观察值不一定总等于其均数，所以散点图中各点不会恰好都在回归直线上，故两变量的直线关系并非是一一对应的函数关系，而是回归关系，也就是说因变量的均数随着自变量的改变呈线性变化。描述 $\hat{y}$ 随 x 的变化而变化的方程称为线性回归方程（linear regression equation），可表示为：

$$\hat{y}=a+bx$$

（式10-4）

式中，a 为回归直线的截距（intercept）或常数项，表示 x 等于 0 时，y 的平均估计值；b 为回归直线的斜率（slope）或回归系数（regression coefficient），表示 x 改变一个单位时 y 的平均改变量。$b>0$，表示回归直线从左下方走向右上方，即 y 随 x 增大而增大；$b<0$，表示回归直线从左上方走向右下方，即 y 随 x 增大而减小；$b=0$，表示回归直线平行于 x 轴，即 y 与 x 无线性依存关系。此例中的线性回归问题就是通过回归系数与腰围的线性组合来描述 VAT 值的均数是如何随腰围的改变而变化。为了更好地阐述线性回归方程的建立步骤，以下将先介绍线性回归的估计方法。

第二节 线性回归

（一）回归方程估计的最小二乘法

从散点图来看，不同的 a 和 b 对应于不同的直线，求解 a、b 实际上就是如何能合理地找到一条能最好地代表数据点分布趋势的直线，使得每个实测值 y_i 与这条"理想"的回归直线的估计值 $\hat{y}_i$ 最接近。由于各点的 $(y_i-\hat{y}_i)$ 有正有负，故通常取各点的 $(y_i-\hat{y}_i)$ 平方和最小。统计学上将各点距回归直线的纵向距离平方和最小这一原则称为最小二乘法（least square method）。

（二）回归系数的估计方法

按照最小二乘法，当 $\sum(y_i-\hat{y}_i)^2$ 取得最小值时所对应 a 和 b 的计算公式如下：

$$b=\frac{l_{xy}}{l_{xx}}=\frac{\sum(x-\bar{x})(y-\bar{y})}{\sum(x-\bar{x})^2} \quad \text{（式10-5）}$$

$$a=\bar{y}-b\bar{x} \quad \text{（式10-6）}$$

下面以例 10-4 资料说明建立线性回归方程的具体步骤。

1. 绘制两变量之间的散点图

如图 10-3 所示，观察到两者存在直线趋势，故可进行线性回归分析。

2. 由样本数据计算如下统计量

$$\bar{x}=90.990, \quad \bar{y}=95.645$$
$$l_{xx}=950.778$$
$$l_{yy}=7\,293.650$$
$$l_{xy}=2\,006.649$$

3. 计算回归系数 b 及截距 a

由式 10-5 可得：

$$b=\frac{l_{xy}}{l_{xx}}=\frac{2\,006.649}{950.778}=2.111$$

由式 10-6 可得：

$$a=\bar{y}-b\bar{x}=95.645-2.111\times 90.990=-96.435$$

4. 得回归方程

$$\hat{y}=-96.435+2.111x$$

在 x 的实测值范围内，任取相距较远且易读数的两个 x 值，代入方程得到两个 $\hat{y}$ 值，连接两点即可绘制回归直线。本例 x 分别取值 79 和 88，得到 $\hat{y}$ 分别为 70.334 和 89.333，连接点（79，70.334）和（88，89.333）即得回归直线。

二、线性回归的统计推断

（一）回归系数的假设检验

类似单变量问题中常需用样本均数对总体均数进行推断，在得到样本回归方程后，研究者还需推断相应总体中这种回归关系是否确实存在，也即推断 y 的总体条件均数是否随 x 的变化而呈线性变化。因此，需要对线性回归方程进行假设检验。

1. 方差分析

理解回归系数假设检验中方差分析的基本思想，需要对因变量 y 的离均差平方和作分解，如图 10-4 所示。

图 10-4 中，任意一点 P 的纵坐标被回归直线与均数 $\bar{y}$ 截成三段，其中：$y-\bar{y}=(\hat{y}-\bar{y})+(y-\hat{y})$。由于点 P 是散点图中任取的一点，若将全部数据点都按上法处理，并将等式两端平方后再求和则有：

$$\sum(y-\bar{y})^2=\sum(\hat{y}-\bar{y})^2+\sum(y-\hat{y})^2 \quad \text{（式10-7）}$$

上式也可表示为：
$$SS_{总} = SS_{回} + SS_{残} \qquad \text{（式 10-8）}$$

$SS_{总}$ 即 $\sum (y-\bar{y})^2$，称为总离均差平方和，即不考虑 y 与 x 的回归关系时 y 的总变异。

$SS_{回}$ 即 $\sum (\hat{y}-\bar{y})^2$，称为回归平方和。在其成分 $(\hat{y}-\bar{y})$ 中，由于无论回归关系如何，特定样本的均数 $\bar{y}$ 不变，故此部分变异是由于直线上 $\hat{y}$ 的不同造成的，而 $\hat{y}$ 的不同正是由于假设两变量存在回归关系 $\hat{y}=a+bx$ 所导致的。因此 $SS_{回}$ 反映在 y 的总变异中可以用 y 与 x 的回归关系所解释的部分，也即在 y 的总变异中由于 y 与 x 的回归关系而使 y 的总变异减少的部分。$SS_{回}$ 越大，说明回归效果越好。

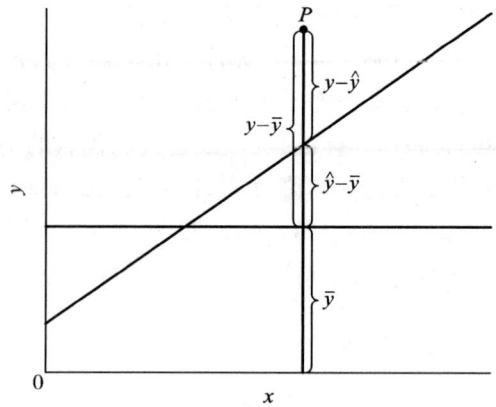

图 10-4 因变量的离均差平方和分解示意图

$SS_{残}$ 即 $\sum (y-\hat{y})^2$，称为残差平方和。它反映除 x 对 y 的回归关系影响之外的一切因素对 y 的变异的作用，也即在总平方和中无法用回归关系解释的部分，表示考虑回归关系之后 y 的随机误差。在散点图中，各实测点离回归直线越近，$SS_{残}$ 越小，说明直线回归的估计误差越小。

上述 3 个平方和相应的自由度 ν 之间的关系为：
$$\nu_{总}=n-1, \quad \nu_{回}=1, \quad \nu_{残}=n-2 \qquad \text{（式 10-9）}$$
$$\nu_{总} = \nu_{回} + \nu_{残} \qquad \text{（式 10-10）}$$

由离均差平方和及其自由度的分解可见，当 β 接近于 0 时，更可能出现较小的 $SS_{回}$ 和较大的 $SS_{残}$（极端情况为 $SS_{残}=SS_{总}$，而 $SS_{回}=0$，回归线与横坐标平行）；而 β 远离 0 时，更可能得到较大的 $SS_{回}$ 和较小的 $SS_{残}$（极端情况为 $SS_{回}=SS_{总}$，而 $SS_{残}=0$，所有数据点都在回归直线上）。故相对于随机误差 $SS_{残}$ 而言，回归的变异 $SS_{回}$ 越大，越有理由认为 $\beta \neq 0$，或者可认为不考虑回归时，随机误差是 y 的总变异 $SS_{总}$，而考虑回归后，由于回归的贡献使原来的随机误差减小为 $SS_{残}$。如果两变量间总体回归关系确实存在，回归的贡献应大于随机误差，大到何种程度时可以认为具有统计学意义，可根据 $SS_{回}$ 与 $SS_{残}$ 的关系构造 F 统计量，对回归系数进行假设检验：

$$F = \frac{MS_{回}}{MS_{残}} = \frac{SS_{回}/\nu_{回}}{SS_{残}/\nu_{残}} \qquad \text{（式 10-11）}$$

式中，$MS_{回}$ 为回归均方，$MS_{残}$ 为残差均方。

在 H_0 为总体回归系数 $\beta=0$ 的假设下，统计量 F 服从自由度为 $\nu_{回}$、$\nu_{残}$ 的 F 分布。

实际计算时，也可以利用式 10-12 直接求得 $SS_{回}$：
$$SS_{回} = bl_{xy} = l_{xy}^2/l_{xx} = b^2 l_{xx} \qquad \text{（式 10-12）}$$

例 10-5 试用方差分析对例 10-4 资料的样本回归方程作假设检验。

（1）建立检验假设，确定检验水准

$H_0:\beta=0$，即内脏脂肪组织面积与腰围之间无线性回归关系

$H_1:\beta \neq 0$，即内脏脂肪组织面积与腰围之间有线性回归关系

$\alpha = 0.05$

（2）计算检验统计量
$$SS_{总} = \sum (y-\bar{y})^2 = l_{yy} = 7\,293.650$$

由式 10-12 可得，$SS_{回} = b^2 l_{xx} = 4\,235.086$

由式 10-8 可得，$SS_{残} = SS_{总} - SS_{回} = 3\,058.564$

由式 10-11 可得，$F = \dfrac{MS_{回}}{MS_{残}} = \dfrac{SS_{回}/\nu_{回}}{SS_{残}/\nu_{残}} = \dfrac{4\,235.086/1}{3\,058.564/18} = 24.924$

$$\nu_{回}=1, \quad \nu_{残}=n-2=18$$

(3) 确定 P 值,作出统计推断　按 $\nu_1=1$,$\nu_2=18$,查 F 界值表(附表 5),$F_{\alpha(\nu_1,\nu_2)}=F_{0.01(1,18)}=8.28$,得 $P<0.01$。按 $\alpha=0.05$ 水准拒绝 H_0,回归方程有统计学意义,可以认为内脏脂肪组织面积与腰围之间有线性回归关系。

上述计算结果可列成方差分析表,如表 10-2 所示。

表 10-2　直线回归的方差分析表

变异来源	SS	ν	MS	F	P
回归	4 235.086	1	4 235.086	24.924	<0.01
残差	3 058.564	18	169.920	—	—
总变异	7 293.650	19	—	—	—

2. t 检验

$$t_b=\frac{b-0}{S_b}, \quad \nu=n-2 \tag{式 10-13}$$

$$S_b=\frac{S_{y\cdot x}}{\sqrt{l_{xx}}} \tag{式 10-14}$$

$$S_{y\cdot x}=\sqrt{\frac{SS_{残}}{n-2}} \tag{式 10-15}$$

式中,S_b 为样本回归系数 b 的标准误;$S_{y\cdot x}$ 为剩余标准差(residual standard deviation),是指扣除 x 对 y 的影响后,y 对于回归直线的离散程度。

例 10-6　试用 t 检验对例 10-4 资料的样本回归方程作假设检验。

检验假设同例 10-5。

由式 10-15　　　　$S_{y\cdot x}=\sqrt{\dfrac{SS_{残}}{n-2}}=\sqrt{\dfrac{3\,058.564}{20-2}}=13.035$

由式 10-14　　　　$S_b=\dfrac{S_{y\cdot x}}{\sqrt{l_{xx}}}=\dfrac{13.035}{\sqrt{950.778}}=0.423$

由式 10-13　　　　$t_b=\dfrac{b}{S_b}=\dfrac{2.111}{0.423}=4.992$

由 $\nu=n-2=18$,查 t 界值表(附表 3),得 $P<0.001$,按 $\alpha=0.05$ 水准拒绝 H_0,回归方程有统计学意义。结论同例 10-5。

由例 10-4 资料可验证对于只有一个自变量的简单直线回归有 $F=t_b^2=24.920$,因此,在简单直线回归中,对同一资料作总体回归系数 β 是否为 0 的假设检验,方差分析和 t 检验是一致的。

(二) 决定系数

线性回归与相关中还有一个重要的统计量称为决定系数(coefficient of determination),记为 R^2,定义为回归平方和 $SS_{回}$ 与总离均差平方和 $SS_{总}$ 之比,计算公式为:

$$R^2=\frac{SS_{回}}{SS_{总}} \tag{式 10-16}$$

R^2 取值在 0 到 1 之间,无单位,反映回归贡献的相对程度,即在因变量 y 的总变异中,用 y 与 x 的回归关系所能解释的比例。在实际应用中,也常用决定系数来反映回归拟合的实际效果。如例 10-4,$R^2=0.581$,说明男性的腰围信息可以解释其内脏脂肪组织面积变异的 58.1%,还有剩余 41.9% 的信息需通过腰围以外的其他因素来加以解释。

决定系数除了作为反映回归拟合效果的统计量,还可用来对回归拟合效果作假设检验。此拟合优度

检验等价于对总体回归系数的假设检验,检验统计量为:

$$F=\frac{R^2}{(1-R^2)/(n-2)}=\frac{SS_{回}/\nu_{回}}{SS_{残}/\nu_{残}}=\frac{MS_{回}}{MS_{残}}$$

(式10-17)

第三节 线性相关与回归的应用及注意事项

一、线性相关与回归的应用及注意事项

线性相关分析主要应用于回答"两变量间是否存在关联"及"如果存在关联,它们之间的关联方向和密切程度如何"这样的问题。线性回归是研究两个连续性变量之间数量上的线性依存关系的方法,常用于预测和危险因素筛选等问题的研究,应用中应注意以下问题:

(一)相关与回归分析前应绘制散点图

除了从专业角度考虑两变量之间可能的关系,观察散点图也能给出很重要的提示,因此相关回归分析的第一步就是绘制散点图。只有散点图呈现直线趋势时,两变量呈线性关系的假定才是有据可依的。当变量间散点呈现明显的曲线关系时,若采用简单线性回归分析,也可能得到有统计学意义的直线方程,但显然还存在更好的方法。图中明显远离主体数据的观测点,称之为离群值(outlier),这些点很可能对正确评价两变量间关系有较大影响。对离群值的识别与处理需要从专业知识和现有数据两方面来考虑,结果可能是现有回归模型的假设错误,需要改变模型形式,也可能是抽样误差造成的一次偶然结果,甚至是数据录入错误等过失误差。需要强调的是,实际工作中不能通过简单剔除离群值的方式来提高拟合效果,只有认真核对原始数据,并检查其原因,才可谨慎剔除,或采用其他估计方法,如加权回归等。

(二)用残差图考察线性回归的假设条件

线性回归模型通常采用最小二乘法来估计回归系数,并在此基础上作进一步推断。其应用条件为:因变量与自变量关系为线性、误差服从正态分布且总体方差相等、各观测值独立等。如果实际数据在不满足应用条件的情况下进行线性回归分析,将影响回归系数估计的精度与假设检验的 P 值,以至于可能得到专业上无法解释的结论。对这些假设条件的检查较为简单有效的方法是考察回归模型的残差图(residual plot)。

残差图是以现有模型求出的各点残差 e_i 即 $(y_i-\hat{y}_i)$ 作为纵坐标,相应的预测值 $\hat{y}_i$ 或者自变量取值 x_i 作为横坐标来绘制的。如果数据符合模型的基本假定,残差与回归预测值的散点图应均匀分布在直线 $y_i-\hat{y}_i=0$ 两侧,如图10-5(a)为较为理想的残差图,说明此数据用于拟合线性回归方程是较恰当的。图10-5(b)为某农药厂工人的工龄 x 与全血胆碱酯酶活性 y 进行线性回归分析得到的残差图,可以看出其中一个点的残差绝对值相对其他点明显大很多。仔细检查这一数据,发现样品发生了溶血,从而严重影响测定结果,因此该点为过失误差导致的离群值,可以考虑删除或改用其他可减小离群值影响的回归分析方法。图10-5(c)为1-3岁儿童年龄 x 与其锡克试验阳性率 y 经线性回归得到的残差图,图中的残差与回归预测值呈曲线关系,提示在目前的线性回归模型中加入自变量的二次项将改善拟合效果。图10-5(d)为女童年龄 x 与舒张压 y 之间直线回归的残差图,图中的残差呈喇叭口形状,说明误差的方差不齐,应考

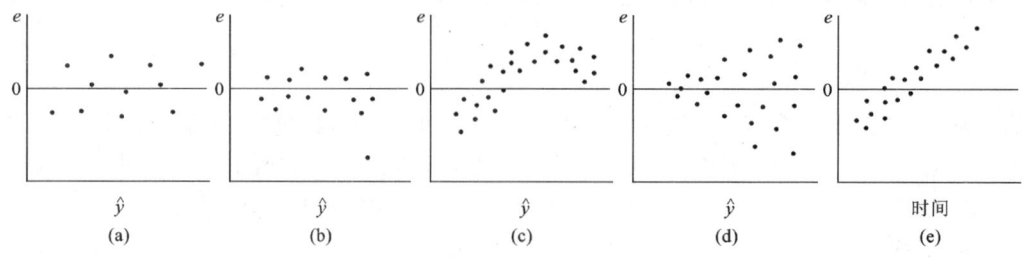

图10-5 残差示意图

虑采用加权回归等方法。图10-5(e)表示残差之间不独立的情况,可以看到残差与各个观测的测量时间之间存在较强的相关,也不适用线性回归方法处理。

(三) 结果的解释及正确应用

1. 反映自变量对因变量数量上影响大小的统计量是回归系数,而不是假设检验的 P 值。P 值越小只能说明越有理由认为变量间的线性回归关系存在,而不能说明影响越大或关系越强。另外,线性回归用于预测时,其适用范围一般不应超出样本中自变量的取值范围,在正常范围内求得的预测值称为内插(interpolation),而超过自变量取值范围所得预测值称为外推(extrapolation)。若无充足理由证明超出自变量取值范围之外两变量间仍呈线性回归关系,应尽量避免不合理的外推。

2. 相关关系不一定是因果关系。例如测量某学校1年级到6年级若干学生右手长度及其算术计算能力,可能会得到这两个变量存在有统计学意义的相关关系,但显然两者并非因果关系,可能是学生年龄与两者的潜在联系而造成了这种假象。两变量之间的相关是否确为因果关系还需结合专业知识及其他研究手段作进一步判定。

3. 分层资料不可盲目合并。图10-6(a)存在强离群值,图10-6(b)显示无相关的两样本合并造成正相关的假象;图10-6(c)显示原本分层资料具有相关性而合并后却无相关;图10-6(d)显示原本为两正相关的资料合并后却变成负相关。

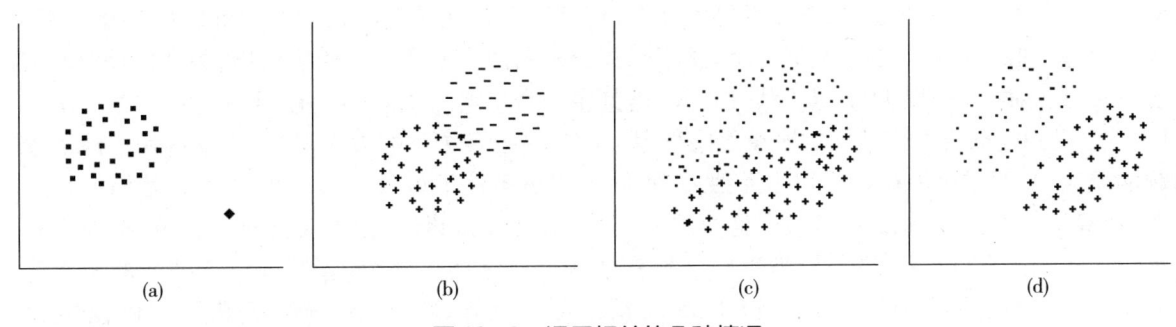

图10-6 误用相关的几种情况

二、线性相关与线性回归的区别与联系

(一) 区别

1. 资料要求

线性相关分析要求 x、y 服从双变量正态分布,两者无主次之分;线性回归分析要求在给定某个 x 值时 y 服从正态分布,y 的均数随 x 变化而变化,而 x 是可以精确测量和严格控制的变量。

2. 应用

说明两变量间的相互关系用线性相关分析,此时两变量的关系是平等的;而说明两变量的数量依存关系用线性回归分析,表明 y 如何依赖于 x 而变化。

3. 意义

相关系数 r 说明具有线性关系的两变量间相互关系的方向与密切程度;回归系数 b 表示 x 每改变一个单位所引起的 y 的平均改变量。

4. 计算公式

$$r = l_{xy}/\sqrt{l_{xx}l_{yy}}, \quad b = l_{xy}/l_{xx}$$

5. 取值范围

$$-1 \leq r \leq 1, \quad -\infty < b < \infty$$

6. 单位

r 没有单位,b 有单位。

(二)联系

1. 对于服从双变量正态分布的同一组数据,既可作线性相关分析又可作线性回归分析,计算出的 b 与 r 正负号一致。

2. 相关系数与回归系数的假设检验等价,即对于同一样本,$t_b = t_r$。如对于例 10-1 中的同一样本,在例 10-3 中 $t_r = 4.992$ 及例 10-6 中 $t_b = 4.992$。由于相关系数的假设检验可以方便地查表得到 P 值,所以可用相关系数的假设检验来回答回归系数的假设检验问题。

3. 对于服从双变量正态分布的同一组资料,其相关系数 r 和回归系数 b 可以相互换算:$r = \dfrac{bS_x}{S_y}$。

4. 用回归可以解释相关。决定系数 $R^2 = SS_\text{回}/SS_\text{总}$,为相关系数的平方,反映回归贡献的相对程度,即在 y 的总变异中用 y 与 x 的回归关系所能解释的比例。故当 $SS_\text{总}$ 固定时,$SS_\text{回}$ 的大小决定了相关的密切程度。$SS_\text{回}$ 越接近 $SS_\text{总}$,则相关系数和决定系数都越接近 1,说明引入回归效果越好。

本 章 小 结

1. 线性相关的分析目的在于推断从某一总体中随机抽取的同一份样本观测出的两个变量是否存在关联性,以及这种关联性的密切程度如何,数量上的关联并不表示专业上的因果关系。对服从二元正态分布的同一样本中两个定量变量,首先要绘制散点图,观察到存在线性趋势之后方可计算线性相关系数,并对相关系数进行假设检验。在研究设计上,用于相关分析的两个变量均为随机变量,关联性是对两随机变量联合分布是否独立进行推断。对于线性相关,若其中一个变量是人为设定的,不宜作相关性分析。

2. 线性回归是研究两个连续性变量之间数量上的线性依存关系的方法,常用于预测和危险因素筛选等问题的研究,其要求个体观察值间相互独立、不同 x 取值条件下各误差项 ε_i 的总体方差相等且服从正态分布、变量间关系为线性,这些条件可通过对残差的分析做出判断。应用线性回归分析时,首先须从专业上进行变量的选择,应用前需绘制散点图观察变量间是否有线性趋势,直观地检查模型的基本假设条件。应用线性回归进行预测时,一般以自变量 x 的取值范围为限,若无充足理由证明超出自变量范围之外两变量仍呈直线关系,应尽量避免不合理的外推。最后需注意线性回归与相关的区别与联系。

思 考 题

1. 什么是线性相关系数?两变量间具有相关性是否可解释为因果关系?
2. 进行线性相关分析需注意哪些问题?
3. 相关系数经假设检验有统计学意义,且得到的 P 值很小,是否表示两变量间一定有很强的线性关系?
4. 是否任意两个变量都可以做线性相关性分析?
5. 线性回归方程的步骤及散点图的作用是什么?
6. 对回归系数进行假设检验可采用哪些方法?
7. 线性相关与线性回归的区别与联系是什么?
8. 进行线性回归分析需注意哪些问题?
9. 什么是决定系数?其与相关系数 r 的联系如何?
10. 线性回归的应用有哪些?

(王彤 石武祥)

网上更多……

    教学 PPT   拓展阅读   自测题

第十一章

生存分析

本章导读 • • • • • • • •

在医学研究中,有时终点事件(特定结局)在短期内难以确定,需要做较长时间的随访观察,并记录观察对象终点事件的发生情况,及出现终点事件所经历的时间长短,以比较或评价干预措施的效果或影响因素的作用。生存分析(survival analysis)就是将终点事件和出现终点事件所经历的时间结合起来的一种统计分析方法。本章内容主要介绍生存资料的特点、生存分析的基本概念、生存曲线的估计及比较方法。

学习要点 • • • • • • • •

1. 生存资料的基本特点。
2. 终点事件、生存时间、删失值、生存率的概念。
3. 生存率估计的 Kaplan-Meier 法和寿命表法。
4. 生存率的假设检验、对数秩检验。

▶▶▶ 第一节 生存资料的特点及基本概念 ◀◀◀

前面已经介绍了多种针对定量资料和定性资料的统计分析方法。那么,对于下面的临床实际资料,我们能否采用已学的方法进行分析呢?

例11-1 某医生将20例已发生骨转移的肺癌患者随机分为两组,分别采用化疗和口服吉非替尼进行治疗,从治疗起始日开始随访,随访时间(月)如下(带"+"号的数据表示该患者至少存活了多少个月)。试比较化疗和口服吉非替尼这两种治疗措施对已发生骨转移的肺癌患者的疗效是否有差异。

化疗组　　 1,2,3,5$^+$,6,6$^+$,9$^+$,11,12,17

吉非替尼组　 4,6$^+$,8,10,11$^+$,14,18$^+$,22,22$^+$,26

这一资料不仅提供了每一个患者的生存时间,也提供了每一个患者的治疗结局。显然,结局为"生存"且存活时间越长,其疗效就越好。反之,结局为"死亡"且存活时间越短,其疗效就越差。结局虽然都是"死亡",但能够使患者生存时间越长的治疗措施的疗效就越好。如果在疗效比较时,单从生存时间分析,生存时间越长,说明疗效越好;单从结局分析,结局越好(生存率越高),说明疗效越好。这种只考虑时间,不考虑结局,或者只考虑结局,不考虑时间的疗效分析,其比较结果必然是片面的。因此,在疗效评价中需要将生存时间和治疗结局两者结合,进行综合评价,才能得出客观的结论。

一、生存资料的特点

这类既要考虑终点事件是否出现又要考虑终点事件出现的时间长短的资料在统计学上被统称为生存

资料（survival data），具有以下特点：①包含结局和发生结局的时间两方面的信息；②结局为两分类互斥事件，如"生存"与"死亡"，"缓解"与"未缓解"；③一般需通过随访观察收集，随访观察往往是从某个特定时间点（如确诊、入院或出院、实施手术或某种干预措施）开始，观察到某规定时间点截止；④某些研究对象由于中途失访，或死于其他原因，或到研究结束时仍未发生所关心的特定结局，无法得到这些研究对象出现特定结局的准确时间，使得资料分布类型不确定，因此，一般不能用前面几章所介绍过的定量或定性资料的统计分析方法进行统计描述和推断，需要采用专门的统计方法作分析。

二、生存分析的基本内容

用于生存资料分析的统计方法称为生存分析（survival analysis），它是将事件的结局和发生这种结局所经历的时间进行综合分析的一类统计分析方法。由于它不仅考虑事件的结局是否出现，而且也考虑事件结局出现的时间长短，因此，该类方法也被称为事件时间分析（time-to-event analysis）。

（一）描述生存过程

根据样本生存资料，估计生存率及其相关指标、绘制生存曲线等，对生存过程的特征进行描述，以反映生存率随时间变化的关系。常用方法有乘积极限法和寿命表法。

（二）比较生存曲线

通过描述性分析，获得生存率及其标准误的估计值后，可进行两组或多组生存曲线（生存率）比较。如，通过比较使用与不使用小剂量阿司匹林药物的老年人群的生存曲线是否存在差异，可评价长期服用小剂量阿司匹林预防脑血管意外的效果，从而为临床决策提供依据。常用方法为对数秩检验。

（三）分析生存过程的影响因素

通过生存分析模型来探讨影响生存的因素，通常以生存时间和结局作为因变量，以其影响因素，如年龄、性别、使用药物等作为自变量，通过拟合生存分析模型，筛选影响生存时间的保护因素和危险因素。如，为了改善肝移植患者的预后，通过随访收集肝移植患者术后的生存时间和结局及可能的影响因素资料（如年龄、原发疾病、病程、病情、手术方式、免疫状态、配型情况、术后有无感染、辅助治疗措施等），然后采用多因素生存分析方法确定影响患者预后的主要因素，从而为在手术前后进行有针对性的预防或干预提供参考依据。常用的多因素生存分析方法为Cox比例风险回归模型。

三、生存分析中的几个基本概念

（一）事件

事件（event）可分为终点事件（outcome event）和起始事件（initial event）。终点事件又称死亡事件（death event）或失效事件（failure event），是一个广义概念，泛指研究者所关心的特定结局，不单指通常意义下的生物体死亡；起始事件（initial event）是反映研究对象开始随访的特征事件。如例11-1中，起始事件是"治疗开始"，终点事件是"患者死于肺癌"。终点事件和起始事件必须在研究设计时明确规定，并在整个研究过程中严格遵守，不得随意更改。

（二）生存时间

生存时间（survival time）又称失效时间（failure time），为终点事件与起始事件之间所经历的时间间隔，即观察到的"存活"时间，可用时、天、周、月、年等时间单位记录，常用符号 t 表示。如表11-1中生存天数为患者的终止随访时刻与手术治疗时刻之间的间隔。

表11-1 6例肝移植患者手术后的随访记录

患者编号	观察记录				生存天数 t
	手术日期	终止日期	结局（死=1,生=0）	原因	
1	2008-12-01	2012-05-29	0	死于脑梗	1 275[+]
2	2009-09-10	2011-08-12	1	转移死亡	701

续表

患者编号	观察记录				生存天数 t
	手术日期	终止日期	结局(死=1,生=0)	原因	
3	2010-10-09	2012-12-31	0	研究终止	814[+]
4	2008-08-25	2009-11-29	0	失访	461[+]
5	2010-07-05	2012-09-19	0	死于车祸	807[+]
6	2009-10-04	2010-06-28	1	复发死亡	267

(三) 删失值

删失值(censored value)又称终检值。删失(censored)是指观察过程的终止不是由于终点事件,而是由其他原因引起的。产生删失的原因可能有:①失访(withdrawal):指与观察对象失去联系,如信访无回音、电话采访不应答、上门采访找不到人等;②退出:指死于非研究因素或非处理因素,如死于车祸、死于其他疾病等,或研究对象不配合而退出研究;③终止:指研究设计规定的观察时限已到而终止观察,但研究对象仍然存活;④改变:在随访期间发现有更好的治疗方法,出于伦理方面的考虑,医生改变了治疗方案;患者自觉治疗效果不好而改用其他治疗方案。

根据生存时间是否为删失值,可将生存时间分为两种类型:

1. 完全数据

完全数据(complete data)指从起始事件到终点事件所经历的时间,可以获得个体的确切生存时间。如表11-1中2号和6号患者对应的生存天数701天和267天。

2. 删失数据

删失数据(censored data)又称不完全数据(incomplete data),指从起始事件到删失所经历的时间,即得不到个体确切的生存时间,习惯上在生存时间右上角标注"+",表示该对象的"最少"生存时间。如表11-1中1,3,4,5号患者的生存天数分别记录为1 275[+],814[+],461[+],807[+]。

完全数据提供了观察对象确切的生存时间,是生存分析的主要依据;删失数据没有提供研究对象确切的生存时间,仅提供了部分信息。因此,在生存资料中,删失数据所占的比例不应太大,比例太大会影响生存分析的效果。生存分析方法可以充分利用这种不完全信息。

(四) 死亡概率与生存概率

1. 死亡概率

死亡概率(probability of death)记为 q,是指某时段开始时存活的个体,在该时段内死亡的可能性。如年死亡概率表示年初尚存人口在今后1年内死亡的可能性,计算公式为:

$$q = \frac{该年内死亡人数}{某年年初人口数} \tag{式11-1}$$

若年内有删失,则分母用校正人口数:

$$校正人口数 = 年初人口数 - \frac{1}{2}删失例数 \tag{式11-2}$$

2. 生存概率

生存概率(survival probability)记为 p,与死亡概率相对立,表示在某时段开始时存活的个体,到该时段结束时仍存活的可能性。如年生存概率表示年初尚存人口往后活满1年的可能性,计算公式为:

$$p = 1 - q = \frac{活满该年人数}{某年年初人口数} \tag{式11-3}$$

分子即年底尚存活人数,若年内有删失,则分母用校正人口数。

(五) 生存率与生存曲线

1. 生存率

生存率(survival rate)记为 $\hat{S}(t_k)$,是指观察对象能存活到某一时点 t_k 的概率。生存率的含义因研究者定义的终点事件不同而异。如定义白血病化疗的终点事件为白血病复发,此时生存率即为缓解率;定义接种麻疹疫苗的终点事件为接种儿童发生麻疹,此时生存率即为疫苗的有效率。临床上,一些慢性病的患者经过某种治疗后的治疗效果,常用 n 年生存率表示,如一年生存率、五年生存率和十年生存率等。对目前难以达到"治愈"的恶性肿瘤等疾病,用 n 年生存率表示治疗效果或凶险程度比较合适。若无删失数据,生存率的计算可用下式:

$$\hat{S}(t_k) = P(T \geq t_k) = \frac{t_k \text{时刻仍存活的例数}}{\text{观察总例数}} \quad (\text{式 11-4})$$

式中 T 为观察对象的存活时间。但如果有删失数据,分母就必须分时段进行校正后,采用概率乘法原理估计生存率。

概率乘法原理计算生存率是假定观察对象在各时段的生存事件独立,生存概率分别为 $p_1, p_2, \cdots, p_k$,将各时段生存概率相乘得到总的生存率,即:

$$\hat{S}(t_k) = P(T \geq t_k) = p_1 \times p_2 \times \cdots \times p_k \quad (\text{式 11-5})$$

从式 11-5 可知,采用概率乘法原理计算的 $\hat{S}(t_k)$ 实际上是累积生存概率(cumulative probability of survival)。如,三年生存率等于第一年、第二年和第三年生存概率的乘积,是第一年存活、第二年也存活、第三年仍然存活的累积结果,但习惯上仍称为生存率。

生存率与生存概率在名称上仅一字之差,但其意义差别很大,前者是从 0 至 t_k 多个时段的累积概率,后者是单个时段的概率。

2. 生存曲线

生存曲线(survival curve)是指以时点 t_k 为横坐标,以各时点生存率 $\hat{S}(t_k)$ 为纵坐标,将各个时点的生存率在坐标系中连接在一起的曲线图,用以描述生存过程。

(六)中位生存时间

中位生存时间(median survival time)又称半数生存期、中数生存期,指生存率为 0.5 所对应的生存时间,表示刚好有 50% 的个体可活这么长时间。中位生存时间是生存分析中最常用的概括性统计量,其计算方法不同于普通的中位数计算,一般采用内插法进行估计。

第二节 生存曲线的估计

在实际工作中,对于有各个观察对象具体生存时间的资料,常采用 Kaplan-Meier 法来估计生存率和生存曲线;而对于没有观察到每个对象确切生存时间的按随访时间分组的频数表资料,可采用寿命表法估计生存率和生存曲线。

一、Kaplan-Meier 法

Kaplan-Meier 法简记为 KM 法,又称为乘积极限法(product-limit estimate)。该法是由 Kaplan 和 Meier 于 1958 年提出的。KM 法充分利用每个数据所包含的信息,直接用概率乘法原理计算不同时间点随访对象的生存率,特别适合于小样本资料,也可用于大样本资料。

例 11-2 某医师对 26 例肝癌患者首次肝移植失败后实施再次肝移植手术,并于再次移植术后开始随访,随访时间(月)和随访结果如表 11-2 第(2)、第(3)栏所示。试估计再次肝移植患者各时点生存率及其标准误、各时点总体生存率的 95% 置信区间、中位生存时间,并绘制生存曲线。

(一)生存率及其标准误

本例生存时间以月为单位,并将 t 月作为一个时点看待。表 11-2 中各栏数据的含义如下:

第(1)栏为序号 k:是不同时间点的编号,本例 $k = 1, 2, 3, \cdots, 24$。

第(2)栏为生存时间 t_k:t_k 由小到大依次排列,如果某时间点既有完全数据又有删失数据时,将删失数据排在后面。

表 11-2　Kaplan-Meier 法估计生存率及其标准误

序号 k (1)	生存时间(月) t_k (2)	死亡数 d_k (3)	期初观察人数 n_k (4)	死亡概率 q_k (5)	生存概率 p_k (6)	生存率 $\hat{S}(t_k)$ (7)	生存率的标准误 $SE[\hat{S}(t_k)]$ (8)
1	1	1	26	1/26	1−1/26	0.961 5	0.037 7
2	2	2	25	2/25	1−2/25	0.884 6	0.062 7
3	2+	0	23	0/23	1−0/23	0.884 6	0.062 7
4	3	1	22	1/22	1−1/22	0.844 4	0.071 6
5	4+	0	21	0/21	1−0/21	0.844 4	0.071 6
6	6	1	20	1/20	1−1/20	0.802 2	0.079 5
7	11+	0	19	0/19	1−0/19	0.802 2	0.079 5
8	12	1	18	1/18	1−1/18	0.757 6	0.086 7
9	14	2	17	2/17	1−2/17	0.668 5	0.096 7
10	16+	0	15	0/15	1−0/15	0.668 5	0.096 7
11	18+	0	14	0/14	1−0/14	0.668 5	0.096 7
12	20	1	13	1/13	1−1/13	0.617 1	0.102 0
13	22+	0	12	0/12	1−0/12	0.617 1	0.102 0
14	23+	0	11	0/11	1−0/11	0.617 1	0.102 0
15	26	1	10	1/10	1−1/10	0.555 4	0.108 9
16	35+	0	9	0/9	1−0/9	0.555 4	0.108 9
17	36+	0	8	0/8	1−0/8	0.555 4	0.108 9
18	39+	0	7	0/7	1−0/7	0.555 4	0.108 9
19	42+	0	6	0/6	1−0/6	0.555 4	0.108 9
20	45+	0	5	0/5	1−0/5	0.555 4	0.108 9
21	50	1	4	1/4	1−1/4	0.416 5	0.145 4
22	51+	0	3	0/3	1−0/3	0.416 5	0.145 4
23	55	1	2	1/2	1−1/2	0.208 3	0.164 2
24	60+	0	1	0/1	1−0/1	0.208 3	0.164 2

第(3)栏为 t_k 月的死亡人数 d_k：指恰好在 t_k 时点死亡的患者人数。如 t_2 为 2 个月时有 2 例死亡，相应的 $d_2=2$；t_8 为 12 个月时有 1 例死亡，相应的 $d_8=1$。由于删失患者即便是已死亡，也非死于处理措施，所以相应的 $d=0$，如 t_7 为 11 月时有 1 例删失，则相应的 $d_7=0$。

第(4)栏为期初观察人数 n_k：指恰好在 t_k 时点以前尚存活的患者数，如 t 为 6 月时对应的 $n_6=20$，表示恰好在 6 月时点前有 20 人存活。

第(5)栏为各时点死亡概率 q_k：指在 t_k 时点以前尚存活的患者恰好在 t_k 时点上死亡的可能性，计算公式为 $q_k=d_k/n_k$。如 q_8 表示在 12 月时点前尚存活的 18 例患者恰好在 12 月时点上(实际上指再次移植后第 12 个月的第 1 天到月末)的死亡概率为 $q_8=1/18$。

第(6)栏为各时点生存概率 p_k：指在 t_k 时点以前尚存活的患者在 t_k 时点上继续存活的概率，计算公式为 $p_k=1-q_k=1-d_k/n_k$。如 t_8 为 12 月时对应的 $p_8=1-q_8=1-d_8/n_8=1-1/18$。

第(7)栏为各时点生存率 $\hat{S}(t_k)$：即在 t_k 时点以前尚存活的患者活过 t_k 时点的概率，按式 11-5 计算。如 t_8 时刻(12 月)的生存率为：

$$\hat{S}(t_8)=p_1 \times p_2 \times p_3 \times p_4 \times p_5 \times p_6 \times p_7 \times p_8$$

$$=\left(1-\frac{1}{26}\right)\left(1-\frac{2}{25}\right)\left(1-\frac{0}{23}\right)\left(1-\frac{1}{22}\right)\left(1-\frac{0}{21}\right)\left(1-\frac{1}{20}\right)\left(1-\frac{0}{19}\right)\left(1-\frac{1}{18}\right)=0.757\ 6$$

第(8)栏为各时点生存率的标准误,其计算公式为:

$$SE[\hat{S}(t_k)] = \hat{S}(t_k)\sqrt{\sum_{j=1}^{k}\frac{d_j}{n_j(n_j-d_j)}} \quad (式11-6)$$

如 $\hat{S}(t_8)$ 的标准误 $SE[\hat{S}(t_8)]$ 为:

$SE[\hat{S}(t_8)]$

$= 0.7576\sqrt{\frac{1}{26(26-1)}+\frac{2}{25(25-2)}+\frac{0}{23(23-0)}+\frac{1}{22(22-1)}+\frac{0}{21(21-0)}+\frac{1}{20(20-1)}+\frac{0}{19(19-0)}+\frac{1}{18(18-1)}}$

$= 0.0862$

(二)各时点总体生存率的95%置信区间

得到各时点的生存率及其标准误后,可用正态近似法估计某时点总体生存率的置信区间,公式为:

$$\hat{S}(t_k) \pm z_{\alpha/2}SE[\hat{S}(t_k)] \quad (式11-7)$$

如本例再次肝移植术后12个月总体生存率的95%置信区间为:

下限 $\hat{S}(t_8) - 1.96SE[\hat{S}(t_8)] = 0.7576 - 1.96 \times 0.0867 = 0.5877$

上限 $\hat{S}(t_8) + 1.96SE[\hat{S}(t_8)] = 0.7576 + 1.96 \times 0.0867 = 0.9275$

即肝癌患者再次肝移植术后12个月生存率的95%置信区间为58.77%~92.75%。

由于生存曲线右端尾部的期初观察人数较少,用正态近似法估计总体生存率的置信区间误差较大。

(三)中位生存时间

由表11-2可见,中位生存时间处于26~50月之间,可采用内插法计算中位生存时间,具体如下:

$(26-50):(26-t) = (0.5554-0.4165):(0.5554-0.5)$

$$t = 26 - \frac{(26-50)(0.5554-0.5)}{0.5554-0.4165} = 35.57$$

即肝癌患者再次肝移植术后的中位生存时间为35.57个月。

(四)生存曲线

以生存时间 t_k 为横轴,以生存率 $\hat{S}(t_k)$ 为纵轴,绘制而成的连续型的阶梯形曲线为 Kaplan-Meier 生存曲线(survival curve),用以说明生存率随生存时间的变化趋势。例11-2的生存曲线如图11-1。生存曲线中水平横线的长短代表 t_k 时点到 t_{k+1} 时点间的距离,如果最后一个时点的观察对象全部死亡,生存曲线将与横轴相交。生存曲线可直观地反映观察对象的生存过程,基于生存曲线也可对任意时刻的生存率做出粗略估计。

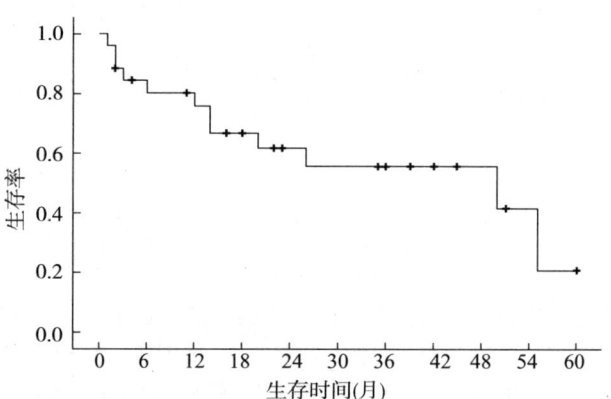

图 11-1 26例肝癌患者再次肝移植术后生存曲线

二、寿命表法

实际工作中,许多研究对研究对象的随访时间间隔不同,如每月1次、每半年1次或每年1次,随访结果没有观察到每个对象确切的生存时间,只有某年或某月的观察人数、死亡人数和删失人数,即只能获得按随访时间分组的频数表资料。另外,当样本含量较大(如 $n \geq 50$)时,采用 Kaplan-Meier 法估计生存率较为烦琐,这种情况下需要先将原始资料按照生存时间分组后再进行分析。对于这类资料的生存率和生存曲线估计常采用寿命表法(life-table method)。

寿命表法的基本原理是以某一特定人群为观察对象,如经某疗法治疗的某病患者,自某一特定时刻(确诊、出院、治疗结束等)开始,每隔一定时期(月、年等)观察终点事件(死亡、复发等)是否发生,然后求出各时期的死亡(终点事件)概率和生存概率,根据概率乘法原理,计算得到自观察开始到各时点的生存率,并绘制生存曲线。

例11-3 某医师对324例肝癌患者肝移植后每半年随访1次,随访结果如表11-3第(2)—(4)栏所示,试估计各时点生存率及其标准误、各时点总体生存率的95%置信区间、中位生存时间,并绘制生存曲线。

表11-3 寿命表法估计324例肝癌患者肝移植后的生存率及其标准误

序号 k (1)	手术后月数 t_k (2)	期内删失人数 c_k (3)	期内死亡人数 d_k (4)	期初观察人数 l_k (5)	校正人数 n_k (6)	死亡概率 q_k (7)	生存概率 p_k (8)	生存率 $\hat{S}(t_k)$ (9)	标准误 $SE[\hat{S}(t_k)]$ (10)
1	0~	31	37	324	308.5	0.1199	0.8801	0.8801	0.0185
2	6~	29	2	256	241.5	0.0083	0.9917	0.8728	0.0190
3	12~	13	33	225	218.5	0.1510	0.8490	0.7410	0.0266
4	18~	4	33	179	177.0	0.1864	0.8136	0.6028	0.0307
5	24~	4	33	142	140.0	0.2357	0.7643	0.4607	0.0319
6	30~	0	38	105	105.0	0.3619	0.6381	0.2940	0.0297
7	36~	3	31	67	65.5	0.4733	0.5267	0.1548	0.0239
8	42~	1	11	33	32.5	0.3385	0.6615	0.1024	0.0204
9	48~	0	8	21	21.0	0.3810	0.6190	0.0634	0.0167
10	54~	0	6	13	13.0	0.4615	0.5385	0.0341	0.0125
11	60~	0	5	7	7.0	0.7143	0.2857	0.0098	0.0068
12	66~72	0	2	2	2.0	1.0000	0.0000	0.0000	—

(一)生存率及其标准误的计算

本例生存时间以半年为单位,表11-3中各栏的含义如下:

第(1)栏为序号k:本例$k=1,2,3,\cdots,12$。

第(2)栏为手术后月数t_k:"0~"表示从肝移植后当天起不满6个月,"6~"表示肝移植术后满6个月但未满12个月,余类推。

第(3)栏为期内删失人数c_k:表示肝移植术后满t月但未满$t+6$个月期间删失的人数。如$c_3=13$,表示肝移植术后满12个月但未满18个月期间有13例患者删失。

第(4)栏为期内死亡人数d_k:表示肝移植术后满t月但未满$t+6$个月期间发生死亡事件的人数。如$d_1=37$,表示肝移植后未满6个月有37例患者死于肝移植相关疾病。

第(5)栏为期初观察人数l_k:指t_k月初尚存活的患者数,计算公式为:

$$l_k = l_{k+1} + c_k + d_k \qquad (式11-8)$$

如本例$l_8=33$,则$l_7=l_8+c_7+d_7=33+3+31=67$。

第(6)栏为校正人数n_k:相当于实际观察人月数。凡在t月内删失的患者都被当作平均观察了随访间隔时间的一半,本例为3个月,因此,校正人数n_k等于期初观察人数减去当期删失人数的一半,计算公式为:

$$n_k = l_k - c_k/2 \qquad (式11-9)$$

如"12~"月组,$n_3=l_3-c_3/2=225-13/2=218.5$。

第(7)栏为死亡概率q_k:表示术后活满t月的患者在今后6个月内死亡的概率,计算公式为:

$$q_k = d_k/n_k \qquad (式11-10)$$

如$q_3=d_3/n_3=33/218.5=0.1510$,表示术后活满12个月的患者,在第12~18个月内死亡的概率为0.1510。

第(8)栏为生存概率p_k:表示术后活满t月的患者在今后6个月内存活的概率,计算公式为:

$$p_k = 1 - q_k \tag{式11-11}$$

如 $p_3 = 1 - q_3 = 1 - 0.1510 = 0.8490$。

第(9)栏为 t 月生存率 $\hat{S}(t_k)$：表示术后活满 t 月的概率，采用式11-5计算。

如术后18个月的生存率 $\hat{S}(t_4) = p_1 \times p_2 \times p_3 = 0.8801 \times 0.9917 \times 0.8490 \approx 0.7410$。

第(10)栏为生存率的标准误 $SE[\hat{S}(t_k)]$：计算公式为：

$$SE[\hat{S}(t_k)] = \hat{S}(t_k)\sqrt{\frac{q_1}{p_1 \cdot n_1} + \frac{q_2}{p_2 \cdot n_2} + \frac{q_3}{p_3 \cdot n_3} + \cdots + \frac{q_k}{p_k \cdot n_k}} \tag{式11-12}$$

如术后6个月生存率的标准误为：

$$SE[\hat{S}(t_1)] = \hat{S}(t_1)\sqrt{\frac{q_1}{p_1 \cdot n_1}} = 0.8801\sqrt{\frac{0.1199}{0.8801 \times 308.5}} \approx 0.0185$$

（二）各时点总体生存率95%置信区间的估计

得到各时点生存率及其标准误后，根据正态近似原理，采用式11-7估计总体生存率的置信区间。如术后12个月生存率的95%置信区间为：

下限 $\hat{S}(t_3) - 1.96 SE[\hat{S}(t_3)] = 0.7410 - 1.96 \times 0.0266 = 0.6889$

上限 $\hat{S}(t_3) + 1.96 SE[\hat{S}(t_3)] = 0.7410 + 1.96 \times 0.0266 = 0.7931$

即肝癌患者肝移植术后12~18个月生存率的95%置信区间为68.89%~79.31%。

（三）中位生存时间的计算

由表11-3可见，中位生存时间在24~30个月之间，可采用内插法计算中位生存时间，本例中位生存时间的计算如下：

$$(24 - 30) : (24 - t) = (0.6028 - 0.4607) : (0.6028 - 0.5)$$

$$t = 24 - \frac{(24 - 30)(0.6028 - 0.5)}{0.6028 - 0.4607} = 28.3（月）$$

即肝癌患者肝移植术后的中位生存时间为28.3个月。

（四）生存曲线

以生存时间 t 为横轴，生存率 $\hat{S}(t_k)$ 为纵轴，可绘制生存曲线。例11-3的生存曲线如图11-2。频数表资料的生存曲线为连续型的折线形曲线，可直观反映生存率随生存时间的变化趋势，反映观察对象的生存过程。绘制时要注意，各个时间段对应的生存率应标在各时间段的上限处。另外，由于频数表资料是按生存时间分组的，每个组内的两个时点生存率可能是不同的，且其变化规律不详，因此，频数表资料的生存曲线不宜绘成阶梯形曲线，应将各时点生存率采用直线连接。

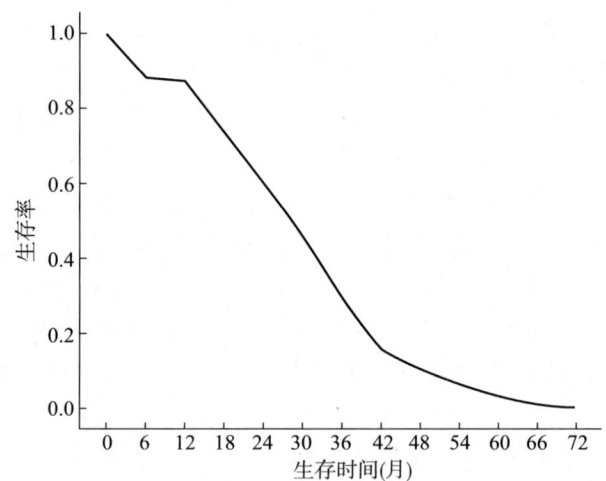

图11-2　324例肝癌患者肝移植后的生存曲线

第三节　生存曲线的比较

生存曲线比较的方法有多种，本节重点介绍一种常用方法——对数秩检验（log-rank test）。

一、对数秩检验的基本思想

对数秩检验又称时序检验，是以生存时间的对数为基础推导出来的，其基本思想是实际死亡数与期望死亡数之间的比较,即假定无效假设成立[两总体生存曲线(率)相同],则根据两种处理不同生存时间的期初观察人数和理论死亡概率计算出的理论死亡数,应与实际死亡数相差不大,否则无效假设不成立,可认为两组生存曲线(率)不同。其检验统计量计算公式如下:

$$\chi^2 = \sum \frac{(A-T)^2}{T}$$ （式11-13）

$$\nu = 组数 - 1$$

式中,A 为实际死亡数,T 为理论死亡数。

查 χ^2 界值表(附表6),得到 P 值,按所取检验水准 α 做出推断。

二、对数秩检验的步骤

对数秩检验是一种非参数检验方法,应用范围较广,常用于两(多)组小样本或大样本资料的生存曲线(生存率)比较。

例11-3 某临床医生对26例肝炎后肝硬化、29例肝炎后肝硬化合并肝癌患者实施了肝移植手术,并从肝移植术后开始随访,两组患者肝移植术后随访时间(月)和随访结果分别如表11-4第(2)(4)(5)(8)(9)栏所示,试比较肝炎后肝硬化和肝炎后肝硬化合并肝癌患者肝移植的预后是否有差别。

表11-4 两组患者生存曲线比较的对数秩检验

序号 k (1)	时间(月) t_k (2)	肝炎后肝硬化				肝炎后肝硬化+肝癌				合计	
		期初人数 n_{1k} (3)	死亡数 d_{1k} (4)	删失数 c_{1k} (5)	理论死亡数 T_{1k} (6)	期初人数 n_{2k} (7)	死亡数 d_{2k} (8)	删失数 c_{2k} (9)	理论死亡数 T_{2k} (10)	期初总患者数 n_k (11)	总死亡数 d_k (12)
1	1	26	1	0	0.945 5	29	1	1	1.054 5	55	2
2	2	25	0	1	0.480 8	27	1	0	0.519 2	52	1
3	3	24	1	0	0.960 0	26	1	1	1.040 0	50	2
4	4	23	0	1	0.489 4	24	1	0	0.510 6	47	1
5	5	22	0	1	0.488 9	23	1	0	0.511 1	45	1
6	6	21	1	0	0.488 4	22	0	0	0.511 6	43	1
7	7	20	0	0	0.000 0	22	0	1	0.000 0	42	0
8	8	19	0	0	0.475 0	21	1	0	0.525 0	40	1
9	9	18	0	0	0.000 0	20	0	1	0.000 0	38	0
10	10	17	0	1	0.472 2	19	1	0	0.527 8	36	1
11	11	16	0	0	0.470 6	18	1	0	0.529 4	34	1
12	12	16	0	0	0.000 0	17	0	1	0.000 0	33	0
13	14	16	0	0	0.000 0	16	0	1	0.000 0	32	0
14	15	16	0	0	0.516 1	15	1	0	0.483 9	31	1
15	16	16	1	0	0.533 3	14	0	0	0.466 7	30	1
16	18	15	0	0	0.517 2	14	1	0	0.482 8	29	1
17	21	15	0	0	0.535 7	13	1	0	0.464 3	28	1
18	22	15	0	0	0.000 0	12	0	1	0.000 0	27	0
19	23	14	0	0	0.538 5	12	1	0	0.461 5	26	1
20	24	13	0	0	0.520 0	12	1	0	0.480 0	25	1
21	26	13	0	0	0.000 0	11	0	1	0.000 0	24	0
22	27	13	1	0	0.565 2	10	0	0	0.434 8	23	1

续表

序号 k (1)	时间(月) t_k (2)	肝炎后肝硬化				肝炎后肝硬化合并肝癌				合计	
		期初人数 n_{1k} (3)	死亡数 d_{1k} (4)	删失数 c_{1k} (5)	理论死亡数 T_{1k} (6)	期初人数 n_{2k} (7)	死亡数 d_{2k} (8)	删失数 c_{2k} (9)	理论死亡数 T_{2k} (10)	期初总患者数 n_k (11)	总死亡数 d_k (12)
23	30	12	1	0	1.090 9	10	1	0	0.909 1	22	2
24	31	11	1	0	0.550 0	9	0	0	0.450 0	20	1
25	33	10	0	0	0.000 0	9	0	1	0.000 0	19	0
26	35	10	0	1	0.000 0	8	0	0	0.000 0	18	0
27	37	9	0	0	0.000 0	8	0	1	0.000 0	17	0
28	38	9	0	0	0.562 5	7	1	0	0.437 5	16	1
29	39	9	1	0	0.600 0	6	0	0	0.400 0	15	1
30	40	8	0	1	0.571 4	6	1	0	0.428 6	14	1
31	42	7	0	0	0.000 0	5	0	0	0.000 0	12	0
32	43	7	0	1	0.000 0	5	0	0	0.000 0	12	0
33	45	6	1	0	0.545 5	5	0	1	0.454 5	11	1
34	49	5	0	0	0.000 0	4	0	0	0.000 0	9	0
35	52	5	0	0	0.555 6	4	1	0	0.444 4	9	1
36	55	5	0	1	0.000 0	3	0	0	0.000 0	8	0
37	58	4	0	0	0.000 0	3	0	1	0.000 0	7	0
38	60	4	0	0	0.666 7	2	1	0	0.333 3	6	1
39	61	4	0	1	0.000 0	1	0	0	0.000 0	5	0
40	62	3	0	1	0.000 0	1	0	0	0.000 0	4	0
41	65	2	0	1	0.000 0	1	0	0	0.000 0	3	0
42	66	1	0	1	0.000 0	1	0	0	0.000 0	2	0
合计			11	15	14.139 3		16	13	12.860 7		27

首先,采用上节所介绍的 Kaplan-Meier 法估计出两组患者肝移植术后不同时点的生存率,然后,以生存时间为横轴、以生存率为纵轴,绘制生存曲线,两组患者肝移植术后生存曲线如图 11-3 所示。由图 11-3 可见,肝炎后肝硬化患者肝移植术后的生存曲线位置高于肝炎后肝硬化合并肝癌患者。

要比较肝炎后肝硬化和肝炎后肝硬化合并肝癌患者肝移植的预后是否有差别,需采用对数秩检验,其具体步骤如下:

1. 建立检验假设,确定检验水准

H_0:肝炎后肝硬化与肝炎后肝硬化合并肝癌患者肝移植治疗的效果相同

H_1:肝炎后肝硬化与肝炎后肝硬化合并肝癌患者肝移植治疗的效果不同

$\alpha = 0.05$

2. 计算检验统计量

(1) 按生存时间将各组资料统一排序 将两组患者按生存时间统一从小到大排序,相同时点,只排一次;如果死亡和删失的时点相同,则分别排列,见表 11-4 第(1)(2)栏。

(2) 各时间点各组的期初患者数、死亡数和删失数 用 n_{1k}、n_{2k} 分别表示两组患者各时点的期初患者数,分别见表 11-4 第(3)(7)栏,期初总患者数为 $n_k = n_{1k} + n_{2k}$,见表 11-4 第(11)栏;用 d_{1k}、d_{2k} 分别表示两组患者各时点的死亡数,分别见表 11-4 第(4)(8)栏,总的死亡数为 $d_k = d_{1k} + d_{2k}$,见表 11-4 第(12)栏;用

第三节 生存曲线的比较

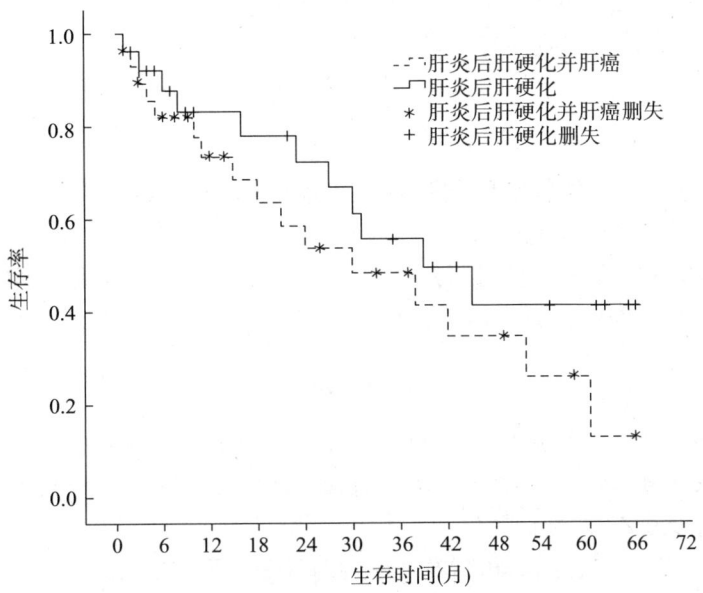

图 11-3 两组患者肝移植术后的生存曲线

c_{1k}、c_{2k}分别表示两组患者各时点的删失数,分别见表11-4第(5)(9)栏。某时点的期初病例数等于其前一时点的期初病例数减去相应的死亡数和删失数,即$n_k = n_{k-1} - d_{k-1} - c_{k-1}$。

(3) 分别计算两组患者肝移植术后各时点的理论死亡数 肝炎后肝硬化患者肝移植术后各时点的死亡数d_{1k}对应的理论死亡数为$T_{1k} = n_{1k} \times d_k / n_k$,肝炎后肝硬化合并肝癌患者肝移植术后各时点的死亡数d_{2k}对应的理论死亡数为$T_{2k} = n_{2k} \times d_k / n_k$。两组患者理论死亡数分别见表11-4第(6)和(10)栏。两组合计的理论死亡数分别为14.139 3 和 12.860 7。

(4) 计算χ^2值 两组生存曲线比较时,将两组患者各时点的实际死亡数和理论死亡数列表,如表11-5。基于表11-5可采用式11-13对两组生存曲线进行比较。

表 11-5 对数秩检验总结表

组别	实际死亡数 A	理论死亡数 T
肝炎后肝硬化组	11	14.139 3
肝炎后肝硬化合并肝癌组	16	12.860 7

$$\chi^2 = \frac{(11-14.139\ 3)^2}{14.139\ 3} + \frac{(16-12.860\ 7)^2}{12.860\ 7} = 1.463$$

$$\nu = 2 - 1 = 1$$

3. 确定 P 值,做出推断结论

查χ^2界值表(附表6),得$0.10 < P < 0.25$,按$\alpha = 0.05$水准尚不能拒绝H_0,即两组患者肝移植术后生存曲线差别无统计学意义。虽然从图11-3可看出肝炎后肝硬化患者的生存曲线位置稍高,但尚不能认为肝炎后肝硬化患者肝移植的效果比合并肝癌者的效果好。

三、应用对数秩检验的注意事项

1. 对数秩检验属于单因素分析方法,除需满足生存资料的基本要求外,还要求各样本的生存曲线不能交叉。如出现交叉,则提示可能存在混杂因素,应采用分层对数秩检验,或 Cox 比例风险回归模型进行分析。

2. 对数秩检验也适用于频数表资料以及多组间生存曲线的比较。

3. 应用对数秩检验进行生存曲线的比较时,若要比较两条生存曲线某时间点的生存率(如2年生存率或3年生存率)有无差别,可按下式计算检验统计量,然后确定 P 值。

$$Z = \frac{\hat{S}_1(t_k) - \hat{S}_2(t_k)}{\sqrt{[SE(\hat{S}_1(t_k))]^2 + [SE(\hat{S}_2(t_k))]^2}} \qquad (\text{式} 11-14)$$

若要同时比较多个时点间生存率有无差别,检验水准应作 Bonferroni 校正,即 $\alpha' = \alpha/k$,其中 k 为比较的次数,以保证总的 I 型错误概率不超过 α。

4. 当对数秩检验结果生存率有差异时,各对比组的疗效比较除了可根据各组生存曲线的高低直观判断外,还可以根据中位生存时间的长短来判断,中位生存时间较长者的疗效较好。

本 章 小 结

生存分析是近30多年来逐步发展并完善的新的统计学分支,具有相对独立的理论体系,目前已广泛应用于社会、经济、工程、农业、国防和医学等领域。本章主要介绍了生存资料的特点、生存分析的内容及基本概念、生存率的估计及生存曲线比较。

生存资料具有以下特点:①包含结局和结局发生的时间两方面信息;②结局为两分类互斥事件;③一般需要通过随访收集得到;④常因失访等原因造成某些研究对象的生存时间不确切,生存时间分布类型复杂。

生存分析对生存资料的基本要求为:①样本由随机抽样获得,并有足够数量;②特定结局例数不能太少;③删失比例不能太大;④生存时间尽可能精确;⑤缺项要尽量补齐。

生存率和生存概率是生存资料统计描述中两个最基本的统计量,两者仅一字之差,但意义差别很大,前者是从0至 t_k 多个时段的累积结果,后者是单个时段的概率。生存率的非参数估计方法有寿命表法和 KM 法,寿命表法适合于大样本频数表资料。中位生存时间指生存率为0.5时对应的生存时间,表示有50%的观察对象可活这么长时间,一般采用内插法估计。以观察时间为横坐标,生存率为纵坐标,将各个时间点生存率连接在一起绘制的线图称为生存曲线,用以描述观察对象的生存过程。

生存曲线比较的假设检验方法较多,本章重点介绍了对数秩检验,该法对生存时间的分布没有特定要求,且是对整个生存曲线的比较,而不是某个特定时间点生存率的比较。

思 考 题

1. 什么是生存时间?
2. 什么是删失数据?
3. 什么是中位生存时间?
4. 简述生存资料的特点。
5. 简述生存分析对生存资料的基本要求。
6. 生存分析的主要内容有哪些?
7. 生存时间能计算平均数、标准差吗?
8. 简述两样本生存资料比较不宜采用 χ^2 检验进行分析的理由。
9. 简述生存率与生存概率的区别。
10. 估计生存率和生存曲线时,什么情况下用寿命表法?

(尚 磊 孟 琼)

网上更多……

✎ 教学PPT　　📖 拓展阅读　　📋 自测题

第十二章

常用多变量回归分析

本章导读

多变量统计方法是研究多个随机变量之间相互关系及规律性的统计学分支。医学现象往往涉及多个变量，一个因变量往往受多个因素（自变量）的影响，如儿童身高不仅受到年龄，而且受性别、父母身高、体育锻炼等多个因素影响。如果仅用单变量统计方法分别进行统计分析，就忽略了变量之间的相互关系，从而使分析结果难以客观全面地反映实际情况。此时，往往需要采用多变量统计方法进行分析。多变量统计方法不仅能够研究多个变量之间的相互关系以及揭示这些变量的变化规律，而且能够使复杂的指标简单化，并对研究对象进行预测或分类。随着计算机技术普及，各种统计软件不断推出，多变量统计方法已广泛应用于医学研究的各个领域。本章将介绍多变量线性回归、多变量logistic回归、多变量Cox比例风险回归，以及多变量回归分析在设计、分析和结果解释及应用阶段的注意事项。

学习要点

1. 常用多变量回归分析的一般形式。
2. 常用多变量回归分析的结果解释。
3. 多变量回归分析的应用注意事项。

▶▶▶ 第一节 多变量线性回归 ◀◀◀

多变量线性回归（multiple linear regression）是一元线性回归或简单线性回归（simple linear regression）分析的推广，它研究的是一组自变量（$x_1, x_2, \cdots, x_p$）如何影响一个因变量（y）。由于多变量线性回归分析（包括一元线性回归分析）仅涉及一个因变量，所以有时也称其为单变量线性回归分析（univariate linear regression analysis）。这里，自变量（independent variable）指的是一组独立的变量，因变量（dependent variable）指的是受其他变量影响的变量。多变量线性回归在医学科研中主要用于观察性研究，适用于因变量为连续型定量变量的情形，如血压、血糖等。

例12-1 2016年某单位787名在职员工和退休人员参加健康体检，获取的信息包括年龄（x_1）、性别（x_2）、体重指数（x_3）、收缩压（x_4）、舒张压（x_5）、空腹血糖（x_6）、总胆固醇（x_7）、三酰甘油（x_8）、高密度脂蛋白（x_9）、低密度脂蛋白（x_{10}）、血尿酸（y），本例的部分实测数据见表12-1，数据变量说明见表12-2。试分析影响血尿酸水平的相关因素。

表 12-1　787 名体检者血尿酸含量及有关指标测量结果的部分原始数据

编号	年龄（岁）x_1	性别（1=男，2=女）x_2	体重指数（kg/m²）x_3	收缩压（mmHg）x_4	舒张压（mmHg）x_5	空腹血糖（mmol/L）x_6	总胆固醇（mmol/L）x_7	三酰甘油（mmol/L）x_8	高密度脂蛋白（mmol/L）x_9	低密度脂蛋白（mmol/L）x_{10}	血尿酸（μmol/L）y
1	60	1	23.18	169	72	4.99	5.18	1.07	1.28	3.43	399
2	54	1	28.56	134	90	5.36	4.38	1.57	1.11	2.78	363
3	62	1	25.16	154	97	4.88	4.60	0.60	1.53	2.53	432
4	61	1	29.68	144	83	5.27	4.55	1.47	1.20	3.08	359
5	56	2	28.51	157	91	8.41	4.97	1.32	1.42	3.12	248
6	51	2	23.94	153	70	4.88	5.71	1.01	1.54	3.92	268
…	…	…	…	…	…	…	…	…	…	…	…
784	80	1	28.71	128	78	4.63	4.01	2.06	1.22	2.57	339
785	51	1	26.26	110	73	7.91	5.21	3.01	1.28	3.28	337
786	62	1	29.73	131	81	5.04	5.48	2.14	1.34	3.70	343
787	57	1	26.45	122	77	5.43	5.25	6.36	1.12	2.72	373

表 12-2　各变量的含义及赋值情况

变量名	指标（变量标签）	赋值	变量名	指标（变量标签）	赋值
x_1	年龄（岁）	定量变量	x_7	总胆固醇（mmol/L）	定量变量
x_2	性别（1=男，2=女）	1=男性；2=女性	x_8	三酰甘油（mmol/L）	定量变量
x_3	体重指数（kg/m²）	定量变量	x_9	高密度脂蛋白（mmol/L）	定量变量
x_4	收缩压（mmHg）	定量变量	x_{10}	低密度脂蛋白（mmol/L	定量变量
x_5	舒张压（mmHg）	定量变量	y	血尿酸（μmol/L）	定量变量
x_6	空腹血糖（mmol/L）	定量变量			

一、多变量线性回归模型的一般形式

假定因变量 y 与自变量 $x_1, x_2, \cdots, x_m$ 间存在如下关系：

$$y = \beta_0 + \beta_1 x_1 + \beta_2 x_2 + \cdots + \beta_m x_m + \varepsilon \quad \text{（式 12-1）}$$

式中，β_0 是常数项，$\beta_1, \beta_2, \cdots, \beta_m$ 称为偏回归系数（partial regression coefficient）。$\beta_i (i=1,2,\cdots,m)$ 的含义为在其他自变量保持不变的条件下，自变量 x_i 每改变一个单位时，因变量 y 的平均改变量。ε 为随机误差，它表示 y 的变异中不能由自变量 $x_i (i=1,2,\cdots,m)$ 解释的部分。

例 12-1 的统计分析目的是研究影响血尿酸水平的相关因素，多变量线性回归可以回答这类问题。该例中，由于收缩压与舒张压、总胆固醇与低密度脂蛋白之间具有较强相关性，根据专业知识只保留其一，故本例的自变量为年龄（x_1）、性别（x_2）、体重指数（x_3）、收缩压（x_4）、空腹血糖（x_6）、三酰甘油（x_8）、高密度脂蛋白（x_9）、低密度脂蛋白（x_{10}），因变量为血尿酸水平（y）。本节将结合统计软件介绍多变量线性回归分析的步骤及实际应用。

二、多变量线性回归分析

（一）参数估计

多变量线性回归分析中，参数的估计方法常采用最小二乘法（least square estimate，LSE），与简单线性回归基本一致。取得 n 个观察对象 m 个自变量的观测值后,根据"残差平方和最小"的原则解一个 m 阶的线性方程可得到参数估计值 $b_1, b_2, \cdots, b_m$ 以及 b_0,所得回归方程为:

$$\hat{y} = b_0 + b_1 x_1 + b_2 x_2 + \cdots + b_m x_m \quad \text{(式 12-2)}$$

式中,$\hat{y}$ 是因变量 y 的估计值,b_0 为回归方程的常数项,$b_i (i=1,2,\cdots,m)$ 为偏回归系数估计值。对例 12-1 采用统计软件,得各偏回归系数估计值见表 12-3。

表 12-3 模型偏回归系数的估计及检验结果

变量	偏回归系数	偏回归系数标准误	标准化偏回归系数	t 值	P 值
常数项	272.197	29.498	—	9.228	<0.001
x_1	-0.464	0.240	-0.060	-1.929	0.054
x_2	-78.557	5.866	-0.428	-13.392	<0.001
x_3	4.846	0.915	0.196	5.298	<0.001
x_4	0.518	0.166	0.111	3.126	0.002
x_6	-8.229	2.063	-0.121	-3.990	<0.001
x_8	6.202	1.444	0.132	4.295	<0.001
x_9	-1.754	7.920	-0.007	-0.221	0.825
x_{10}	10.036	3.064	0.098	3.275	0.001

由表 12-3 可见,所建立的回归方程为:

$$\hat{y} = 272.197 - 0.464 x_1 - 78.557 x_2 + 4.846 x_3 + 0.518 x_4 - 8.229 x_6 + 6.202 x_8 - 1.754 x_9 + 10.036 x_{10}$$

该方程是否成立,需进一步作假设检验。

(二)假设检验

由样本资料求得回归方程后,为了确定回归方程及引入的自变量是否有统计学意义,必须进行假设检验,包括:①对多变量线性回归方程的假设检验;②对方程中各偏回归系数的假设检验。

1. 模型的假设检验

对多变量线性回归方程的假设检验采用方差分析,检验假设为 $H_0: \beta_1 = \beta_2 = \cdots = \beta_m = 0$,$H_1: \beta_1, \beta_2, \cdots, \beta_m$ 不全等于零。其基本原理是将因变量 y 的总变异分解为两部分,即:$\sum (y - \bar{y})^2 = \sum (\hat{y} - \bar{y})^2 + \sum (y - \hat{y})^2$。其中,$\sum (\hat{y} - \bar{y})^2$ 为回归平方和,用 $SS_{回归}$ 表示;$\sum (y - \hat{y})^2$ 为剩余(或残差)平方和,用 $SS_{剩余}$ 表示。在 H_0 成立的前提下,其检验统计量的计算公式为:

$$F = \frac{SS_{回归}/m}{SS_{剩余}/(n-m-1)} = \frac{MS_{回归}}{MS_{剩余}} \quad \text{(式 12-3)}$$

式中,n 为样本含量,m 为自变量的个数。求得 F 统计量后,若 $F < F_{\alpha(m, n-m-1)}$,则 $P > \alpha$,按 α 水准,不能拒绝 H_0,即尚不能认为回归方程成立;若 $F \geq F_{\alpha(m, n-m-1)}$,则 $P \leq \alpha$,按 α 水准,拒绝 H_0,接受 H_1,可以认为至少有一个自变量与因变量存在线性回归关系,即回归模型有统计学意义。

根据以上回归方程的假设检验原理,对例 12-1 模型的检验结果见表 12-4。可见,该回归模型有统计学意义($F = 70.392$,$P < 0.001$)。

表 12-4 模型的检验结果

变异来源	SS	ν	MS	F 值	P 值
回归	2 400 623.563	8	300 077.945	70.392	<0.001
剩余	3 316 584.589	778	4 262.962		
总变异	5 717 208.152	786	—		

2. 偏回归系数的假设检验

当多变量线性回归方程的检验有统计学意义时,并不能因此认为每一个自变量与因变量都存在线性关系。如果要判断某一个自变量与因变量是否有线性关系,必须对该自变量的偏回归系数作假设检验,方法包括方差分析和 t 检验,本节仅介绍更为常用的 t 检验。其检验假设为 $H_0:\beta_j=0, H_1:\beta_j\neq 0$。检验统计量为:

$$t_{b_i} = \frac{b_i}{SE(b_i)}, \quad \nu = n-m-1 \tag{式12-4}$$

式中,b_i 是偏回归系数的估计值,$SE(b_i)$ 是 b_i 的标准误。如果 $|t_{b_i}| \geq t_{\alpha/2, n-m-1}$,则在给定的 α 水准下拒绝 H_0,接受 H_1,认为 x_i 与 y 有线性关系;反之,不拒绝 H_0,尚不能认为 y 与 x_i 有线性关系。

根据上述偏回归系数假设检验的基本原理,对例12-1各偏回归系数的检验结果见表12-3的第5列和第6列。偏回归系数检验结果显示,在检验水准 $\alpha = 0.05$ 水平上,性别(x_2)、体重指数(x_3)、收缩压(x_4)、空腹血糖(x_6)、三酰甘油(x_8)、低密度脂蛋白(x_{10})在模型中有统计学意义,而年龄(x_1)、高密度脂蛋白(x_9)在模型中无统计学意义。

(三)自变量的筛选

多变量线性回归方程 $\hat{y}=b_0+b_1x_1+b_2x_2+\cdots+b_mx_m$ 中,m 个自变量是研究者预先确定的,有时,所拟合方程经假设检验不成立;或者虽然方程成立,但方程中有些变量经检验无统计学意义;有些探索性研究仅仅希望从众多变量中,挑选出对因变量有统计学意义的自变量,这些都需要通过对自变量的筛选,常用的方法有:

1. 向后剔除法

向后剔除法(backward selection)为先建立一个包含全部自变量的回归方程,然后每次剔除一个偏回归平方和最小且无统计学意义的自变量,直到不能剔除时为止。

2. 向前引入法

向前引入法(forward selection)为回归方程每次引入一个偏回归平方和最大且具有统计学意义的自变量,由少到多,直到无可引入的自变量为止。

3. 逐步筛选法

逐步筛选法(stepwise selection)取上述两种方法的优点,在向前引入每一个新自变量之后,都重新检验前面已选入的自变量有无继续保留在方程中的价值。引入和剔除交替进行,直到既无具有统计学意义的新变量可以引入,也无失去其统计学意义的自变量可剔除去方程为止。

但值得注意的是,以上仅是从数据出发进行变量筛选。在实际应用尤其是医学领域中,对于专业上已明确将对结局变量产生影响的自变量,无论其是否有统计学意义,均应强制纳入回归方程中。

对例12-1,采用逐步筛选法筛选变量,自变量进入模型的检验水准设定为 $\alpha = 0.05$,剔除自变量的检验水准设定为 $\alpha = 0.10$,回归分析结果见表12-5。回归方程有统计学意义($F=93.003, P<0.001$)。

表12-5 逐步回归模型偏回归系数的估计及检验结果

模型	非标准化		标准化	t 值	P 值	95%置信区间	
	偏回归系数	标准误	偏回归系数			下限	上限
常数项	265.974	26.397	—	10.076	<0.001	214.156	317.792
x_2	−78.771	5.672	−0.429	−13.889	<0.001	−89.905	−67.638
x_3	4.956	0.867	0.200	5.719	<0.001	3.255	6.657
x_4	0.401	0.155	0.086	2.595	0.010	0.098	0.705
x_6	−8.300	2.062	−0.122	−4.025	<0.001	−12.348	−4.252
x_8	6.245	1.416	0.133	4.409	<0.001	3.465	9.025
x_{10}	8.719	2.976	0.085	2.930	0.003	2.877	14.562

由此可见，影响糖尿病患者空腹血糖的指标主要为性别（x_2）、体重指数（x_3）、收缩压（x_4）、空腹血糖（x_6）、三酰甘油（x_8）、低密度脂蛋白（x_{10}），它们之间的线性关系可用多变量线性回归方程的形式表示为：

$$\hat{y} = 265.974 - 78.771\,x_2 + 4.956\,x_3 + 0.401\,x_4 - 8.300\,x_6 + 6.245\,x_8 + 8.719\,x_{10}$$

（四）标准化偏回归系数

多变量线性回归方程中，由于各自变量的单位不同，其偏回归系数之间是无法直接比较的。因此需要对偏回归系数标准化，以消除量纲的影响。标准化后的偏回归系数称为标准化偏回归系数（standard partial regression coefficient）。标准化偏回归系数 b_i' 与原始的偏回归系数 b_i 之间的关系为：

$$b_i' = b_i \sqrt{\frac{l_{ii}}{l_{yy}}} = b_i \frac{S_i}{S_y} \quad (i = 1, 2, \cdots, m) \tag{式 12-5}$$

标准化偏回归系数可以用来比较各个自变量 x_i 对 y 的影响强度，标准化偏回归系数的绝对值越大，该自变量对因变量的影响也越大。例如，由表12-5可见，经逐步回归筛选自变量后，性别、体重指数、三酰甘油、空腹血糖、收缩压和低密度脂蛋白的标准化偏回归系数分别为-0.429、0.200、0.133、-0.122、0.086和0.085，说明自变量对血尿酸的影响相对大小顺序为性别>体重指数>三酰甘油>空腹血糖>收缩压>低密度脂蛋白。

（五）回归效果的评价

评价多变量线性回归方程回归效果的优劣是回归分析的重要内容之一，以下仅介绍较为常用的校正决定系数与剩余标准差。

1. 校正决定系数

校正决定系数（adjusted coefficient of determination）可克服决定系数在评价回归效果时未考虑自变量个数的缺陷，其公式如下：

$$R_{\text{adj}}^2 = 1 - \frac{MS_{\text{剩余}}}{MS_{\text{总}}} = 1 - \frac{(1-R^2)(n-1)}{n-m-1} \tag{式 12-6}$$

校正决定系数 R_{adj}^2 越大，说明回归模型拟合效果越好。当方程中加入有统计学意义的自变量时，R_{adj}^2 增大；反之，若方程中引入无统计学意义的自变量时，R_{adj}^2 可能减小。比如例12-1中，经逐步回归做变量筛选后决定系数为 $R^2 = 0.646$，校正决定系数 $R_{\text{adj}}^2 = 0.413$。

2. 剩余标准差

剩余标准差（standard deviation of residual）为扣除 m 个自变量的影响后，因变量 y 仍然存在的变异，即不能由 m 个自变量解释的 y 的变异，用 $S_{y.123\cdots m}$ 来表示。其计算公式为：

$$S_{y.123\cdots m} = \sqrt{MS_{\text{剩余}}} = \sqrt{\frac{SS_{\text{剩余}}}{n-m-1}} \tag{式 12-7}$$

剩余标准差越小，说明回归模型拟合效果越好。剩余标准差除与剩余平方和有关外，还与自由度有关，因此，剩余标准差与决定系数对回归模型拟合效果优劣的评价结果有时不一致。研究者通常希望用尽可能少的自变量来最大限度地解释因变量的变异，从这个意义上说，用剩余标准差作为评价回归效果的指标比决定系数更好，其评价效果和校正决定系数一致。例如，上例直接拟合所得模型的剩余标准差 $S_{y.123\cdots m} = 1.905$，经逐步回归做变量筛选后模型的剩余标准差 $S_{y.123\cdots m} = 1.899$。

三、多变量线性回归分析的应用条件

多变量线性回归模型的应用需要满足以下条件：①y 与 $x_1, x_2, \cdots, x_m$ 之间具有线性关系（linearity）；②各观测值 $y_j (j=1,2,\cdots,n)$ 之间相互独立，等价于残差 ε 之间相互独立，且 m 个自变量与残差 ε 之间相互独立（independence）；③对于任意一组自变量 $x_1, x_2, \cdots, x_m$，因变量 y 均服从正态分布（normality）且方差齐（equal variance），等价于残差 ε 服从均数为0、方差为 σ^2 的正态分布。

在上述条件中,如果①得不到满足,会导致所获得的回归方程、假设检验、预测与估计失去意义;如果②中的"残差 ε 之间相互独立"得不到满足,会导致统计推断结果错误,如果"m 个自变量与残差 ε 之间相互独立"不满足,说明模型中缺少重要的自变量;如果③得不到满足,会影响统计推断结论的可靠性。

第二节 Logistic 回归分析

第一节介绍的多变量线性回归模型适用于分析一个定量因变量与多个自变量之间的关系。但在实际工作中我们经常遇到因变量为分类变量的情形。例如,临床医生需要分析影响患者预后(有无并发症)的影响因素,公共卫生工作者关注影响疾病发生与否的危险或保护因素,医学科研人员需要在控制患者病情、病程等情况下比较不同药物的疗效(有效、无效),行为医学工作者关注青少年尝试吸烟行为的影响因素等等。此时,logistic 回归模型提供了很好的解决思路。Logistic 回归模型适用于分析一个分类因变量与多个自变量之间的关系,其中自变量可以是定性变量,也可以是定量变量。

根据因变量类型不同,需要选择的 logistic 回归模型不同:当因变量为二分类时,采用二分类 logistic 回归;当因变量为有序多分类时,采用有序 logistic 回归;当因变量为无序多分类时,采用无序 logistic 回归。根据设计类型不同,需要选择的 logistic 回归模型也不同:成组设计资料采用非条件 logistic 回归,配对或配比设计资料则采用条件 logistic 回归。本节主要介绍最常用的二分类非条件 logistic 回归。

例 12-2 冠状动脉损害(coronary artery lesions,CAL)是川崎病患儿的主要并发症,也是川崎病诊治过程中临床医生关注的焦点问题。为了探索川崎病患儿发生 CAL 并发症的影响因素,某课题组连续性收集了某医院 1 304 例川崎病患儿的临床病历资料,包括性别(x_1)、年龄组(x_2)、疾病类型(x_3)、开始治疗时间(x_4)、治疗方法(x_5)、抗生素使用史(x_6)、CRP 分组(x_7)和冠状动脉损害(x_9),数据见表 12-6。

表 12-6 川崎病患儿 CAL 发生影响因素研究

编号	x_1	x_2	x_3	x_4	x_5	x_6	x_7	y
0001	1	0	1	3	0	0	0	0
0002	0	1	0	6	1	0	0	1
⋮	⋮	⋮	⋮	⋮	⋮	⋮	⋮	⋮
0010	1	0	1	5	1	0	0	0
⋮	⋮	⋮	⋮	⋮	⋮	⋮	⋮	⋮
1302	0	0	0	4	1	1	1	0
1303	1	0	1	8	1	0	0	0
1304	1	1	0	5	0	0	1	0

本例中,因变量 CAL(冠状动脉损害)是否发生为二分类变量(非匹配设计),因此采用 logistic 回归分析。这里,需要特别注意因变量和自变量的赋值方法。为便于结果解释,对于因变量,一般将阳性事件赋值为 1,阴性事件赋值为 0。本例将发生 CAL 的患者赋值为 1,未发生 CAL 者赋值为 0,其余各变量的赋值方法如表 12-7(自变量的具体赋值方法详见本章第四节)。

表 12-7 各变量的含义及赋值情况

变量名	含义	赋值方法
x_1	性别	1=男;0=女
x_2	年龄组	1=月龄小于或等于 36;0=月龄大于 36
x_3	疾病类型	1=不典型;0=典型
x_4	开始治疗时间	定量变量,表示发病第几天进行治疗

续表

变量名	含义	赋值方法
x_5	治疗方法	1=A方法;2=B方法
x_6	抗生素使用史	1=有使用;0=未使用
x_7	CRP分组	1=CRP≥100 mg/dL;0=CRP<100 mg/dL
y	冠状动脉损害	1=发生;0=未发生

一、Logistic 回归模型的一般形式

假设用 y 表示因变量,$x_1,x_2,\cdots,x_k$ 表示与 y 可能有关联的一组自变量。当 y 阳性时记为 $y=1$;当 y 阴性时记为 $y=0$。用 P 表示发生阳性事件的概率,$1-P$ 表示发生阴性事件的概率,则 logistic 回归模型可表示为:

$$P = \frac{e^{\beta_0+\beta_1 x_1+\beta_2 x_2+\cdots+\beta_k x_k}}{1+e^{\beta_0+\beta_1 x_1+\beta_2 x_2+\cdots+\beta_k x_k}} \quad (\text{式 12-8})$$

式中,β_0 为常数项,β_1、β_2、$\cdots$、β_k 为偏回归系数。

对式 12-8 进行对数变换,logistic 回归模型还可以表达为线性形式:

$$\ln \frac{P}{1-P} = \beta_0+\beta_1 x_1+\beta_2 x_2+\cdots+\beta_k x_k \quad (\text{式 12-9})$$

式中,$\ln \frac{P}{1-P}$ 表示阳性事件发生概率与阴性事件发生概率之比即优势(odds)的自然对数,称为 P 的 logit 变换,记为 $\mathrm{logit}(P)$。β_0 为常数项,表示当其他自变量均为 0 时结局事件优势(odds)的自然对数值。$\beta_j(j=1,2,\cdots,m)$ 为偏回归系数,表示在其他自变量保持不变时自变量 x_j 每改变一个单位所引起的 $\mathrm{logit}(P)$ 的改变量。

不难证明,β_j 与衡量自变量效应大小的优势比(odds ratio,OR)之间有对应关系,即 $OR=e^{\beta}$。而 OR 是病例对照研究中表示疾病与暴露之间联系强度的常用指标,表示病例组的暴露比值与对照组的暴露比值之比。当结局事件发生率比较低,如小于 5% 时,RR 是相对比(relative risk,RR,表示暴露组与非暴露组的发病率之比)的近似估计值。这也正是 logistic 回归在医学尤其是流行病学研究领域广泛应用的重要原因之一,即,通过计算某因素的偏回归系数可以获得该因素不同水平下的优势比甚至相对危险度的估计值。

一般情况下,$\beta_j>0$($OR>1$),表示 x_j 为"危险"因素;$\beta_j<0$($OR<1$),表示 x_j 为"保护"因素;而当 $\beta_j=0$($OR=1$)时,提示该自变量与因变量之间无关联性。比如,在下面的例 12-2 中,如果求得性别(1=男,0=女)的 OR 值等于 2(而且 95% 的置信区间不包含 1),提示男性患儿发生结局事件即 CAL 并发症的优势高于女性患儿。类似的,假如 y 表示酒后驾驶行为(1=有,0=无),x 表示文化程度(1=本科及其以上,0 表示本科以下),计算得到 OR 值为 0.5(而且 95% 的置信区间不包含 1),则提示本科及其以上文化程度者酒后驾驶行为的发生风险较低,文化程度高是酒后驾驶行为的保护因素。

二、Logistic 回归分析

(一)参数估计

由于 logistic 回归是一种概率型模型,通常采用最大似然法(maximum likelihood,ML)求解模型中偏回归系数 β_j 的估计值 $b_j(j=1,2,\cdots,k)$。其基本思想是先建立似然函数,再求解对数似然函数达到最大时参数的取值,即为最大似然估计值。然后,根据 b_j 与 OR 值的关系即可得到各个自变量的 OR 值。

但是,这两个指标均为点估计值,与其他样本统计量一样,存在抽样误差,因此需要对其进行区间估计。如果 OR 值的置信区间不包含 1,提示自变量对于结局指标的效应有统计学意义,否则提示无统计学意义。实际工作中上述指标及其置信区间均可采用统计软件直接获得。

例 12-2 中，考虑所有自变量对 CAL 均可能有影响，将其全部纳入 logistic 回归模型，其分析结果如下：

表 12-8 川崎病患儿预后影响因素分析

变量	偏回归系数	标准误	Wald	df	P 值	OR 值	OR 值 95% 置信区间	
							下限	上限
常数项	-4.970	0.685	52.631	1	<0.001	0.007	—	—
x_1	0.809	0.222	13.223	1	<0.001	2.245	1.452	3.471
x_2	0.825	0.253	10.651	1	0.001	2.281	1.390	3.744
x_3	-0.031	0.256	0.015	1	0.903	0.969	0.587	1.601
x_4	0.108	0.054	3.998	1	0.046	1.114	1.002	1.238
x_5	1.057	0.434	5.931	1	0.015	2.879	1.229	6.742
x_6	-0.545	0.251	4.711	1	0.030	0.580	0.354	0.948
x_7	0.496	0.198	6.253	1	0.012	1.641	1.113	2.420

表 12-8 中第 2 列表示各个自变量的偏回归系数，第 7 列表示相应的 OR 值，最后两列即为 OR 值 95% 置信区间的下限和上限。以年龄为例，OR=2.281，提示在其他变量都保持不变的情况下，与月龄>36 的患儿相比，月龄≤36 的患儿 CAL 发生风险较高；同时，其 95% 置信区间为 (1.390,3.744)，不包含 1，提示有统计学意义。同理，开始治疗时间的 OR 值为 1.114(95%CI:1.002~1.238)，提示在其他变量保持不变的情况下，开始治疗时间每延迟 1 天 CAL 的优势增加了 11.4%，而且有统计学意义。其余自变量的结果解读类似，故不赘述。

（二）偏回归系数假设检验

除了采用区间估计，我们也可以采用假设检验排除抽样误差的影响。检验假设为 $H_0:\beta_j=0$，$H_1:\beta_j\neq 0$（$j=1,2,\cdots,m$），较为常用的检验统计量为 Wald 统计量，其计算公式为：

$$\chi_W^2=\left(\frac{b_j}{S_{b_j}}\right)^2 \qquad (式 12-10)$$

该检验统计量 χ_W^2 渐近服从自由度为 1 的卡方分布，故可根据 χ^2 界值表确定 P 值范围或通过统计软件获得具体 P 值。当结果显示 P≤0.05 时，拒绝 H_0，接受 H_1，表示相应自变量的偏回归系数有统计学意义；反之，尚不能认为相应自变量对因变量有影响。

上述例子中，根据表 12-8 第 6 列可知，除了疾病类型（x_3）之外，其余自变量的偏回归系数假设检验结果均显示 P<0.05，有统计学意义，与置信区间的解读结果一致。

（三）自变量筛选

与多变量线性回归模型类似，logistic 回归分析中自变量的筛选方法也有前进法、后退法等。值得注意的是，分析者不能完全依赖计算机或检验水准来筛选影响因素，要综合考虑各个自变量的临床或流行病学意义以及生物学机制等，分析者应根据专业知识强制纳入重要的自变量，无论这些自变量是否有统计学意义。

三、Logistic 回归分析的应用条件

Logistic 回归分析的应用需要满足以下条件：①因变量为分类变量，自变量可以是分类变量或定量变量；②自变量可以是任意类型的变量，如定量变量、二分类变量、无序多分类变量或有序分类变量等。

第三节 Cox 比例风险回归

在第十一章"生存分析"中，介绍了针对生存资料的几种方法，一般仅用于单因素分析。但在医学研

究中,观察对象生存时间和结局往往受到多个因素的影响。本节介绍的 Cox 比例风险回归模型(Cox proportional hazards model)可以分析这类问题,简称 Cox 回归模型。下面将通过案例介绍 Cox 回归模型的一般形式及模型解释。

例 12-3 为研究晚期肺癌患者生存时间与其预后因素的关系,美国中北部肿瘤治疗小组(中心)随访了 228 名晚期肺癌患者,获得其生存时间(天)及有关预后因素资料,见表 12-9。该资料包括确诊时生存时间(天)(time)、生存状态(event)、年龄(x_1)、性别(x_2)、ECOG 表现得分(x_3)、医生评定的 Karnofsky 表现得分(x_4)、患者评定的 Karnofsky 表现得分(x_5)、膳食摄取热量(x_6)、过去六个月的体重减轻(x_7)。其变量赋值见表 12-10。

表 12-9 228 名晚期肺癌患者的随访资料

编号	机构代码	自变量							时间 t(天)	结局 y
		x_1	x_2	x_3	x_4	x_5	x_6	x_7		
001	3	74	1	1	90	100	1 175	—	306	1
002	3	68	1	0	90	90	1 225	15	455	1
003	3	56	1	0	90	90	—	15	1 010	0
⋮	⋮	⋮	⋮	⋮	⋮	⋮	⋮	⋮	⋮	⋮
101	1	58	2	0	100	100	710	15	559	1
102	6	69	2	1	80	90	1 175	3	450	1
⋮	⋮	⋮	⋮	⋮	⋮	⋮	⋮	⋮	⋮	⋮
227	6	66	1	1	90	100	1 075	1	174	0
228	22	58	2	1	80	90	1 060	0	177	0

注:表中"-"表示数据存在缺失。

表 12-10 228 名晚期肺癌患者资料各变量及其赋值说明

变量名	含义	赋值方法	变量名	含义	赋值方法
Time	生存时间(天)		x_4	医生评定的 Karnofsky 表现得分	0=bad,100=good
Event	生存状态	0=删失,1=死亡	x_5	患者评定的 Karnofsky 表现得分	
x_1	年龄		x_6	膳食摄取热量	kcal
x_2	性别	1=男,2=女	x_7	过去六个月的体重减轻	kg
x_3	ECOG 表现得分	0=good,5=dead			

一、Cox 比例风险回归模型的一般形式

生存分析中一个很重要的内容是探索影响生存时间或生存率的危险因素,这些危险因素可通过影响各时刻的死亡风险(即风险率)而影响生存率,不同特征的人群在不同时刻的风险率函数不同,通常将风险率函数表达为基准风险率函数与相应自变量函数的乘积。Cox 比例风险回归模型的一般形式为:

$$h(t,X)=h_0(t)\exp(\beta_1 x_1+\beta_2 x_2+\cdots+\beta_m x_m) \qquad (式12-11)$$

式中,$h(t,X)$ 表示具有自变量 X 的个体在时刻 t 的风险率,又称为瞬时死亡率;$h_0(t)$ 为基准风险率,即自变量 $x_1,x_2,\cdots x_m$ 均为 0 时的风险率;$\beta_1,\beta_2\cdots\beta_m$ 为自变量的偏回归系数。式 12-11 可以转换为:

$$\ln[h(t,X)/h_0(t)]=\beta_1 x_1+\beta_2 x_2+\cdots+\beta_m x_m \qquad (式12-12)$$

因此,Cox 比例风险回归模型与一般的回归分析不同,自变量对生存时间的影响是通过风险函数和基准风险函数的比值反映的,其中的风险函数和基准风险函数是未知的。在完成参数估计的情况下,可对基准风险函数和风险函数作出估计,并可计算每一个时刻的生存率。

由式 12-12 可见,模型中偏回归系数 β_j 的意义是当其他自变量固定不变时,自变量 $x_j(j=1,2,\cdots,m)$

每变化一个单位,其对数风险比的改变量。假定只有一个自变量x,其为二分类变量($x=1$为暴露于某因素,$x=0$为未暴露于该因素),建立的Cox比例风险回归模型为$h(t,X)=h_0(t)\exp(\beta x)$。则暴露与未暴露的相对危险度$HR$(hazard rate,$HR$)的计算为:

$$HR=\frac{h(t,X|x=1)}{h(t,X|x=0)}=\frac{h_0(t)\exp(\beta\times1)}{h_0(t)\exp(\beta\times0)}=\exp(\beta) \quad (式12-13)$$

可见,回归系数β_j又可解释为固定其他自变量时,自变量x_j每改变一个单位,得到的相对危险度HR的对数值。这个解释在生存时间的危险因素分析中更常用。若$\beta_j>0$,则$HR>1$,该因素为危险因素;若$\beta_j<0$,则$HR<1$,该因素为保护因素;若$\beta_j=0$,则$HR=1$,该因素为无关因素。

Cox比例风险回归模型偏回归系数的解释为:

1. 仅有一个自变量x时,若x为二分类变量,取值为1表示暴露于某危险因素,取值为0表示未暴露,则暴露的风险是不暴露的$\exp(\beta)$倍。若x为有序分类变量或连续性变量,则$\exp(\beta)$表示相邻两个影响水平的相对风险比(或风险率之比)。

2. 考虑多个自变量时,$\exp(\beta_j)$表示在其他因素固定不变时,自变量x_j的相邻两水平的风险率之比。例如,假定吸烟(x_1)与饮酒(x_2)对肺癌的发病风险率的Cox比例风险回归模型为$h(t,X)=h_0(t)\exp(\beta_1x_1+\beta_2x_2)$,其中$h_0(t)$表示不吸烟($x_1=0$)且不饮酒($x_2=0$)者在时刻$t$的发病风险率。由此,可以估计出:①吸烟但不饮酒者($x_1=1,x_2=0$)相对于不吸烟也不饮酒者($x_1=0,x_2=0$)的风险率之比为$\exp(\beta_1)$;②不吸烟但饮酒者($x_1=0,x_2=1$)相对于不吸烟也不饮酒者($x_1=0,x_2=0$)的风险率之比为$\exp(\beta_2)$;③吸烟且饮酒者($x_1=1,x_2=1$)相对于不吸烟也不饮酒者($x_1=0,x_2=0$)的风险率之比为$\exp(\beta_1+\beta_2)$。

二、Cox比例风险回归分析

(一)参数估计

Cox回归模型采用偏似然函数(partial likelihood function)估计偏回归系数。偏似然函数估计的原理和偏似然函数的构造十分复杂,此处省略。对例12-3进行Cox回归分析,其参数估计结果见表12-11,此估计结果需进一步作假设检验。

表12-11 例12-3的Cox比例风险回归模型参数估计及检验结果

变量	偏回归系数	偏回归系数标准误	Wald	P值	HR值	HR值95%置信区间	
						下限	上限
x_1	0.011	0.012	0.839	0.360	1.011	0.988	1.034
x_2	-0.550	0.201	7.497	0.006	0.577	0.389	0.855
x_3	0.734	0.223	10.789	0.001	2.082	1.344	3.226
x_4	0.022	0.011	3.981	0.046	1.023	1.000	1.045
x_5	-0.012	0.008	2.371	0.124	0.988	0.972	1.003
x_6	0.000	0.000	0.016	0.898	1.000	1.000	1.001
x_7	-0.014	0.008	3.373	0.066	0.986	0.971	1.001

*模型检验:$\chi^2=28.352$,$P<0.001$。

通过上述分析,可得到例12-3的Cox回归模型为$h(t,X)=h_0(t)\exp(-0.550x_2+0.734x_3+0.022x_4)$,因此偏回归系数的含义可解释为:患者性别($x_2$)、ECOG表现得分($x_3$)和医生评定的Karnofsky表现得分($x_4$)对晚期肺癌瘤患者的生存时间产生影响。在调整了患者性别(x_2)、ECOG表现得分(x_3)的作用下,医生评定的Karnofsky表现得分(x_4)的对数值每增加一个单位,死于晚期肺癌的危险性增加0.023(即1.000~1.023)倍;在调整患者性别(x_2)、Karnofsky表现得分(x_4)的作用下,ECOG表现得分(x_3)每增加一个单位死于晚期肺癌的危险性增大1.082(即1.000~2.082)倍;在ECOG表现得分(x_3)、Karnofsky表现得分(x_4)的作用下,患者性别(x_2)每增加一个单位死于晚期肺癌的危险性降低42.3%,即女性相对于男性而言降低42.3%。

（二）假设检验与变量筛选

Cox 回归的假设检验和变量筛选与 logistic 回归分析类似。例 12-3 的 Cox 比例风险回归模型各参数假设检验（本例采用 Wald 检验）结果见表 12-12。由此可见，在 $\alpha=0.05$ 检验水准上，所建立的 Cox 比例风险回归模型成立（$\chi^2=28.352, P<0.001$）；模型结果表明患者年龄（x_1）、患者评定的 Karnofsky 表现得分（x_5）、膳食摄取的热量（x_6）、过去六个月的体重减轻（x_7）的偏回归系数无统计学意义，而患者性别（x_2）、ECOG 表现得分（x_3）和医生评定的 Karnofsky 表现得分（x_4）的偏回归系数有统计学意义。

本例进一步采用向前引入法筛选变量，最终估计 Cox 比例风险回归模型的结果见表 12-12：模型结果表明患者性别（x_2）、ECOG 表现得分（x_3）的偏回归系数均有统计学意义，因此该例的 Cox 比例风险回归模型可表示为：

$$h(t,X) = h_0(t)\exp(-0.506x_2+0.447x_3)$$

表 12-12 逐步回归分析后模型的参数估计及检验结果

变量	偏回归系数	偏回归系数标准误	Wald	P 值	HR 值	HR 值 95%置信区间	
						下限	上限
x_2	−0.506	0.196	6.628	0.010	0.603	0.410	0.886
x_3	0.477	0.131	13.215	<0.001	1.611	1.246	2.083

* 模型检验：$\chi^2=19.661, P<0.001$。

三、Cox 回归分析的应用条件与适用情况

Cox 比例风险回归模型有如下前提假设和应用条件：①比例风险假定，各危险因素的作用不随时间变化而变化，即 $h(t,X)/h_0(t)$ 不随时间变化而变化。因此应注意 Cox 比例风险回归模型要求风险函数与基准风险函数呈比例。如果这一假定不成立，则不能用 Cox 比例风险回归模型进行分析。②对数线性假定，模型中的自变量应与对数风险比呈线性关系。③自变量可以为定量变量也可为分类变量。④样本含量要足够大，且删失数据不能过多，各自变量组合下的例数也不能过少。

第四节 多变量回归分析的注意事项

一、设计阶段注意事项

不论是何种研究类型，在收集资料时，都要注意研究资料的代表性及可靠性。同时所有影响因素要在设计时考虑全面，尽可能避免漏掉重要因素和加入无关因素，否则容易造成分析结果的偏差。

多变量回归分析常引入几个甚至几十个自变量进行模型拟合，随着自变量个数的增加，自变量各水平的交叉分类数呈几何级数增加，在每一分类下有一定观察例数时，才能获得可靠的参数估计。因此，要有足够的样本量保证参数估计的稳定性。

二、分析阶段注意事项

（一）变量的识别与编码

多变量回归分析是以数学模型为基础的统计分析方法，需首先明确各个变量在模型中的角色和变量类型。

多变量线性回归分析的因变量必须是连续型定量变量，且模型的残差服从正态分布。Logistic 回归分析中，因变量要求是分类变量，可以是二分类、多分类无序或有序变量。Cox 模型的因变量包含随访时间和随访结局两方面。对于二分类变量，特别注意因变量的编码方式，一般采用 1 表示阳性事件，0 表示阴

性事件,否则回归系数符号相反,OR 或 HR 值即为倒数。

多变量回归分析的自变量可以是二分类变量、无序多分类变量、有序多分类变量和连续性定量变量。自变量的编码方式不同,模型分析和结果解释也会不同,应特别注意。

1. 若自变量为二分类变量,直接设置为 0/1 变量引入模型即可。通常以不暴露于某因素为 $x=0$,暴露于某因素为 $x=1$ 表示。

2. 若自变量为无序多分类变量(k 类),需要将其设置为 $k-1$ 个哑变量再引入模型。具体以哪组作为参照,可根据专业习惯或以多个基准为参照分别分析后决定较好。如汉、回、满和蒙古四个民族,可用 x_1、x_2、x_3 三个哑变量表示。

3. 若自变量为有序多分类变量(k 类),处理方法有:①将有序变量编码为 0,1,2,3,…,然后按照定量变量的方法引入模型,其前提假定是自变量每增加一个等级,对结局事件的影响线性递增;②也可以转换成 $k-1$ 个哑变量引入模型,方便变量参数意义的解释。

4. 若自变量为数值型变量,常见处理方法有:①以原始数值变量直接引入,表示相应自变量每增加一个单位结局变量的平均改变量,这种方法相对简单,保持了原始数据的信息,但往往缺乏实际意义。例如,对于年龄变量,如果利用实际数值,则求出的偏回归系数表示年龄每增加一岁时的因变量的平均变化量,实际意义不大。②建议按照分位数将其离散化为等级编码 1,2,3,…,k,或再转化成哑变量,这样回归参数的实际意义更加明确,比较容易解释。例如,某医师研究孕妇年龄与妊娠结局之间的关系,可以将年龄分成几个不同的等级年龄段,并编为哑变量引入模型。分析结果发现孕妇年龄与不良妊娠结局是 U 型关系,即母亲年龄太小或太大,不良妊娠结局发生概率均增加,适当的妊娠年龄是最好的。

(二)自变量筛选思路

进行逐步回归分析时,筛选变量的界值不同,所得的回归方程不一定相同。方程中引入什么样的变量,应该由研究者结合专业知识以及经验来确定,不加分析地使用逐步回归进行变量筛选难以取得好的效果。在进行多变量回归分析以前,先做单因素的统计分析,例如先采用单因素线性回归(或 t 检验、方差分析、秩和检验)、单因素 logistic 回归(或 χ^2 检验)、单因素 Cox 回归(或对数秩检验)等对自变量进行单因素分析,剔除单因素分析中无统计学意义的变量。选择单因素分析中有统计学意义的变量进入多变量回归模型进行分析。注意,有专业意义的变量无论在单因素或多因素分析中是否有统计学意义均应纳入。单因素统计分析的结果可以与多变量回归分析的结果进行比较,以验证影响结局变量的因素。

(三)多重共线性

多重共线性(multi-collinearity)是指在进行多变量回归分析时,自变量间存在较强的线性相关关系。共线关系的存在,可使得估计系数方差加大、系数估计不稳、结果分析困难。因此在多变量回归分析时,特别是当回归结果难以用专业知识解释时,可进行共线性诊断,找出存在共线性且不重要的那些自变量,剔出方程,另行回归分析。对于存在共线性的资料,可以利用共线性诊断有选择地保留自变量以消除共线性;或者采用其他方法以避免共线性指标对结果的影响,详见相关专著。

(四)交互作用

多变量回归模型的一般表达式为自变量之间无交互作用形式。若一个自变量的效应将随另一个自变量的不同水平而改变,则称这两个自变量间存在交互作用。以线性回归为例,多变量回归模型表示为:$y=\beta_0+\beta_1 x_1+\beta_2 x_2+\delta x_1 x_2+\varepsilon$。该模型中,$x_1$ 对于因变量作用的效应表示为 $\beta_1+\delta x_2$,x_2 对于因变量作用的效应表示为 $\beta_2+\delta x_1$。因此,给定 x_2 水平时 x_1 的效应和给定 x_1 水平时 x_2 的效应依赖于另一个变量的水平。考察两个自变量是否存在交互作用的最直接方法就是在回归模型中引入可能存在交互作用的两个自变量的乘积项,然后检验该乘积项是否有统计学意义。

(五)残差分析

多变量线性回归模型建立后,需要进行残差分析(residual analysis),并画出残差图,查看所建立的多变量回归方程是否稳健。简单回归分析时,残差图是自变量 x 与残差的散点图;而多变量线性回归分析由于有多个自变量,残差图是因变量的预测值 $\hat{y}$ 和残差的散点图。残差分析可以对残差的统计指标和分布特征进行分析,通过残差图判断多变量线性回归分析是否满足应用条件。如果不符合应用条件,模型的参数估计和假设检验均可能出现问题。好的残差图应该是各散点分布无明显规律性,可以近似随机分布;如果残差图具有某种趋势,说明所建立的多变量线性回归模型可能存在某些问题,例如因变量与自变量可能是某种非线性关系、或残差不独立。此外,还可以通过残差图直观地查看是否有离群值的存在。

三、模型应用时应注意的事项

多重回归分析的一个主要用途是估计和预测。以logistic回归为例,可将新的待预测样本的自变量取值代入建立的logistic回归模型计算某事件发生的概率,对结局作出概率性的预测和判断。如模型拟合优度较好,则给定相应解释变量的数值后,可以预测个体发生结局的概率。有时也可根据概率大小判别个体的分类结局。

在医学研究中,我们通常试图通过研究变量间的关联以期了解它们的因果关系。当进入模型中的因素有统计学意义时,即使该因素与因变量存在很强的关联性,仍不能证明两个变量之间存在因果关系。由于多重回归分析常用于观察性研究,这种关联性可能是由伴随关系、共变关系或混杂作用引起。多重回归分析结果的解释应结合专业知识。关于因果关系的判定,目前公认的方法是设计为随机对照试验(randomized controlled trial,RCT),通过随机化分组控制可能的混杂效应干扰。若不能进行随机对照试验,可按照流行病学家提出的因果关系的准则进行因果推断(详见流行病学教材)。

本 章 小 结

本章主要介绍了三种常用的多变量回归分析方法。其中,多变量线性回归用于因变量为定量变量,logistic回归用于因变量为定性变量,Cox比例风险回归用于包含删失数据的生存时间资料,这三种常用方法均可以分析诸多影响因素对疾病的影响,筛选疾病的危险因素或保护因素。应根据其回归模型基本原理、分析步骤及应用条件与用途,结合研究目的合理选择。

思 考 题

1. 在医学研究领域中,常用的多变量回归分析方法有哪些?
2. 三种回归模型中因变量的类型是什么?
3. 举例说明logistic回归模型的适用情况,并解释 OR 值的含义。
4. 某课题组为了分析家长使用儿童安全座椅的现况及其影响因素,以是否总是使用儿童安全座椅为因变量,以儿童年龄、性别、父母婚姻状况、家庭月收入等为自变量,拟采用多变量回归模型筛选影响因素,可选用的统计模型是什么?
5. 多变量回归模型中的自变量如何赋值?

(伍亚舟　张　涛　施红英)

网上更多……

　　教学PPT　　拓展阅读　　自测题

第十三章 Meta 分析

本章导读

近年来,以研究证据为决策依据的循证理念逐渐渗透到了医学研究实践的众多领域。在对研究文献做系统评价(systematic review,SR)时,meta 分析(meta-analysis)扮演了重要的角色,不同研究者所做的研究在适宜合并的情况下,用这一方法可对其结果做出定量的合并。因此,meta 分析受到人们的重视并得到了广泛的应用。应用 meta 分析综合同类研究结果时,应特别注意方法的适用性,并对结论给出合理的解释。目前,得到多数专家认同的 meta 分析方法主要是二分类资料效应尺度指标的合并、定量资料效应尺度指标的合并,以及累积 meta 分析、meta 回归分析及诊断试验 meta 分析等。本章将简要介绍 meta 分析的基本原理和步骤、meta 分析的基本方法和 meta 分析的注意事项等方面内容。

学习要点

1. Meta 分析的基本原理和步骤。
2. 分类资料合并的方法。
3. 定量资料合并的方法。
4. 亚组分析、敏感性分析方法。

▶▶▶ 第一节 Meta 分析的基本原理和步骤 ◀◀◀

一、Meta 分析的基本原理

Meta 分析对多个同类的独立研究结果进行汇总分析,达到了增大样本含量,提高检验效能的目的,尤其是当多个研究结果不一致时,采用 meta 分析可得到更加接近真实情况的结果。下面以例 13-1 介绍 meta 分析的基本原理。

例 13-1 阿司匹林为常见心肌梗死治疗药物,对血小板聚集的抑制与血栓素 A_2 形成的阻断有帮助,因而现在被广泛应用于心血管疾病防治领域。Fleiss 等收集了阿司匹林预防心肌梗死的随机对照研究文献,经过整理符合文献纳入标准的研究共有 7 项,其数据如表 13-1 所示。

表 13-1 阿司匹林预防心肌梗死的研究

研究编号	阿司匹林组		安慰剂组		OR	OR 的 95%CI	
	病死数	治疗总数	病死数	治疗总数		下限	上限
1	49	615	67	624	0.720	0.489	1.059
2	44	758	64	771	0.681	0.457	1.013
3	102	832	126	850	0.803	0.606	1.063
4	32	317	38	309	0.801	0.486	1.319
5	85	810	52	406	0.798	0.553	1.153
6	246	2 267	219	2 257	1.133	0.935	1.373
7	1 570	8 587	1 720	8 600	0.895	0.829	0.966

从表 13-1 可见,7 项临床研究中,前 6 项研究 OR 值的 95%置信区间包含 1,提示阿司匹林预防心肌梗死无效,只有最后一项研究的 OR 值的 95%置信区间不包含 1,提示阿司匹林具有预防心肌梗死的作用,在这种情况下难以得出阿司匹林能否预防心肌梗死的最终结论。按传统文献综述方法,可能会得出阿司匹林预防心肌梗死无效的结论,但若对这 7 项研究做 meta 分析,得出的定量合并结果将更为准确。

Meta 分析是对同质的多项研究进行合并的分析方法,当对多个研究结果进行合并时,将每项研究的结果看作是在一个总体内多次抽样而得,那么可以对这些样本结果进行合并,以此估计总体研究结果的效应尺度和置信区间,这类似于前述章节以样本信息推断总体参数,只是这里不仅需要估计研究间的抽样误差,同时还要考虑每个研究的权重大小。

下面来看一个抽样的实例。假定从一个均数为 1.5,标准差为 0.7 的正态总体中分别以样本含量 20、50、100、200、300、500、1 000 各进行 20 次抽样,共得到 140 个样本。如果以这些样本的均数为横坐标,样本含量为纵坐标作散点图(图 13-1),可以看到所有的散点是以样本含量较大时的均数为轴,左右基本对称分布,即样本含量越大,样本均数越接近于总体均数 1.5。我们可借助这 140 个样本均数来估计总体均数的大小及置信区间。

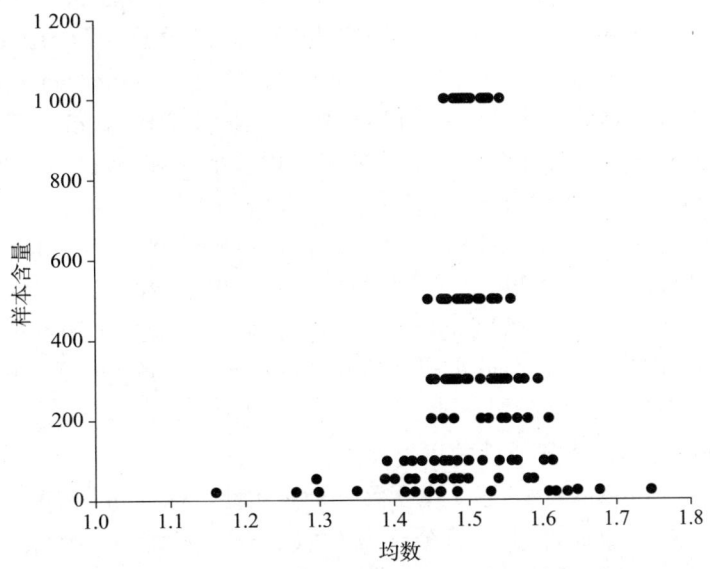

图 13-1 从 $N(1.5, 0.7^2)$ 的正态总体作 140 次随机抽样,样本均数的分布

Meta 分析正是基于这一原理,将同质的多项研究中的每项研究结果看作是在同一总体中随机抽样而得。在实际工作中,如果待合并的研究情况相近,则我们可将每项研究结果看作是同一总体中抽取的样

本,可直接对样本结果进行合并。

但实际工作中,不同研究者的研究方案往往不尽相同,比如研究对象的年龄、病情、病程可能不完全一致,这就使得进行 meta 分析时要考虑到原始文献的研究方案是否相同、研究文献的收集是否全面、有无阴性未发表文献等,以判定研究间是否同质,研究是否有偏倚存在,数据能否合并。

纳入同一个 meta 分析的所有研究都存在差异,我们将不同研究间以及研究内的各种变异称之为异质性(heterogeneity)。目前在考克蓝干预措施系统评价手册(*Cochrane Handbook for Systematic Reviews of Interventions*,以下简称 Cochrane 系统评价)中针对临床研究将 meta 分析的异质性区分为临床异质性、方法学异质性和统计学异质性。其中,①临床异质性:如不同研究间研究对象的特征、诊断、干预措施、对照、研究地点、结局评价等不同;②方法学异质性:不同研究的研究设计与研究质量不同;③统计学异质性:不同研究观察到的效应,其变异度超过了随机误差所致的变异性。

在 meta 分析中反映研究效应的统计量称为效应尺度(effect magnitude,EM),也称效应值(effect size,ES),实施 meta 分析时需要确认各研究的效应尺度,判断不同研究间效应尺度是否存在异质性,并选用适宜方法对其进行合并分析,合并时考虑每项研究的权重大小。下面对这一过程加以阐述。

(一)计算各研究的效应尺度

如果原始文献指标为二分类变量,可选择比值比(odds ratio,*OR*)、相对危险度(relative risk,*RR*)、率差(rate difference,*RD*)或率差倒数(即 number needed to treat,*NNT* 或 number needed to harm,*NNH*;*NNT* 为避免 1 例不良事件发生需要治疗的病例数,*NNH* 为需要治疗多少病例会导致 1 例不良事件)等指标作为效应尺度,其结果解释与单个研究指标相同;如果原始文献指标是定量变量,可选用加权均数差(weighted mean difference,*WMD*)或标准化均数差(standardized mean difference,*SMD*)为效应尺度。*WMD* 为加权两均数差值,它消除了多个研究间绝对值大小的影响,真实地反映实验效应大小,在 Revman5.0(Review manager,Revman)以上版本中以 *MD*(mean difference)表示。*SMD* 可简单地理解为两均数差值除以合并标准差,不仅消除了多个研究间的绝对值大小的影响,还消除了多个研究测量单位不同的影响,但此项指标结果解释需谨慎。在例 13-1 中原始文献指标为二分类变量,故效应尺度选用比值比。

(二)考察待合并研究间有无异质性

如果每个独立研究都是来自同一总体,研究结果的差异仅仅是由抽样误差造成的变异,称为"同质性"(homogeneity)。假如研究来自同一总体内不同子总体(比如不同年龄、不同病情、不同病程等),研究结果的差异是由研究内的变异和研究间的变异共同组成,称之为"异质性"(heterogeneity)。对纳入 meta 分析的各研究是否来自同一总体做统计学检验,称之为异质性检验(tests for heterogeneity)。

异质性检验一般将检验水准 α 定为 0.10。异质性检验多采用 Q 检验,统计量 Q 服从 $\nu=k-1$(k 为研究个数)的 χ^2 分布。这种方法考察合并效应尺度的加权离均差平方和,以此判断研究间变异大小是否在随机抽样误差的变动范围之内,从而对有无异质性做出推断。如果检验后得出研究间不存在统计学异质性,则可将每项研究看作是同一总体中抽样而得,可应用固定效应模型(fixed effect model)分析资料;如果检验结果提示存在统计学异质性,则需要在分析异质性来源后,根据情况选用随机效应模型(random effect model)对资料进行分析。如果存在严重异质性,则不适合直接合并,应根据研究的特征如受试者年龄、性别、病程、基线情况、干预强度等进行亚组分析或敏感性分析找到出现异质性的可能原因。若亚组同质,可采用固定效应模型分析,若经上述处理,多个独立研究结果仍然不具有同质性,则选用随机效应模型分析资料。也可通过 meta 回归分析探索异质性的可能原因。

在 meta 分析的常用软件 Revman 中,还使用了另一个异质性指标,即 I^2 指数,它是根据异质性检验的统计量 Q 值和合并研究个数计算而得,其计算公式为 $I^2=(Q-\nu)/Q$,其中 ν 为自由度,由研究个数减 1 而得。I^2 指数用于描述由各个研究所致的非抽样误差所引起的变异(异质性)占总变异的百分比。在 Cochrane 系统评价中,只要 I^2 小于等于 50%,则认为异质性可以接受。

(三)合并效应尺度

在各独立研究基础上确定其合并的效应尺度,用来反映多个独立研究的综合效应。当研究间具同质性时选用固定效应模型合并,当研究间存在异质性时,分析异质性来源后可考虑选用随机效应模型,两者的区别在于针对研究效应中不同来源的变异,在合并效应尺度时采用了不同的合并策略,即对各独立研究的权重大小做出了相应的调整。如随机效应模型中 DerSimonian-Laird(D-L)法是通过增大小样本资料的权重,减少大样本资料的权重来处理资料间的异质性。故在应用这一模型合并时需谨慎,对结论的解释也应更全面的考虑。

Meta 分析中固定效应模型和随机效应模型常用计算方法见表 13-2。

表 13-2 Meta 分析中固定效应模型和随机效应模型的常用计算方法

资料类型	效应尺度	固定效应模型计算方法	随机效应模型计算方法
分类变量	OR(比值比)	Peto 法	D-L 法
	OR(比值比)	Mantel-Haenszel 法	D-L 法
	RD(率差)	Mantel-Haenszel 法	D-L 法
	RR(相对危险度)	Mantel-Haenszel 法	D-L 法
定量变量	WMD(加权均数差)	Inverse variance 法	D-L 法
	SMD(标准化均数差)	Inverse variance 法	D-L 法

无论采用何种模型得到合并效应尺度,最后都需要用假设检验来推断其是否有统计学意义。常用的方法是 Z 检验,若 $P \leq \alpha$,说明合并效应尺度有统计学意义;若 $P > \alpha$,说明合并效应尺度无统计学意义。

二、Meta 分析的基本步骤

应用 meta 分析的系统评价研究的基本步骤包括提出研究问题、收集文献、评价研究文献质量、提取和分析数据及撰写系统评价报告。分述如下:

(一)提出问题,确定研究目标并制定研究计划

Meta 分析首先要提出研究问题、明确研究目标。确定研究目标后常采用 PICOS 格式将研究问题专业化,即研究对象(participants/patients)、干预(interventions/exposure)、比较(comparisons/control)、结局(outcomes)和研究类型(study design)的确定。也就是对研究对象的特征、采取什么干预措施、与什么对照组进行比较、观察结局指标和研究设计方案进行明确的定义,并提出一个明确的检验假设,从而精炼研究目的。

Meta 分析是基于同质的研究进行合并,如果在临床和方法学上各研究不同质,势必将造成"合并苹果、橘子和一些柠檬"的错误,结论将不可信。因此在作 meta 分析时还要制定严格、统一的文献纳入和排除标准,只有具有相同研究目的、高质量的研究才能纳入分析,同时还要考虑研究对象、处理因素等的一致性,一定程度上确保纳入研究的临床同质性。所以我们根据研究目的需要考虑研究对象的纳入与排除标准(包括疾病的诊断标准)、研究对象特征、暴露或干预的明确定义、研究设计的类型、语种、研究观察时间和终点、是否包括其他疾病、是否包括未发表文献等。

(二)收集文献

系统、完整地收集与研究目的相关的原始文献是 meta 分析与传统综述的重要区别。在制定研究计划时就应初步确定检索策略,应尽可能完整地收集文献,因为遗漏文献可能会对评价结果产生重要影响。收集文献时除了互联网检索、人工检索等,那些未正式发表的"灰色文献",如会议专题论文、未发表的学位论文等也应注意收集。部分常用的医学数据库如下:

1. **Medline 数据库**

此数据库是检索国外医学文献的首选检索工具。Medline 数据库可以用规范化的主题词进行检索,有较好的查全率和查准率。可利用美国国立图书馆提供的网络检索系统 PubMed 对该数据库进行检索。

2. 中国生物医学文献数据库(CBMdisc)、清华同方全文数据库(CNKI)和万方数据库

CBMdisc 是检索国内文献首选检索工具,此数据库收录了 1980 年以来中国的医学文献记录。CNKI 是目前世界上最大的连续动态更新的中国期刊全文数据库,收录国内 8 200 多种重要期刊,可查到 1994 年至今(部分刊物回溯至创刊)发表的文献,常作为检索中文文献的首选数据库。近年来,万方数据库也成为中文文献重要检索数据库。

3. Cochrane 临床对照试验资料库

Cochrane 图书馆(Cochrane Library)中的 Cochrane 临床对照试验资料库(Cochrane Controlled Trials Register, CCTR)其资料来源于专业临床试验资料库和在 Medline 上被检索出来的临床试验报告,还包括协作网成员从有关医学杂志、会议论文集和其他来源中收集到的临床试验报告等。

4. 各种循证医学资源

近年来,国内外发展了各种循证医学资源,如 OVID 医学全文期刊数据库,EBSCO 全文数据库等。除了这些常用的数据库外,一些医学期刊也提供部分免费的全文服务,如 *BMJ*、*JAMA* 等。此外,手工检索常作为数据库检索的重要补充,应尽可能收集专著、会议论文、学位论文、政府出版物等,如有可能还应考虑向国内外各种临床试验资料库索取资料,以减少发表偏倚。

(三)选择符合纳入标准的文献

在制定文献纳入、排除标准时,应尽可能减少选择偏倚。根据制定的从研究对象、设计类型、暴露和干预措施、结局、研究开展时间、发表语种、样本大小及随访年限等方面加以考虑和限定的文献纳入、排除标准,对所有检索到的文献进行筛选和判断,对于排除文献要说明排除理由及对总的结果有无影响。

(四)对纳入研究的文献进行质量评价

纳入研究文献的质量评价是进行敏感性分析时判断文献权重的依据,可用于考察和解释研究间的异质性及研究结果的差异。一般从三个方面来评估单个独立研究的质量:①方法学质量(又称内部真实性):研究设计及实施过程中避免或减小偏倚的程度,纳入文献的质量高低可用权重表示,也可用 Jadad 评分量表评分;②外部真实性:研究结果的外推程度;③其他影响结果解释的因素。

(五)提取纳入文献的数据信息、填写摘录表、制定综合分析方案

按事先设计的资料摘录表从纳入文献中提取信息,包括基本信息、研究特征、方法学质量和计算总效应值的有关数据等。应由两人独立进行文献选择和资料提取工作。信息提取时应注明指标单位,定量变量需摘录均数、标准差和样本例数,率的资料应注意使用相同比例基数。数据提取后可应用 meta 分析专用软件如 Revman 或其他数据分析软件建立数据库。

(六)统计分析

统计分析的步骤:①对收集到的各项研究计算效应尺度,并对各研究的效应尺度指标进行异质性检验;②应用当前公认的模型对各项研究的效应尺度进行合并,并对合并效应尺度进行假设检验;③计算合并效应尺度的置信区间;④敏感性分析和亚组分析。敏感性分析的主要目的是发现影响合并结果的主要因素,解释结果之间的不同。若敏感性分析结果与 meta 分析结果无显著差异,则可推论 meta 分析结果稳定,可信度好;反之则表明 meta 分析结果稳定性差,可靠性较差,下结论时应谨慎。亚组分析最常用的是分层分析,可将各研究按不同研究特征分组后,按 Mantel-Haenszel 法进行合并分析。

(七)结果分析与讨论

对 meta 分析结果,不仅需要关注其数值大小,还需做出以下几方面讨论。①纳入的研究存在异质性时,讨论异质性来源及其对合并效应尺度的影响;②讨论是否需做亚组分析;③讨论各种偏倚的识别和控制。Meta 分析的各个步骤中,均可能产生偏倚,在解释 meta 分析结果时应考虑偏倚的影响;④对 meta 分析结果的实际意义进行讨论。报告 meta 分析的结果时,应结合研究背景和实际意义做出讨论,必要时可比较大样本的单独研究与 meta 分析结果的一致性。

(八)系统评价和 meta 分析的报告撰写

关于系统评价和 meta 分析的撰写,2009 年修订的 PRISMA(preferred reporting items for systematic reviews and meta-analyses)声明,可以帮助作者完成 meta 分析的报告和撰写。这个规范虽主要针对随机对照试验,但也可作为其他类型 meta 分析撰写的基础规范。

第二节 Meta 分析的基本方法

根据效应尺度指标的类型,按定性资料与定量资料分别加以介绍。本节介绍的合并方法主要为:定性资料效应尺度指标比值比、率差的合并;定量资料效应尺度指标均数之差、相关系数的合并。

一、定性资料的效应值合并分析

(一)比值比(OR)的合并

例 13-1 研究的是阿司匹林预防心肌梗死后死亡的发生情况,为两组研究的比值比资料,故选用比值比为效应尺度进行合并。原始数据摘录表见表 13-3。

表 13-3 OR 资料合并原始数据表

研究编号 i	试验组			对照组		
	发生数 a_i	未发生数 b_i	例数 n_{1i}	发生数 c_i	未发生数 d_i	例数 n_{2i}
1	a_1	b_1	n_{11}	c_1	d_1	n_{21}
2	a_2	b_2	n_{12}	c_2	d_2	n_{22}
3	a_3	b_3	n_{13}	c_2	d_3	n_{23}
…	…	…	…	…	…	…

1. 比值比资料的 meta 分析步骤

(1) 效应尺度的加权合并计算 设有 $k(k \geq 2)$ 项研究,第 i 项研究结果为:

$$OR_i = \frac{a_i d_i}{b_i c_i} \quad \text{(式 13-1)}$$

将比值比取自然对数:

$$y_i = \ln OR_i \quad \text{(式 13-2)}$$

令 μ_i 和 e_i 分别表示第 i 个研究 y_i 的总体效应和随机效应,则随机效应模型为:

$$y_i = \mu_i + e_i \quad \text{(式 13-3)}$$

加权均数 $\bar{y}_w$ 及其方差 $S_{\bar{y}}^2$ 计算如下:

$$\bar{y}_w = \sum w_i y_i / \sum w_i \quad \text{(式 13-4)}$$

$$S_{\bar{y}}^2 = \left(\sum w_i \right)^{-1} \quad \text{(式 13-5)}$$

式中,w_i 为权重系数,其计算公式为:

$$w_i = \left(\frac{1}{a_i} + \frac{1}{b_i} + \frac{1}{c_i} + \frac{1}{d_i} \right)^{-1} \quad \text{(式 13-6)}$$

(2) 异质性检验 在零假设 $H_0 : \mu_1 = \mu_2 = \ldots = \mu_k$ 成立,即各个独立研究的效应相同时,

$$Q = \sum w_i (y_i - \bar{y}_w)^2 = \sum w_i y_i^2 - \bar{y}_w^2 \sum w_i \quad \text{(式 13-7)}$$

检验结果若 $P > \alpha$,不能拒绝 H_0,选取固定效应模型;反之,则选取随机效应模型。

(3) 计算合并 OR 值的 95% 置信区间

1) 对固定效应模型，k 项研究合并估计的 OR 值及其 95% 置信区间分别为：

$$OR_c = \exp(\bar{y}_w) \qquad \text{(式 13-8)}$$

$$\exp(\bar{y}_w \pm 1.96 S_{\bar{y}}) \qquad \text{(式 13-9)}$$

2) 对随机效应模型，权重系数 w_i 改为 w_i^*：

$$w_i^* = (w_i^{-1} + S_\mu^2)^{-1} \qquad \text{(式 13-10)}$$

式中，S_μ^2 为 $\mu_i (i=1, 2, \cdots, k)$ 的估计方差，可由下式计算：

$$S_\mu^2 = \frac{Q - k + 1}{\sum w_i - \sum w_i^2 / \sum w_i} \qquad \text{(式 13-11)}$$

当 $Q < k-1$ 时，$S_\mu^2 = 0$；当 $Q \geq k-1$ 时，S_μ^2 的计算为式 13-11。

由下列公式计算出加权均数 $\bar{y}_w^*$ 及其方差 $S_{\bar{y}}^2$：

$$\bar{y}_w^* = \sum w_i^* y_i / \sum w_i^* \qquad \text{(式 13-12)}$$

$$S_{\bar{y}}^2 = (\sum w_i^*)^{-1} \qquad \text{(式 13-13)}$$

再按式 13-8 和式 13-9 相类似方法计算合并 OR 值及其 95% 置信区间。

2. 例 13-1 资料 meta 分析步骤

（1）整理资料　首先将数据转化成合并计算表，见表 13-4。

表 13-4　阿司匹林预防心肌梗死后死亡的研究结果合并计算表

研究编号	阿司匹林组		安慰剂组		OR_i	y_i	w_i	$w_i y_i$	$w_i y_i^2$
	死亡人数	存活人数	死亡人数	存活人数					
1	49	566	67	557	0.719 7	−0.328 9	25.71	−8.456	2.781
2	44	714	64	707	0.680 8	−0.384 5	24.29	−9.340	3.591
3	102	730	126	724	0.802 9	−0.219 5	48.80	−10.712	2.351
4	32	285	38	271	0.800 7	−0.222 3	15.44	−3.432	0.763
5	85	725	52	354	0.798 1	−0.225 5	28.41	−6.406	1.445
6	246	2 021	219	2 038	1.132 7	0.124 6	103.99	12.957	1.615
7	1 570	7 017	1 720	6 880	0.895 0	−0.110 9	663.92	−73.629	8.164
合计	2 128	12 058	2 286	11 531	—	—	910.56	−99.018	20.710

（2）计算相应指标　按式 13-1、式 13-2 和式 13-6 分别计算出每项研究的 OR_i、y_i、w_i，并计算出中间量 $w_i y_i$ 和 $w_i y_i^2$，将结果列于表 13-4 中，再按式 13-4 计算：

$$\bar{y}_w = \sum w_i y_i / \sum w_i = -99.018 / 910.56 = -0.108\ 7$$

按式 13-5 计算：

$$S_{\bar{y}}^2 = (\sum w_i)^{-1} = 1/910.56 = 0.001\ 1$$

$$S_{\bar{y}} = \sqrt{S_{\bar{y}}^2} = \sqrt{0.001\ 1} = 0.033\ 2$$

（3）异质性检验　按式 13-7，计算异质性检验的统计量 Q 值：

$$Q = \sum w_i (y_i - \bar{y}_w)^2 = \sum w_i y_i^2 - \bar{y}_w^2 \sum w_i = 20.710 - (-0.108\ 7)^2 \times 910.56 = 9.951$$

以 $\nu = 6$ 查 χ^2 界值表（附表 6），得 $\chi_{0.25, 6}^2 < Q < \chi_{0.10, 6}^2$，$0.10 < P < 0.25$，可以认为研究之间的变异在同质范围内，故采用固定效应模型进行合并。

（4）计算合并 OR 值及其 95% 置信区间　按式 13-8 和式 13-9 可得：

$$OR_c = \exp(\overline{y}_w) = \exp(-0.108\ 7) = 0.897$$

$$\exp(\overline{y}_w \pm 1.96 S_{\overline{y}}) = \exp(-0.108\ 7 \pm 1.96 \times 0.033\ 2) = (0.840\ 5,\ 0.957\ 3)$$

由上面合并分析结果可以推断,阿司匹林组与对照组死亡率相比,其合并的 OR 值为 0.897,$95\%CI$ 为 (0.840 5, 0.957 3),阿司匹林组的死亡率低于安慰剂组,且差别有统计意义。故得出结论:服用阿司匹林有助于降低心肌梗死后的死亡率。图13-2是本例应用软件 Revman5.2 分析的结果,为固定效应模型的 M-H 法计算结果。

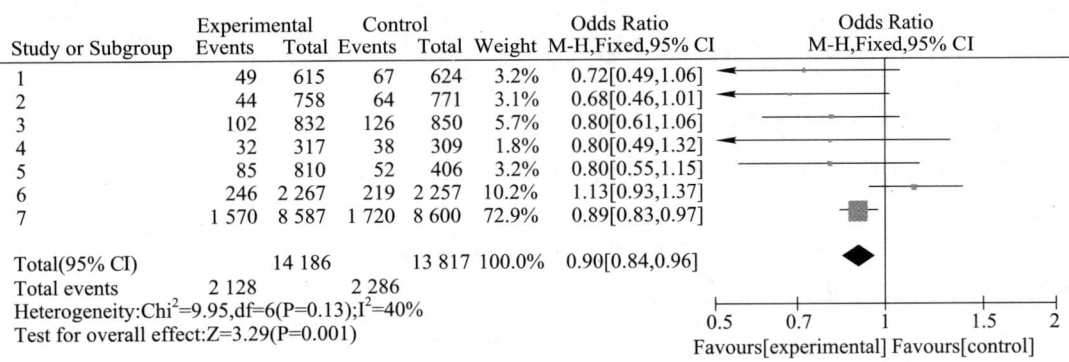

图13-2 阿司匹林预防心肌梗死后死亡的研究结果合并(M-H法)

目前常用"森林图"(forest plot)反映系统评价/meta分析合并的研究效应尺度的大小和置信区间。它由多个原始文献的效应尺度及其95%置信区间绘制而成,可描述每个研究的效应尺度的分布及其特征,反映出研究结果间的差异情况。Cochrane协作网提供的系统评价软件可直接以森林图反映合并结果。下面以图13-2为例解读合并结果。

例13-1中7个研究数据应用Revman5.2软件做合并分析得到图13-2,从图中可见7个研究的效应尺度均为 OR。对研究做异质性检验后,得到7个研究具有同质性,采用固定效应模型合并 OR 值,最后得到 OR_c 为0.90,其 $95\%CI$ 为(0.84,0.96)。

从图13-2中可见该资料meta分析的基本内容:①图左侧所示为7个独立研究的原始数据。②图间所示为7个独立研究的 OR 值及其 $95\%CI$。③图右侧所示为7个独立研究的森林图,该图的竖线为无效线,即 $OR=1$,每条横线为该研究 OR 值的 $95\%CI$ 上、下限的连线,线条长短可直观表示置信区间范围,线条中央的小方块为 OR 值的位置,方块大小为该研究权重大小。若某个研究 OR 值的 $95\%CI$ 的线条横跨无效竖线,即该研究无统计学意义;反之,若该横线在无效竖线的左侧或右侧,该研究有统计学意义。④图左侧底部列出了7项研究的meta分析结果,其点估计值在图中以菱形标注。

(二)两率之差(RD)的合并

例13-2 在评价卡维地洛治疗高血压效果的随机对照研究文献中,5项研究经质量评价后可进行合并。5项研究中的试验组药物均为卡维地洛,对照组为常规用药,结果见表13-5。试对5项研究的治疗有效率进行综合比较。

表13-5 卡维地洛治疗高血压效果的评价

研究编号	卡维地洛组		常规用药组	
	治疗人数	有效人数	治疗人数	有效人数
1	100	82	100	77
2	33	26	32	24
3	30	26	30	23
4	38	34	46	37
5	20	19	20	18

第十三章　Meta 分析

本例以两组治疗的有效率之差进行合并。这类资料在合并时所需的原始数据整理如表 13-6。

表 13-6　率差资料合并原始数据表

研究编号 i	试验组		对照组	
	发生数 r_{1i}	总例数 n_{1i}	发生数 r_{2i}	总例数 n_{2i}
1	r_{11}	n_{11}	r_{21}	n_{21}
2	r_{12}	n_{12}	r_{22}	n_{22}
3	r_{13}	n_{13}	r_{23}	n_{23}
…	…	…	…	…

1. 率差(RD)的 meta 分析步骤

(1) 率差的加权合并计算　设在 $k(k \geq 2)$ 项研究报告中，第 i 项研究试验组和对照组的有效率计算如下：

$$p_{1i} = r_{1i}/n_{1i},\ p_{2i} = r_{2i}/n_{2i} \qquad (式13-14)$$

式中，r 为事件发生数，n 为观察人数，合并率为：

$$p_i = (r_{1i}+r_{2i})/(n_{1i}+n_{2i}) \qquad (式13-15)$$

则率差为：$d_i = p_{1i} - p_{2i}$，加权后的合并率差和估计方差分别为：

$$\bar{d} = \frac{\sum w_i d_i}{\sum w_i} \qquad (式13-16)$$

$$S_d^2 = \frac{\sum w_i p_i (1-p_i)}{\left(\sum w_i\right)^2} \qquad (式13-17)$$

式中，权重 w_i 为：

$$w_i = \frac{n_{1i} n_{2i}}{n_{1i} + n_{2i}} \qquad (式13-18)$$

(2) 异质性检验

$$Q = \sum w_i (d_i - \bar{d})^2 \qquad (式13-19)$$

(3) 率差的 95% 置信区间估计　固定效应模型 95% 置信区间估计公式为：

$$\bar{d} \pm 1.96 S_d \qquad (式13-20)$$

随机效应模型的计算采用 D-L 法对权重 W_i 进行校正。此处不予详述。

2. 例 13-2 的合并计算过程

(1) 整理资料　首先将资料转化成计算表，见表 13-7。

表 13-7　卡维地洛治疗高血压效果评价计算表

编号 i	试验组			对照组			p_i	d_i	w_i	$w_i d_i$	$w_i p_i (1-p_i)$
	r_{1i}	n_{1i}	p_{1i}	r_{2i}	n_{2i}	p_{2i}					
1	82	100	0.82	77	100	0.77	0.80	0.05	50.00	2.50	8.00
2	26	33	0.79	24	32	0.75	0.77	0.04	16.25	0.65	2.88
3	26	30	0.87	23	30	0.77	0.82	0.10	15.00	1.50	2.21
4	34	38	0.89	37	46	0.80	0.85	0.09	20.81	1.87	2.65
5	19	20	0.95	18	20	0.90	0.93	0.05	10.00	0.50	0.65
合计	187	221	—	179	228	—	—	—	112.06	7.02	16.39

(2) 率差的合并计算 根据率的计算公式和合并公式,计算出分组率和合并率,并计算率差。按式 13-18 计算每个研究的权重值,并按式 13-16 计算合并率差 $\bar{d}$:

$$\bar{d} = \frac{\sum w_i d_i}{\sum w_i} = \frac{7.02}{112.06} = 0.0626$$

(3) 异质性检验 按式 13-19 可算得:

$$Q = \sum w_i (d_i - \bar{d})^2 = 0.0544$$

以 $\nu = 4$ 查 χ^2 界值表,得 $P > 0.10$,故选取固定效应模型计算合并统计量的置信区间。

(4) 计算合并率差的置信区间 按式 13-17 计算:

$$S_d^2 = \frac{\sum w_i p_i (1 - p_i)}{(\sum w_i)^2} = \frac{16.39}{112.06^2} = 0.0013$$

按式 13-20 得到合并率差的 95%CI 为(-0.0081, 0.1333)。

由以上计算结果可得到两组率差合并后,综合的率差为 0.0626,95%CI 为 -0.0081 到 0.1333,检验结果提示合并的有效率差值无统计学意义,即两组有效率比较差异无统计学意义。图 13-3 为应用 Revman5.2 软件的合并分析结果。

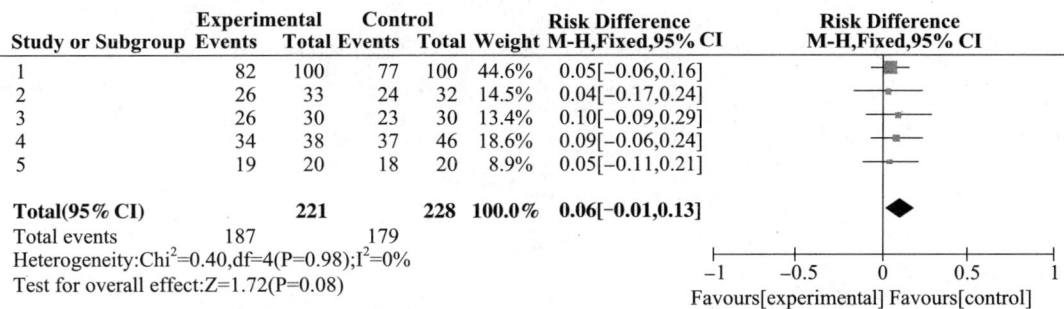

图 13-3 卡维地洛治疗高血压效果评价的合并分析(M-H 法)

二、定量资料的效应指标合并分析

(一) 两均数之差的合并

例 13-3 在一项针刺治疗焦虑症的 meta 分析研究中,收集到 4 项应用汉密尔顿量表测量的结果(表 13-8),试对量表得分进行综合评价。

表 13-8 4 项研究针刺治疗焦虑症的量表得分

研究编号	试验组			对照组		
	例数	均数	标准差	例数	均数	标准差
1	20	10.10	3.90	19	10.25	3.92
2	30	10.00	2.17	29	10.25	3.92
3	41	5.32	3.35	30	6.01	3.17
4	58	8.15	4.27	50	7.78	4.39

本例为定量资料,效应尺度可选用标准化均数差(SMD)或加权均数差(WMD),应用 meta 分析对试验组和对照组的量表得分有无差别作合并分析。这类分析所需的原始数据见表 13-9。

表 13-9 两均数之差合并的 meta 分析原始数据表

研究编号 i	试验组			对照组			合计例数 N_i
	例数 n_{1i}	均数 $\bar{X}_{1i}$	标准差 S_{1i}	例数 n_{2i}	均数 $\bar{X}_{2i}$	标准差 S_{2i}	
1	n_{11}	$\bar{X}_{11}$	S_{11}	n_{21}	$\bar{X}_{21}$	S_{21}	N_1
2	n_{12}	$\bar{X}_{12}$	S_{12}	n_{22}	$\bar{X}_{22}$	S_{22}	N_2
3	n_{13}	$\bar{X}_{13}$	S_{13}	n_{23}	$\bar{X}_{23}$	S_{23}	N_3
...	...	...	...	...	...	...	...

1. 以 SMD 为例说明均数差值的合并分析方法

(1) 效应尺度的加权合并计算　设 $k(k \geq 2)$ 项研究报告中,第 i 项研究的试验组和对照组均数分别为 $\bar{X}_{1i}$ 和 $\bar{X}_{2i}$,方差分别为 S_{1i}^2 和 S_{2i}^2,两组的合并方差为 S_i^2,效应尺度为 SMD(用 d_i 表示),其计算公式为:

$$d_i = \frac{\bar{X}_{1i} - \bar{X}_{2i}}{S_i}, i = 1, 2, \cdots, k \tag{式13-21}$$

$$S_i^2 = \frac{(n_{1i}-1)S_{1i}^2 + (n_{2i}-1)S_{2i}^2}{n_{1i}+n_{2i}-2} \tag{式13-22}$$

第 i 个研究的总体效应尺度为 δ_i,其他随机效应为 e_i,可写成随机效应模型:

$$d_i = \delta_i + e_i, \quad i = 1, 2, \cdots, k \tag{式13-23}$$

其加权均数(合并效应尺度)的估计值为:

$$\bar{d} = \frac{\sum w_i d_i}{\sum w_i} \tag{式13-24}$$

加权方差的估计值为:

$$S_d^2 = \frac{\sum w_i (d_i - \bar{d})^2}{\sum w_i} = \frac{\sum w_i d_i^2 - \bar{d}^2 \sum w_i}{\sum w_i} \tag{式13-25}$$

$$S_e^2 = \frac{4k}{\sum w_i}\left(1 + \frac{\bar{d}^2}{8}\right) \tag{式13-26}$$

式中,w_i 为权重系数,通常由各研究的样本含量确定,公式为:

$$w_i = n_{1i} + n_{2i} \tag{式13-27}$$

或

$$w_i = \frac{n_{1i} n_{2i}}{n_{1i} + n_{2i}} \tag{式13-28}$$

权重系数的计算也可以应用合并方差的倒数。

(2) 各独立研究的异质性检验　检验的零假设为 $H_0: \delta_1 = \delta_2 = \cdots = \delta_k$,即各研究的总体效应相同。

可以证明,H_0 成立时,

$$Q = kS_d^2 / S_e^2 \tag{式13-29}$$

由 Q 值查 χ^2 界值表(附表6)得相应的 P 值,若 $P > \alpha$,接受 H_0,选取固定效应模型;反之,若 $P \leq \alpha$,拒绝 H_0,选取随机效应模型。

(3) 计算平均效应尺度的95%置信区间

1) 对于固定效应模型,合并效应尺度的95%置信区间为:

$$\bar{d} \pm 1.96 S_{\bar{d}} \tag{式13-30}$$

式中,$S_{\bar{d}}$ 为 $\bar{d}$ 的标准误,其计算公式为:

$$S_{\bar{d}} = S_e/\sqrt{k} \qquad (式13-31)$$

2) 对于随机效应模型,合并效应尺度的95%置信区间为:

$$\bar{d} \pm 1.96 S_\delta \qquad (式13-32)$$

$$S_\delta^2 = S_d^2 - S_e^2 \qquad (式13-33)$$

2. 例 13-3 的计算过程

(1) 计算相应指标　按式 13-21、式 13-22 和式 13-28 计算 d_i、S_i 和 w_i,结果见表 13-10,并按式 13-24 计算 $\bar{d}$:

$$\bar{d} = \frac{\sum w_i d_i}{\sum w_i} = -2.79/68.66 = -0.041$$

表 13-10　4 项研究针刺治疗焦虑症的量表得分合并分析计算表

研究编号 i	试验组			对照组			S_i	d_i	w_i	$w_i d_i$	$w_i d_i^2$
	n_{1i}	$\bar{X}_{1i}$	S_{1i}	n_{2i}	$\bar{X}_{2i}$	S_{2i}					
1	20	10.10	3.90	19	10.25	3.92	3.91	-0.04	9.74	-0.39	0.016
2	30	10.00	2.17	29	10.25	3.92	3.15	-0.08	14.75	-1.18	0.094
3	41	5.32	3.35	30	6.01	3.17	3.28	-0.21	17.32	-3.64	0.764
4	58	8.15	4.27	50	7.78	4.39	4.33	0.09	26.85	2.42	0.217
合计	149	—	—	128	—	—	—	—	68.66	-2.79	1.091

(2) 异质性检验　按式 13-25 和式 13-26 计算:

$$S_d^2 = \frac{\sum w_i(d_i - \bar{d})^2}{\sum w_i} = \frac{\sum w_i d_i^2 - \bar{d}^2 \sum w_i}{\sum w_i} = \frac{1.091 - (-0.041)^2 \times 68.66}{68.66} = 0.014$$

$$S_e^2 = \frac{4k}{\sum w_i}\left(1 + \frac{\bar{d}^2}{8}\right) = \frac{4 \times 4}{68.66}\left[1 + \frac{(-0.041)^2}{8}\right] = 0.233$$

按式 13-29 可算得:

$$Q = kS_d^2/S_e^2 = 4 \times 0.014 \div 0.233 = 0.240$$

以 $\nu = 3$ 查 χ^2 界值表,得 $0.95 < P < 0.975$,检验水准 $\alpha = 0.10$,$P > \alpha$,故选取固定效应模型计算合并效应尺度的置信区间。

(3) 计算合并 SMD 的 95%CI　按式 13-32 计算得到合并 SMD 的 95%CI 为 (-0.5140, 0.4320)。

(4) 结果的解释　本例合并 SMD 的 95%CI 包含"0",说明试验组和对照组之间的治疗效应的差异无统计学意义,尚不能认为针刺法治疗和对照治疗效果有差异。

应用软件 Revman5.2,可选择 SMD 对本例作合并分析,其结果以森林图表达,同时可绘出"漏斗图"(funnel plot)初步判断发表偏倚的情况。图 13-4 为 SMD 的合并分析结果。软件 Revman5.2 的分析结果解释可参照例 13-1。

由分析结果可见,合并 SMD 无统计学意义。值得注意的是,本例借助 Revman5.2 软件以 SMD 为效应尺度计算的结果与手工计算有所不同,这是因为本例手工计算时是根据两组的样本量得到权重值,而软件计算权重时考虑了方差。

(二) 相关系数的合并

例 13-4　研究不同地区采样点的水中碘含量与该采样点居民尿碘含量的相关性,收集到 4 项研究,

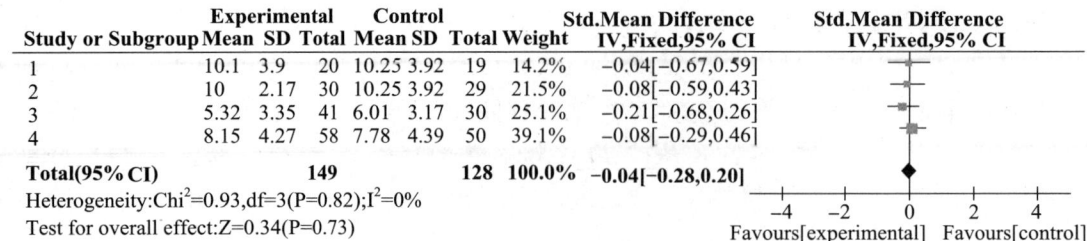

图 13-4　针刺治疗焦虑症 4 项研究的量表得分合并分析（SMD）

结果见表 13-11，试对相关系数作合并分析。

表 13-11　不同地区水碘含量与居民尿碘水平的相关性

研究编号	n_i	r_i	$n_i r_i$	r_i^2	$n_i r_i^2$
1	13	0.449	5.837	0.202	2.621
2	20	0.531	10.620	0.282	5.640
3	18	0.465	8.370	0.216	3.892
4	21	0.622	13.062	0.387	8.125
合计	72	—	37.889	—	20.278

1. 相关系数合并的计算步骤

（1）计算相关系数的加权均数及方差　第 i 个研究的总体效应为 ρ_i，其他随机效应为 e_i，r_i 可写成随机效应模型：

$$r_i = \rho_i + e_i, \quad i = 1, 2, \cdots, k \tag{式 13-34}$$

其加权均数和方差为：

$$\bar{r} = \sum n_i r_i / \sum n_i \tag{式 13-35}$$

$$S_r^2 = \sum n_i (r_i - \bar{r})^2 / \sum n_i = \sum n_i r_i^2 / \sum n_i - \bar{r}^2 \tag{式 13-36}$$

（2）计算各研究间总差异及随机误差方差　当 $S_r^2 > S_e^2$ 时，$S_\rho^2 = S_r^2 - S_e^2$，否则 $S_\rho^2 = 0$；S_e^2 的计算公式如下：

$$S_e^2 = k(1 - \bar{r}^2)^2 / \sum n_i \tag{式 13-37}$$

（3）固定效应模型计算合并相关系数 r 的 95% 置信区间

$$\bar{r} \pm 1.96 \times S_e / \sqrt{k} \tag{式 13-38}$$

随机效应模型 95% 置信区间计算原理类似于均数差值合并。

2. 例 13-4 的计算过程

（1）按式 13-35—37 计算

$$\bar{r} = 37.889 / 72 = 0.5262$$
$$S_r^2 = 20.278 / 72 - 0.5262^2 = 0.0047$$
$$S_e^2 = 4 \times (1 - 0.5262^2)^2 / 72 = 0.0290$$

（2）按式 13-38 计算合并相关系数的 95% 置信区间为 (0.3593, 0.6931)。

由以上计算结果可得到不同地区水碘含量与居民尿碘水平的合并相关系数为 0.5262，95%CI 为 (0.3593, 0.6931)。

▶▶▶　第三节　Meta 分析的注意事项　◀◀◀

真实有效的 meta 分析结果是医学实践中重要的循证证据，因此要尽可能做出高质量的 meta 分析研究。为保证研究结果的真实性,应重点考虑原始研究的质量、效应指标的选择及统计学意义和临床意义。Meta 分析研究过程中应重点注意下面问题:

一、研究文献的收集和选择

关于研究文献,应考虑收集是否全面,有无重要文献缺失,文献检索方法是否详尽准确等问题。研究文献应按不同的研究方法分层分类进行合并。

二、对收集的文献进行严格的质量评价

Cochrane 系统评价手册目前推荐应用 Cochrane 风险偏倚评估工具对其可能的偏倚做出评价。Jadad 量表也是常用的临床试验研究质量评价的工具,但该量表存在分组隐匿上的不足,很多学者建议加上分组隐匿评估。对于非随机对照研究常采用 MINORS 条目评价,而观察性研究如病例对照研究和队列研究则常用 NOS 量表或 CASP 清单进行研究质量的评价。

三、合并时注意资料有无异质性

一般不同研究类型的研究不宜合并。当不同研究之间存在异质性时,应对异质性的来源进行分析。不同研究存在异质性的可能原因包括研究对象、研究设计、或用药情况、结局指标测量时间方法不同,也可能是统计分析方法不同等。所以进行 meta 分析时,需对原始研究文献质量做出严格评价,再进行异质性检验。若存在异质性,一般可借助下面几种方法进行详细深入的探讨,在适宜情况下才用随机效应模型对效应尺度进行合并。

(一)亚组分析

亚组分析即将具有相同设计方案、研究质量、发表时间的文献放在一起,分别进行合并。

(二)敏感性分析

敏感性分析即排除结果异常的研究后,重新进行 meta 分析,并比较两次 meta 分析的结果,以探讨结果的稳定性。

(三)Meta 回归分析

Meta 回归分析即采用 meta 回归及混合模型的方法,探讨合并结果可能的影响因素。

当有异质性存在时,先考虑可能的原因,再做随机效应模型分析。随机效应模型不适用时,应做定性的系统评价,而不是盲目地进行合并。

四、Meta 分析结果可能存在的偏倚

Meta 分析的偏倚是指进行 meta 分析的研究过程中产生的偏倚。1992 年,Felson 认为 meta 分析研究中的偏倚有三类,分别为抽样偏倚、选择偏倚和研究内偏倚。目前讨论最多的是发表偏倚(publication bias),它是抽样偏倚中的一种偏倚,是 meta 分析中常见的偏倚。发表偏倚是指有统计学意义的研究结果比无统计学意义的研究更易投稿和发表,即阴性结果不易发表,这种偏倚可能会夸大治疗效应,导致错误认识。在考克蓝系统评价手册中将发表偏倚归在报告偏倚的 7 大类之中,除发表偏倚外还有时滞偏倚、语言偏倚、引用偏倚和重复发表偏倚等。

发表偏倚一般通过漏斗图初步判断,再经过回归分析给予识别。漏斗图是基于效应尺度估计值的精度随着样本含量增加而增加的假定而设计的,常以效应尺度或效应尺度对数为横坐标,以样本含量或效应尺度标准误的倒数为纵坐标绘制而成。一般来讲,研究数量多、精度低的小样本研究,分布在漏斗图的底部,呈左右对称排列;而数量少、精度高的大样本研究,分布在偏上的位置,并逐渐向以合并效应尺度为中心的位置集中。当纳入分析的研究存在发表偏倚时,漏斗图的散点分布表现为不对称。但当研究个数小于 10 时较难判定。影响漏斗图对称性的因素,除了发表偏倚外,还有很多原因,如方法学质量不同(特别是小样本研究)、干预措施的异质性等。当然,偶然的机会因素也可能导致漏斗图不对称。

Egger 线性回归法是为克服漏斗图的不足而开发的一种简便的、应用线性回归法检验漏斗图对称性的定量方法,简称 Egger 检验。该方法对标准正态离差(standard normal deviation,SND)和精度建立回归方程,截距为 0 时表示无发表偏倚存在。Begg 秩相关法是一种采用秩相关检验定量识别报告偏倚的方法,检验效应与样本量的相关性。目前这两种方法可在软件中实现。

失安全数(fail-safe number, N_{fs})可用来评价 meta 分析结果的稳定性。失安全数是推翻当前合并结论,或者说使当前合并结论逆转所需要的结果相反研究的个数。失安全数越大,说明 meta 分析结果越稳定,结论被推翻的可能性越小。在检验效能为 0.05 和 0.01 两个水平上估计的失安全数,计算公式如下:

$$N_{fs,0.05} = (\sum Z/1.64)^2 - k \qquad (式13-39)$$

$$N_{fs,0.01} = (\sum Z/2.33)^2 - k \qquad (式13-40)$$

式中,N 为计算出的推翻现有结论的研究个数,变量 Z 为每个独立研究得到的 Z 值,即假设检验得到的统计量值,k 为纳入研究的个数。

五、研究结果的报告、评价

(一)结果报告规范

1999 年,加拿大专家小组提出一套评价 meta 分析报告的方法学指南,即 meta 分析报告规范(the quality of reporting of Meta-analysis,QUOROM),该规范包括 18 项评价标准。其中,QUOROM 报告流程图,提供了 meta 分析的流程。这一标准于 2009 年修订为 PRISMA(preferred reporting items for systematic reviews and meta-analyses)声明,包括 7 个方面,27 个条目和一个四阶段的流程图,帮助作者改进 meta 分析的撰写和报告,虽然主要针对的是随机对照试验,但也可以作为其他研究类型 meta 分析的基础规范。PRISMA 制定委员会同时发表了 PRISMA 解释和阐述手册,包括 PRISMA 清单及流程图。评价标准详细内容见有关文献。

(二)研究结果评价

Meta 分析的证据在应用前应经过效度分析,即评价结果的真实性,包括原始研究的质量、效应尺度、统计学意义、临床意义、纳入研究结果的一致性、发表偏倚情况等等。Meta 分析方法学质量评价工具有 AMSTAR(A measurement tool for the "assessment of multiple systematic reviews")量表,OQAQ(Overview Quality Assessment Questionnaire)量表等。AMSTAR 量表共包含 11 个条目,在国内外得到了广泛的应用。OQAQ 量表共包含 10 个条目,不涉及发表质量和研究的重要性,主要针对系统评价中容易产生偏倚的关键环节,是目前较常用的工具之一。

六、目前常用的分析软件简介

在此简要介绍目前常用的几个 meta 分析软件。①Review Manager(Revman):该软件是 Cochrane 协作网系统评价的标准化专用软件,其中包含 Cochrane 系统评价制作模板,同时具有该组织推荐的 meta 分析基本功能,操作简单、结果直观。②Stata:可完成二分类变量和连续性变量的 meta 分析,也可进行 meta 回归分析,还可以绘制 meta 分析的相关图形,如森林图、漏斗图,是目前 meta 分析功能最强的软件。③SAS:可完成各种 meta 分析(定量变量、分类变量的固定效应模型和随机效应模型)。④SPSS:利用"Crosstable"菜单完成四格表资料 meta 分析。⑤其他软件,如 Comprehensive Meta-Analysis 可完成相关分析合并,Meta-Test 可绘制 ROC 曲线。此外,R 软件、Meta-Disc、WinBug、Meta-Analyst 等软件也是比较常用的分析软件。

本 章 小 结

Meta 分析对多个同类独立研究的结果进行汇总分析,可增大样本含量,提高检验效能,尤其是当多个研究结果不一致或都没有统计学意义时,采用 meta 分析可得到更加接近真实情况的统计分析结果。

Meta 分析将不同研究结果看作是在同一总体中随机抽样而得,对结果合并得到总体效应尺度的大小和置信区间。目前,得到多数专家认同的 meta 分析方法主要是两组分类变量效应尺度的合并、两组定量变量效应尺度的合并、累积 meta 分析、meta 回归分析及诊断试验效应指标的 meta 分析(SROC 曲线),此外还有相关系数的合并。

在实际应用中,不同研究者的研究设计方案往往不尽相同,如研究对象的年龄、病情、病程不完全一致,因此,meta 分析要考虑原始文献的研究方案是否相同、研究文献的收集是否全面、有无阴性未发表文献等,通过异质性检验判定研究间是否同质,能否合并。若多个研究之间不存在异质性,选取固定效应模型合并效应尺度;若存在异质性,需应用敏感性分析或分层分析探讨出现异质性的可能原因,再将资料分层,使待合并资料达到同质后,再用固定效应模型分析。若经上述处理,多个独立研究结果仍然不具有同质性,则选择随机效应模型合并效应尺度。

思 考 题

1. 系统评价与 meta 分析的联系和区别?
2. Meta 分析基本原理是什么?
3. 系统评价和 meta 分析的基本步骤是什么?
4. Meta 分析中异质性的含义是什么?何为临床异质性、方法学异质性和统计学异质性?
5. Meta 分析的效应尺度是什么?分类变量和数值变量效应尺度分别有哪些?
6. 什么是异质性检验?结果如何判定?如何利用 I^2 指标判断异质性?
7. Meta 分析中何时选用固定效应模型?何时选用随机效应模型?应用随机效应模型时应注意什么事项?
8. 如何对纳入的研究文献进行质量评价?
9. 如何分析异质性的来源?如何进行亚组分析和敏感性分析?
10. 发表偏倚指的是什么?如何判定 meta 分析结果是否存在发表偏倚?

(杨兴华 郐艳晖)

网上更多……

　　　教学 PPT　　　拓展阅读　　　自测题

第十四章

统计方法选择与结果解释

本章导读

通过前面章节的学习,大家学习了许多统计方法,但在实际应用中,如何选择恰当的统计方法来分析资料,常常是最为重要也是最为棘手的问题。对于调查或实验的结果,大量包藏事物特征和规律的数据"杂乱无章"地呈现在人们面前时,如何对数据进行分析和处理,尤其是对组间比较的假设检验问题,常常使人感到无从下手。此外,人们在医学科研中进行假设检验往往最关心的问题就是"差别有统计学意义"(过去叫"有显著性差异",即 P 值是否小于或等于 0.05)吗? P 值的意义到底是什么?如何正确理解统计结果的含义?本章就如何正确选择统计方法的基本思路和原则加以说明,同时分析如何对统计分析结果做出合理的解读。

学习要点

1. 统计方法选择需要考虑的因素。
2. 不同资料类型的统计分析方法选择。
3. 统计分析的一般步骤。
4. 混杂与可比性。
5. P 值的含义。
6. 不同研究类型的结果解释。
7. 不同研究单位的结果解释。

▶▶▶ 第一节 方法的正确选择 ◀◀◀

一、统计方法选择的基本思路

正确选择统计方法的基本思路和原则就是根据研究目的、设计类型、资料类型、数据特征、对比组数、样本含量等加以综合判断。

（一）研究目的

研究目的是选择方法时首先需要考虑的问题。在目的不明确的情况下,所做的数据分析很可能是错误的或没有意义的。现实中,有时会遇到这样的情况,研究人员拿着自己的数据请统计学专业人员做分析,但分析目的却不是十分清楚。例如,一个四格表资料对于计算机而言是没有区别的,可以进行的统计分析或计算的统计量有:差异性或独立性 χ^2 检验、列联系数、kappa 系数、OR 值、RR 值、灵敏度、特异度等。那么,到底应该怎样进行分析或计算?应该分析或计算哪些指标?这主要取决于研究目的以及相应的研究设计。一般而言,除运用一些统计指标描述数据的数值特征和分布规律外,统计推断通常可以回答两个方面的问题,一是通过比较回答观测指标的差别是否归因于处理因素或分组因素,在本教材范围内所涉及的主要是单变量问题;二是分析变量之间是否存在某种联系,这主要涉及相关分析和回归分析,在本教材范围内所涉及的主要是双变量问题。至于多变量分析,本教材仅作了简介。对于这两个基本目的,并不容易产生混淆。

（二）设计类型

研究设计的类型是决定统计方法选择的一个重要因素,从前面章节的学习中可以体会到这一点。从实验性研究设计来看,常见的设计类型一是完全随机设计,二是配对或配伍设计;从观察性研究设计来看,在统计方法的选择上,通常将其等同于完全随机设计的数据。因此,当进行观察性研究设计和完全随机设计的数据分析时,常常应该选择相应的两样本 t 检验、单因素（完全随机设计）方差分析 χ^2 检验以及秩和检验（两样本 Wilcoxon 或多样本 Kruskal-Wallis H 秩和检验）等;对于配对或配伍设计的数据,则应该选择相应的配对 t 检验、配伍设计的方差分析、配对 χ^2 检验以及配对（Wilcoxon 符合秩和检验）或配伍设计的秩和检验（Friedman 秩和检验）等。

（三）资料类型

对同一设计类型的数据,这么多方法,又该选择哪一种？显而易见,资料类型是统计方法选择的另一个重要因素。如第一章绪论部分所述,变量有定量变量、无序定性变量和有序定性变量（或等级变量）之分。显然,对于定量变量,自然是选择它所对应的那些统计方法,如 t 检验、方差分析或秩和检验等;而对于定性变量则选择二项分布或 Poisson 分布的 Z 检验、χ^2 检验等,等级资料一般采用秩和检验进行分析。

（四）数据特征

对于同一设计类型和同一资料类型,仍然有许多方法可以选择,到底选择哪种方法？什么时候用 t 检验或方差分析？什么时候用秩和检验？数据特征是统计方法适用条件的重要方面,在选择方法时须仔细加以考察。t 检验和方差分析属参数检验方法,它对数据要求较高,通常要求数据服从正态分布和方差齐性,如果服从该条件或经变量变换后服从该条件,则采用参数检验方法,否则采用秩和检验这类非参数检验方法。

（五）对比组数

两组比较问题这里不再赘述。对于单组问题,即一个样本均数或率与总体均数或率的比较,可分别采用样本与总体均数比较的 t 检验、二项分布和正态分布原理进行分析。多组均数的比较、多组等级资料的比较,可分别采用方差分析或 Kruskal-Wallis 秩和检验或 Friedman 秩和检验;多组率或构成比的比较,可采用 $R \times C$ 表 χ^2 检验。当然,多组比较在差别有统计学意义的情况下需再进行两两比较。

（六）样本含量

样本含量在统计学中是一个十分重要的问题,在选择方法时亦需加以仔细考虑。从前面的学习中,大家容易体会到,在样本含量较小时,如果是一个样本率与总体率的比较,可采用直接计算概率的方法,如基于二项分布的确切概率法,如果是四格表资料则采用 Fisher 确切概率法或校正 χ^2 检验。又如均数比较问题,一般情况下采用 t 检验,在大样本时可考虑 Z 检验作近似检验。

循着上述基本思路进行综合判断,对于一个特定的资料,选择恰当的统计方法并非一件十分困难的事情。当然,在科研工作中,遇到的实际问题可能并非如此简单和机械,须结合专业问题和所要分析的具体内容加以综合考虑和仔细判断,有时需对各种统计方法加以综合运用。

在方法选择时,还有一些问题需加以说明。当分析目的是分析变量之间是否存在某种联系时,这就涉及双变量的分析方法,即相关关系或回归关系的分析。需注意相关分析和回归分析的区别与联系,前者是分析两变量的关联性,后者是分析两变量的数量依存关系。就关联性分析,对于定量变量,需根据两个变量是否满足双变量正态分布,相应地采用 Pearson 积矩相关分析或 Spearman 秩相关分析;对于等级变量则直接采用 Spearman 秩相关分析;对于分类变量常计算列联系数进行分析,而对于一个二分类变量（率）和一个等级变量之间的线性关联通常采用线性趋势 χ^2 检验。对于 $R \times C$ 表资料,需注意区分是单向有序还是双向有序。对于前者，χ^2 检验和秩和检验说明的问题不同；对于后者，χ^2 检验和列联系数分析的是两个分类变量的关联性。

生存分析是一类较为特殊的、针对具有删失数据的生存资料所进行的分析，一般不容易与其他方法相混淆，它也包括统计描述和统计推断两个部分的内容，针对分组和未分组资料，方法又有所不同。

至于涉及多变量的数据分析，本书主要简介了多重回归分析，包括多重线性回归、logistic 回归和 Cox 比例风险回归分析。多重线性回归是在反应变量为定量变量时进行的多变量分析，logistic 回归是在反应变量为分类变量时所进行的多变量分析，而 Cox 比例风险回归是针对反应变量为含有删失数据的生存资料所进行的分析，均不易混淆。多变量统计分析还包括其他诸多方法，可参考其他专业统计书籍。

二、统计分析需注意的若干问题

（一）数据分析通常的步骤

一般需先进行数据探测和统计描述，再作统计推断。数据探测常常是进行统计描述和统计推断的基础，如数据分布特征的考察、方差齐性的判断、散点图的绘制、离群值的发现，以及了解数据是否符合特定统计方法的应用条件等，必要时可进行变量变换以满足分析的需要。数据探测将增加研究人员对数据的基本了解，为进一步的分析奠定基础。统计描述即计算各种统计指标，或/和运用各种统计图表描述和概括数据的数量特征及分布规律，从而获得数据的大体轮廓。首先需要区分变量类型，定量变量和定性变量的统计描述指标是不同的。对于定量变量，根据资料分布特征的不同，可分别采用正态分布和百分位数方法对数据进行描述以及确定观察值分布范围等；对于定性资料，根据分析目的，可计算率、构成比或相对比等指标。其次，在此基础上选择恰当的统计推断方法分析资料。就区间估计而言，比如总体均数的区间估计，可根据已有条件的不同，如样本大小的不同，采用 t 分布或正态分布原理进行估计；总体率的区间估计，一般也是根据样本大小的不同以及样本率的大小，采用二项分布、Poisson 分布或正态分布原理进行估计。至于假设检验和双变量问题，前已述及，不再赘述。

（二）混杂因素的控制

学习统计学必须掌握在研究设计和数据分析时控制混杂因素的方法，使得比较的各组除了研究因素之外，其他非研究因素（或非处理因素）尽可能相同或相似。这样，各组观测指标之间的差异便可归因于研究因素。相反，如果各组某个或某些非研究因素不具有可比性，并影响到研究因素的效应，则称为混杂因素。当存在混杂因素时，通常的统计分析结论在进行因果推断时常常是不可靠的。因此，"可比性"问题是在数据分析和结果解释时必须加以考虑的一个十分重要的问题。对于不具可比性的资料，基本的统计方法就是采用分层分析或标准化方法消除其他非研究因素的影响，对于具有多个变量的复杂情况，则需采用多变量分析方法加以控制。

"可比性"问题在观察性研究中需加以特别注意，当然在一些实验性研究中也存在所谓"不可比"的问题。我们需要考虑有哪些因素与研究的因素混杂在一起，怎样调整这些混杂因素。例如，吸烟与健康关系的研究是观察性研究，在数据分析时，我们需要对可能的混杂因素进行控制，控制的方法之一即分层分析。吸烟者与不吸烟者死亡率的直接比较可能存在问题，因为吸烟者多为男性，而男性比女性更易患心脏病而发生死亡，吸烟者与未吸烟者之间死亡率的差异也许是因为性别的差异。为了排除这种可能性，可以分别对吸烟与不吸烟男性作比较，对吸烟与不吸烟女性作比较。这时，年龄可能又是另外一个混杂因素，这就需要对年龄进行分层分析，这就是通常的分层分析思路，但并不能保证这样分析的结论一定是正确的。例如，吸烟与肺癌关系的一项横断面研究收集了每个人是否吸烟、是否患肺癌、性别和年龄的资料。分析结果发现，吸烟组肺癌患病率低于不吸烟组，表明吸烟是肺癌的保护因素；考虑到肺癌与性别有关，采用性别进行分层，结果在男性或女性中，吸烟组肺癌患病率均高于不吸烟组，表明吸烟是肺癌的危险因素；进一步考虑到肺癌与年龄有关，于是在性别分层基础上，再用年龄进行分层分析，结果在不同年龄层的男性和女性中，吸烟组的肺癌患病率均低于不吸烟组，表明吸烟是肺癌的保护因素。这就是经典的 Simpson 悖论问题。这是由于抽样设计存在严重问题，样本对总体代表性差，未能反映被调查总体的真实情况，因此基于这样的数据所做的统计分析得到的结论是自相矛盾的,有时甚至与医学专业结论相悖。从这个例子中,我们可以发现,除了研究设计极其重要外,它还提示我们,当一个事件的影响因素较多时,不断分层致使某些层中样本含量太少,采用这种简单的分层分析可能割裂多个因素之间的内在联系,难以真实揭示多个因素对观测结果的影响。

(三) 正确理解可比性问题

日常生活中,人们经常谈论可比性问题,诸如"南方人的身高与北方人没有可比性"等等。到底应该怎样理解"可比性"问题?比较 A、B 两地区肺癌死亡率的高低,总的肺癌死亡率 A 地区高于 B 地区,但 B 地区各年龄组肺癌死亡率却均高于 A 地区。由于肺癌死亡率与年龄有关,通常随年龄增高而增高,而 A、B 两地区各年龄组人口构成不同,A 地区高年龄组人口构成大于 B 地区,这就造成了 A 地区总的肺癌死亡率高于 B 地区。上述矛盾是由两地人口年龄构成不同造成的。为了消除年龄的影响,我们可以计算标准化率再进行 A、B 两地的比较,结果我们可以发现 B 地标准化肺癌死亡率高于 A 地。但是,A、B 两地区肺癌死亡率到底谁高谁低?显然,真实情况无疑是 A 地区肺癌死亡率高于 B 地区。因此,人们谈论的所谓"可比性"问题其实与研究目的有关,如果我们的目的是想了解"地区因素",即分组因素对死亡率的影响或作用,同时我们又知道还存在其他影响死亡率的因素在各组分布不一致,这个因素才是混杂因素,此时谈论"可比性"才是有意义的。正确的做法就是消除这个因素的影响,才能够真实揭示分组因素对研究指标的影响或作用。但如果研究目的并非探讨分组因素对研究指标的影响或作用,谈论"可比性"就没有意义,也没有必要去调整其他混杂因素的影响。因为 A 地区肺癌死亡率高于 B 地区是一个不争的事实,A 地区可能的老龄化问题显然是一个不容忽视的卫生问题,这就如同北方人平均身高高于南方人,人们在选择服装时需考虑尺寸一样。也就是说单纯描述谁高谁低无需进行调整,只是在进一步探究导致高低不同的归因时才对混杂因素进行控制或调整。从以上讨论中大家可进一步理解研究目的对于统计方法选择的重要性。

(四) 数据的分组问题

另一个在数据分析时特别值得注意的问题就是分组或分类问题,它既是数据整理的主要内容,也是数据分析的基础。所谓分组就是将专业上认为性质相同的个体归在一起,将性质不同的个体区别开来,即试图在专业上反映出组内的同一性和组间的差异性。在此基础上进行的数据分析才有可能揭示出事物的本质和规律,否则,数据分析有可能演变成一场数字游戏。要做到这一点,必须掌握深厚的专业功底,必须对所研究的专业问题具有深刻的洞察和理解。美国儿科杂志曾报道了医生间关于口服氨苄西林副作用研究的一场有趣的争论,A 医生按氨苄西林口服剂量[mg/(kg·天)]将患儿分为 50~、100~、150~ 和 200~ 四个组,并记录每组患儿中发生腹泻的例数,经 Pearson χ^2 检验,$P>0.05$,认为腹泻副作用虽然随氨苄西林剂量增加而增加,但无统计学意义。但 B 医生认为,由于缺乏未服氨苄西林的对照组,可将 50~ 组与其他较大剂量组作比较,若腹泻与剂量无关,则两组腹泻发生率差异应无统计学意义。故将较大剂量各组合并,结果较大剂量组腹泻发生率高于 50~ 组,χ^2 检验结果 $P<0.05$,故认为腹泻与药物剂量有关。C 医生认为,如果合并后面三组与 50~ 组进行比较的方法是恰当的话,则反过来并组的结果应该一致,即 <200 mg 组的腹泻发生率应低于 200~ 组,但两组比较的结果 χ^2 检验 $P>0.5$,因此不同意腹泻发生率与口服氨苄西林剂量有关。这个例子给我们的启示在于,除了定量变量定性化所造成的信息损失外,正确的分组或归类在数据分析中是非常重要的。这在单变量分组比较时是如此,在多变量分析时亦如此。

第二节 结果的正确解释

一、假设检验结果的正确理解

研究结果的差别是否有统计学意义主要取决于被研究事物有无本质差异和抽样误差的大小,而抽样误差大小又取决于个体差异的程度和样本含量的多少。

P 值即概率(probability)或可能性,取值在 0~1。P 小于 0.05 的含义就是研究结果的差别或者更大差别由机会所致的可能性不足5%,换言之,根据研究结果得出"有差别"的结论,不大可能是机会造成的。显然,差别是否有统计学意义与检验水准直接有关,这里大家需注意,0.05这一检验水准只是医学和其他科研中大家约定俗成的习惯上的水准,其实0.04或0.06亦是小概率事件。

此外,无论作出差别是否有统计学意义的结论是什么,我们都面临着犯错误的风险。因为假设检验的目的是帮助区分实际存在的差异与机会造成的差异,但这一区分具有概率性。称一个差别"有统计学意义",差异不是机会造成的,这句话也可能是错误的。因为尽管是一个小概率事件,但仍有可能会发生。

进一步,即使"差别有统计学意义",但这个有统计学意义的差别并不意味着在医学专业上就是"重要"的,例如两组疗效差别甚小。对于大样本,小的差别也有可能具有统计学意义,尽管这很难用机会来解释,但我们并没有理由认为它在医学专业上也重要。相反,如果样本太小,一个医学专业上重要的差别如两组疗效相差甚大,也可能检验结果无统计学意义。同理,相关系数的假设检验,也只能说明相关关系是否有统计学意义,它既不说明相关关系是否密切,也不说明相关关系是否具有专业上的意义。

最后值得指出的是,如果研究的是总体,假设检验在理论上是不适用的;如果研究的是样本,且样本是由非概率抽样获得,假设检验在理论上同样不适用,因为此时难以解释"差别归因于机会"的含义,P 值可能没有任何意义。

二、不同研究类型数据分析结果的正确解释

除了正确理解 P 值的含义外,结果的解释还与研究设计类型有关。事实上,研究设计不仅是正确运用统计方法的前提,同时也是正确进行结果解释的前提。不同的研究设计类型要求的统计方法不同,结果解释也存在一定差异。研究设计是一个在实际工作中至关重要但却常被忽略的问题。

观察性研究的共同特点是对处于自然状态下的事物或现象进行观察,研究者不对观察对象施加任何干预措施,不能由研究者分配研究因素的水平,不能采用随机化分配的办法来平衡或控制各种可能的混杂因素对研究结果的影响。其中的横断面调查是了解某一时间断面上特定人群中疾病或卫生事件的现状及其与之相联系的各种因素,其特点是反映某个时间断面上的情况,抽样设计的统计效率较低。横断面研究通常是在研究的初始阶段进行,为进一步研究提供线索,下结论时须十分慎重。观察性研究通常只建立起某种关联性,如某一事物或现象与另一事物或现象相关联,但这种关联性不一定是因果联系。举个极端的例子,对于在校儿童,衣服尺寸与阅读能力高度关联,但学会新字并不会使人长高,大家都清楚这是因为第三个因素年龄的作用。然而,在相当一部分观察性研究中,混杂因素并不那么容易分辨。在医学和公共卫生领域,观察性研究占到了相当大的比例,研究者采用越来越复杂的统计方法对数据进行分析,但无论采用多么高深和复杂的统计技术或先进的统计软件,都不能改变的一个基本事实:观察性研究这种研究类型本身已经决定了研究结论的局限性。

实验性研究通常是在观察性研究的基础上,在人为控制实验条件下对研究对象施加一定干预措施,从而对观察性研究所得结论加以验证的进一步研究。一般而言,实验性研究能够较好地控制各种混杂因素。对于严谨设计的实验性研究,结论通常较为可靠,但注意临床试验对象是人,存在诸多心理(如霍桑效应和安慰剂效应等)以及伦理问题的局限,下结论也须谨慎。而对于所谓社区干预试验,通常都不能进行随机化分配,故也称为准实验(quasi-experiment)或类实验,常存在诸多混杂因素的干扰,需要在分析阶段采用统计方法加以控制或调整,如果在分析阶段不能有效消除其混杂效应,结论也有待进一步验证。

三、不同分析单位数据分析结果的正确解释

在结果解释时,分析的基本单位也是一个十分重要的问题。对于集合数据如基于学校、单位或地区等水平的汇总数据所进行的分析,这时分析的基本单位是学校、单位或地区等,如果在个人水平上下结论,就需特别小心。如基于比率或平均数所作的相关分析或回归分析,下结论时必须非常慎重。1955 年 Doll 发表的划时代论文论述了吸烟与肺癌的关系,结果表明 11 个国家的吸烟率与肺癌死亡率之间的相关系数为 0.7,显示了吸烟与肺癌关系的密切程度。但吸烟并患肺癌的不是国家而是人,为了在个人水平上了解这

种关系的密切程度,就需要采用个人吸烟和患肺癌的数据进行分析,幸运的是,许多基于个人水平的研究也支持 Doll 的结论。但是,并非对所有问题的研究都能得到这样一致的结果,基于集合数据所作的分析在个人水平上所下的结论有时是误导的。

本 章 小 结

1. 如何选择恰当的统计方法分析资料,是十分重要但也是最为棘手的问题。本章就如何正确选择统计方法的基本思路和原则进行了概括说明,即根据研究目的、设计类型、资料类型、数据特征、对比组数、样本含量等加以综合判断,并归纳成表 14-1 和表 14-2 供参考,但实际运用时需结合具体专业问题和所要分析的具体内容加以综合考虑和仔细判断,有时需对统计方法加以综合运用。

2. 本章就数据分析时还需注意的若干问题进行了阐释。在数据分析时,"可比性"问题是一个十分重要的问题,需注意控制或调整各种混杂因素,但需注意正确理解"可比性"的真正含义;此外,对数据进行正确的分组或归类是数据分析时另一个非常重要的问题。

3. 本章还就结果的正确理解和解释进行了阐释,包括假设检验结果及 P 值意义的进一步阐释;对于不同的研究设计,不仅要求所采用的统计方法不同,而且在结果的解释方面也可能存在一定差异;此外也需注意,不同的分析单位,数据分析的结果解释也可能不同。

表 14-1 单变量资料差异比较的分析方法小结

资料类型	数据特征	单组设计	完全随机设计		配对或配伍设计	
			两组	多组	两组	多组
定量资料	正态、方差齐	样本与总体均数比较的 t 检验	两样本 t 检验	单因素方差分析	配对 t 检验	随机区组设计方差分析
	非正态和(或)方差不齐	Wilcoxon 符号秩检验	t' 检验、Wilcoxon 秩和检验	Kruskal-Wallis H 秩和检验	Wilcoxon 符号秩检验	Friedman 秩和检验
定性资料	无序	二项分布直接计算概率法、正态近似法(Z 检验)	正态近似法(Z 检验)、四格表资料 χ^2 检验、Fisher 确切概率法	$R \times C$ 列联表资料 χ^2 检验、Fisher 确切概率法	配对设计四格表 χ^2 检验	配对 $R \times R$ 列联表 χ^2 检验
	有序	——	Wilcoxon 秩和检验	Kruskal-Wallis H 秩和检验	Wilcoxon 符号秩和检验	

表 14-2 双变量(多变量)资料的关联性分析方法小结

分析类型		数据特征		分析方法
相关分析	定量资料	X、Y 服从双变量正态分布		直线相关分析
		X、Y 不服从双变量正态分布		Spearman 秩相关
	定性资料($R \times C$ 表)	双向无序		Pearson 列联系数、列联表的独立性 χ^2 检验
		双向有序、属性不同		Spearman 秩相关、线性趋势检验
		双向有序、属性相同		一致性检验(kappa 系数的假设检验)
回归分析	因变量为连续型定量变量,服从正态分布	一个因变量,一个自变量		线性回归分析
		一个因变量,多个自变量		多变量线性回归分析
	因变量为定性变量			logistic 回归分析
	因变量为含有删失数据的生存时间			Cox 比例风险回归分析

思 考 题

1. 选择统计分析方法主要需要考虑哪些因素?
2. "可比性"是否是统计分析的必要条件?
3. 请列举几种常用混杂控制的方法。
4. 数据分组的基本原则是什么?
5. P 值小于或等于 0.05 能否得出"差别具有专业意义"的结论?
6. 观察性研究与实验性研究的主要区别?两者的结果解释有何差异?

（李晓松　宇传华）

网上更多……

　教学 PPT　　　拓展阅读　　　自测题

第十五章

统计分析结果的正确表达

本章导读

本章介绍了常用统计表与统计图、医学论文统计报告的基本要求和统计分析结果表达的常见错误。统计表和统计图是统计描述和推断的重要方法，也是科研论文中结果表达的主要工具。合理的统计图表可简明正确地表达统计数据和分析结果，便于读者理解、分析和比较。

除了统计图表之外，一般的医学论文主要由摘要、引言、对象与方法、结果、讨论等部分组成，各部分都不同程度地涉及统计学内容。统计学的应用是否合理正确，是研究科学性的重要标志之一。规范的统计分析结果表达有助于提高医学科研论文的质量。最后，本章将归纳并介绍统计分析结果表达的常见错误，希望读者在学习和应用统计学的过程中引起高度重视。

学习要点

1. 统计表：①统计表的结构；②制表的基本原则；③制表的注意事项。
2. 统计图：①制图的基本要求及注意事项；②统计图的正确选择与应用。
3. 统计分析结果的表达规范和常见的表达错误。

▶▶▶ 第一节 统计表与统计图 ◀◀◀

统计表(statistical table)和统计图(statistical chart)是统计描述的重要方法，也是科研论文中结果表达的主要工具。统计表是表达医学科研结果中数据和统计指标的表格。合理的统计表可简明正确地表达统计数据和分析结果，既可避免冗长的文字叙述，又可使数据条理化、系统化，便于理解、分析和比较。统计图用点、线、面等各种几何图形表达统计数据和分析结果。合理的统计图可生动形象地呈现数据和结果，直观地反映出事物间的数量关系，便于读者对结果的理解、分析和比较。

一、统计表

（一）统计表的意义

统计表用简洁的表格形式，有条理地罗列研究结果（主要是数据和统计量），方便阅读、比较和计算。在统计描述过程中，统计表可展示统计数据的结构、分布和主要特征，便于在进一步分析中选择和计算统计量。在学术报告和论文中常用统计表代替文字描述，表达主要的统计分析结果，方便读者理解和比较。

（二）制表原则

统计表的制表原则首先是重点突出，即一张表一般只表达一个中心内容，不宜把过多的内容放在一个庞杂的大表里。其次,统计表要层次清楚,即标目的安排及分组符合逻辑,便于分析比较。统计表就如完整的一句话,有其描述的对象(主语)和内容(宾语)。通常主语放在表的左边,作为横标目;宾语放在右边,作为纵标目。由左向右读,构成完整的一句话。最后,统计表应简单明了,文字、数字和线条都应尽量从简。

(三)统计表的基本结构与要求

从外形上看,统计表通常由标题、标目、线条、数字4部分组成。

1. 标题

它是每张统计表的名称,高度概括表的主要内容,一般包括研究的时间、地点和主要研究内容,标题前加表序号,置于表的正上方。

2. 标目

标目分为横标目和纵标目,分别说明表格每行和每列内容的意义。横标目位于表头的左侧,代表研究的对象;纵标目位于表头上部,表达研究对象的指标,应标明指标的单位。

3. 线条

统计表中的线条力求简洁,多采用三线表,即顶线、底线、纵标目下横线。其中,表格的顶线和底线将表格与文章的其他部分分隔开来,纵标目下横线将标目的文字区与表格的数字区分隔开。部分表格可再用短横线将合计分隔开,或用短横线将两重纵标目分割开。其他竖线和斜线一概省去。

4. 数字

用阿拉伯数字表示。同一指标小数点位数一致,位次对齐。表内不留空项,无数字时一般用"—"表示,缺失数字用"…"表示,数值为0者记为"0"。表中数字区不要插入文字,也不列备注项,必须说明者标"*"号,在表下方以注释的形式说明。

(四)统计表的种类

统计表按分组标志多少可分为简单表(simple table)与组合表(combinative table)。统计表的主语只有一个层次,称为简单表,如表15-1为某仿制药与阳性对照药治疗下肢慢性缺血性疾病的疗效比较,该表的主语(试验对象)只按治疗用药一个层次分组,也就是说表格只有一个分组标志,属于简单表。统计表的主语有两个或两个以上层次,称为组合表或复合表,如表15-2为某县2013—2014年5岁以下儿童不同年龄、性别的死亡情况统计,该表的研究对象按年龄和性别分布两个特征分层,属于组合表。为了便于理解,一个表格分组标志不宜超过3个,如果超过3个分组标志,可以拆分为多个表格描述。

表15-1 某仿制药与阳性对照药治疗下肢慢性缺血性疾病临床试验的疗效比较

治疗药物	治疗人数	有效人数	有效率(%)
试验药	124	109	87.90
阳性对照药	118	102	86.44

表15-2 某县2013—2014年5岁以下儿童死亡情况

年龄组	合计		男性		女性	
	死亡数	死亡率(‰)	死亡数	死亡率(‰)	死亡数	死亡率(‰)
新生儿	43	14.31	24	15.03	19	13.50
婴儿	73	24.30	38	23.79	35	24.88
5岁以下	88	29.29	50	31.31	38	27.01

(五)编制统计表的注意事项

应用统计表的目的是简单明了地表达研究数据和分析结果,因此只要能够将研究结果清晰地、有条理地展示给读者,读者能清楚理解,就达到了目的,有时不一定要完全拘泥于制表原则。制表过程中最常见的问题是文章的篇幅所限,作者希望尽可能用较少的表格表达尽可能多的内容,导致表格过于繁杂,主题不突出,条理不清楚。

例15-1 某医院进行老年人原发性甲状腺功能减退症(甲减症)的相关因素研究时,研究者根据调查对象的促甲状腺素(TSH)水平,将老年人分为三组,TSH<5.6mIU/L组(TSH正常组),5.6 mIU/L≤TSH<10 mIU/L组(轻度甲减症患者组),TSH≥10 mIU/L组(重度甲减症患者组),调查三组患者的年龄、性别、吸烟史、血压、体重指数、生化检查等相关因素,结果列成表15-3。

表15-3 不同TSH水平组的相关因素的比较(错误表例)

分析因素	TSH 分组(mIU/L)					
	TSH<5.6		5.6≤TSH<10		TSH≥10	
	$\bar{X}\pm S$	%	$\bar{X}\pm S$	%	$\bar{X}\pm S$	%
例数	103	—	67		93	—
年龄(岁)	67.52±5.31	—	66.19±5.16	—	66.94±5.44	—
性别						
男	—	45.63	—	43.28	—	47.31
女	—	54.37	—	56.72	—	52.69
吸烟史						
无	—	66.99	—	71.64	—	72.04
有	—	33.01	—	28.36	—	27.96
收缩压(mmHg)	149.3±21.9	—	144.5±20.1	—	149.9±20.8	—
舒张压(mmHg)	96.5±16.4	—	93.6±16.1	—	92.6±16.9	—
BMI(kg/m²)	25.27±3.87	—	24.57±3.74	—	23.88±4.15	—
TC(mmol/L)	5.29±1.29	—	4.94±1.23	—	4.54±1.39	—
LDL(mmol/L)	3.58±0.96	—	3.18±0.92	—	3.28±1.01	—
TG(mmol/L)	1.61±0.58	—	1.38±0.39	—	1.41±0.63	—
HDL(mmol/L)	1.51±0.36	—	1.57±0.34	—	1.61±0.37	—
血糖(mmol/L)	5.20±0.94	—	5.16±0.94	—	5.44±0.99	—
慢性合并症情况						
无慢性合并症	—	48.54	—	37.31	—	18.28
1种合并症	—	32.04	—	34.33	—	48.39
2种及以上	—	19.42	—	28.36	—	33.33

该表存在许多问题,首先将太多内容放在一个表里,特别是将两种不同类型资料的统计量放在一个表里。由于互不相容,分别占了不同的列,造成表中有许多空格,不符合制表原则和要求。其次,该表将主语放在表的上部作为纵标目,宾语放在表的左侧作为横标目,也不符合制表原则,同时也导致同一列数据格式和有效数字不一致,影响美观。最后由于表的内容较多,层次复杂,表格中数据罗列无条理,较难读懂。根据数据特征和版面限制,可将该表资料分别制成2~3个统计表,见表15-4—表15-6。修改后虽表格数

量增加,但表格美观整齐,条理清晰,便于读者理解。

表 15-4　不同 TSH 水平组的相关因素的比较(一)($\bar{X}\pm S$)

TSH 分组 (mIU/L)	例数	年龄(岁)	收缩压 (mmHg)	舒张压 (mmHg)	BMI (kg/m²)
TSH<5.6	103	67.52±5.31	149.3±21.9	96.5±16.4	25.27±3.87
5.6≤TSH<10	67	66.19±5.16	144.5±20.1	93.6±16.1	24.57±3.74
TSH≥10	93	66.94±5.44	149.9±20.8	92.6±16.9	23.88±4.15

表 15-5　不同 TSH 水平组的相关因素的比较(二)($\bar{X}\pm S$)

TSH 分组 (mIU/L)	例数	TC (mmol/L)	LDL (mmol/L)	TG (mmol/L)	HDL (mmol/L)	血糖 (mmol/L)
TSH<5.6	103	5.29±1.29	3.58±0.96	1.61±0.58	1.51±0.36	5.20±0.94
5.6≤TSH<10	67	4.94±1.23	3.18±0.92	1.38±0.39	1.57±0.34	5.16±0.94
TSH≥10	93	4.54±1.39	3.28±1.01	1.41±0.63	1.61±0.37	5.44±0.99

表 15-6　不同 TSH 水平组的相关因素的比较(三)

TSH 分组 (mIU/L)	例数	性别构成(%)		吸烟比例(%)		合并症分布(%)		
		男	女	否	是	0 种	1 种	≥2 种
TSH<5.6	103	45.63	54.37	66.99	33.01	48.54	32.04	19.42
5.6≤TSH<10	67	43.28	56.72	71.64	28.36	37.31	34.33	28.36
TSH≥10	93	47.31	52.69	72.04	27.96	18.28	48.39	33.33

二、统计图

(一)统计图的制作原则

统计图将统计数据形象化,让读者更易于领会统计数据的核心内容,并做出分析比较,且可以给读者留下深刻的印象。医学文献中应用统计图表达分析结果,能使文章更加生动活泼,对读者更有吸引力。但统计图只能提供概略的情况,不能给读者提供详细的数据,不利于他人重复实验和验证结果,因此统计图不能完全替代具体的数值描述或统计表。制作统计图首先应该根据资料性质和分析目的选用适当的统计图。例如描述某连续性变量的频数分析宜选用直方图,比较相互独立的、不连续的、无数量关系的多个组或多个类别的统计量的数值大小宜选用条形图,分析某指标随时间或其他连续变量变化而变化的趋势宜选用线图,描述或比较不同事物内部构成用饼形图或百分条图等。其次,除饼形图外,一般用直角坐标系第一象限的位置表示图域(制图空间)。最后,绘制图形应注意准确、美观、简洁,给人以清晰的印象。

(二)统计图的基本结构

1. 标题

标题应高度概括统计图资料的时间、地点和主要内容,与统计表相似。统计图的标题一般放在图的正下方,标题前加图序号。

2. 标目

标目分为横标目和纵标目,分别表示横轴和纵轴数字刻度的意义,一般有度量衡单位。

3. 刻度

刻度指纵轴和横轴上的坐标尺度。刻度数值一般按从小到大的顺序排列,纵轴由下至上,横轴由左至右。纵横轴的比例一般以 5∶7 或 7∶5 为宜。

4. 图例

说明统计图中各种图形所代表的事物。当统计图用不同线条和颜色表达不同事物和对象的统计量时,通常需要附图例加以说明。图例的位置比较灵活,应以整张图的平衡美观为原则,一般可放在图的右上角空隙处或下方中间位置等。

(三)常用统计图的适用条件与绘制要求

常用的统计图有条形图、饼形图和百分条图、线图、直方图、散点图、箱式图和统计地图等。

1. 条形图

条形图(bar chart)又称直条图,用相同宽度直条的长短表示相互独立的统计指标的数值大小和它们之间的对比关系。指标可以是绝对数,也可以是相对数。常用的条形图有如下两种:①单式条形图,横轴上只有一个分组变量;②复式条形图,通常含两个分组变量。图 15-1 是某医院采取三种不同治疗方案治疗原发性高血压有效率的比较,属单式条形图,图中有 3 个直条,表明分组变量有 3 个水平。直条的高度代表比较指标的大小。图 15-2 是 3 个临床新药试验中心对两种药物治疗下肢慢性缺血性疾病有效率的比较,含两个分组变量,即试验中心和用药组,试验中心在图中表示为不同的直条组合,不同的用药组则以图例的形式予以区别。

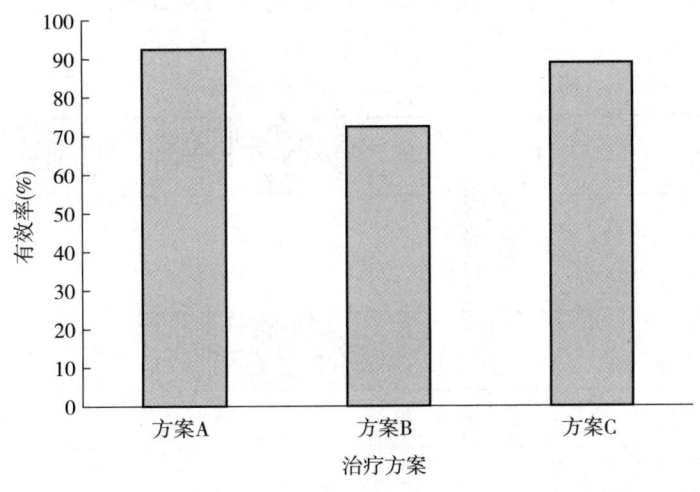

图 15-1 某医院三种不同治疗方案治疗原发性高血压有效率比较

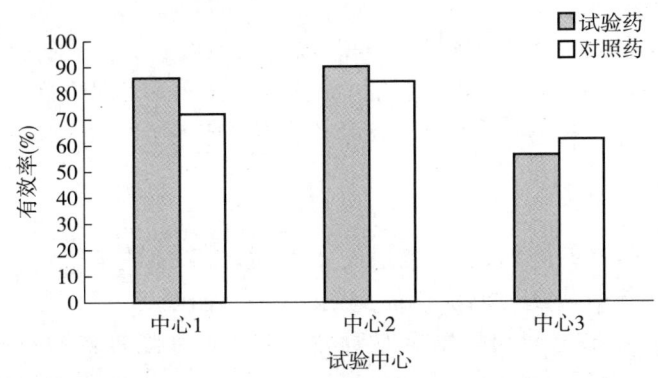

图 15-2 3 个临床试验中心两种药物治疗下肢慢性缺血性疾病的有效率比较

条形图的绘制:通常横轴安排相互独立的事物(分组因素),纵轴表示欲比较的指标,直条竖放;当分组变量的水平较多时,可将直条横放,此时纵轴安排相互独立的事物,横轴表示欲比较的指标。直条尺度必须从 0 开始,且等距,否则会改变各对比组间的比例关系。各直条的宽度相等,间隔一般与直条等宽或为其一半。直条排列顺序可按指标值大小排列,也可按分组的自然顺序排列。

2. 饼形图

饼形图(pie chart),也称圆图,是以圆的总面积表示事物的全部构成部分,将其分割成若干扇面表示事物内部各构成部分所占的比重,如图15-3。

饼形图的绘制是以圆形的360°角为100%,1%相当于3.6°角,以统计资料中各构成的百分比乘以360°即得各构成扇面的角度;各扇面按大小顺时针方向排列,一般以相当于时钟12点位置为起点,如果分组变量中有"其他"项时,一般放最后。不同的扇面用不同颜色或图案区别,需要用图例说明各种颜色或图案代表的类别,图例可标在饼形图的右侧或下方,条件允许的话,也可将图例和构成比数值标在饼形图中。

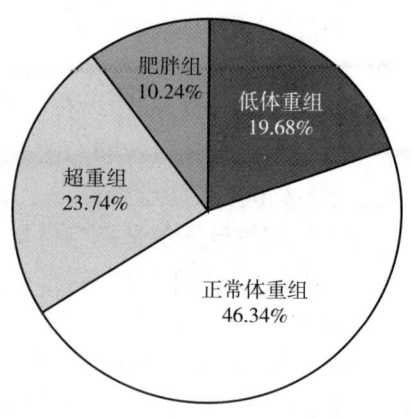

图15-3 2017年某医院呼吸科老年COPD患者体重情况构成

3. 百分条图

百分条图(percent bar chart)是以某一矩形总长度表示事物的全部,将其分割成不同长度的段表示事物内部各构成部分的比重,如图15-4。百分条图也适合描述分类变量的各类别所占的构成比。

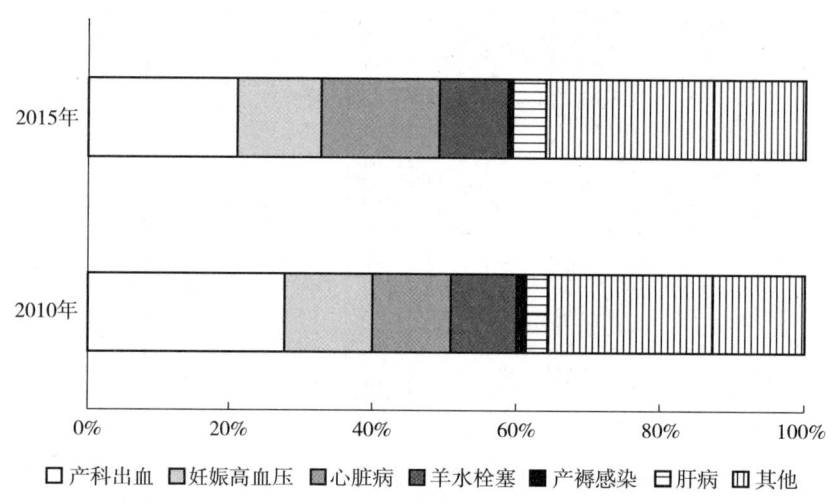

图15-4 2010年和2015年全国孕产妇主要疾病死亡构成比较

百分条图的绘制是以矩形总长度为100%,将总长度乘以各类别的构成比得到各构成的长度,由按一定的类别顺序由左往右依次排列,"其他"项放最后。此外,百分条图特别适合作多个构成比的比较,将不同组别、不同时间或不同地区的某分类指标的构成比平行绘制成多个百分条图,可以方便地比较其构成比的差异。

4. 线图

线图(line chart)是用线段的升降来表示数值的变化,适合于描述某统计量随另一连续型变量变化而变化的趋势,常用于描述统计量随时间变化而变化的趋势,如图15-5。通常横轴是时间或其他连续性变量,纵轴是统计指标。如果横轴和纵轴都是算术尺度,称为普通线图;横轴是算术尺度,纵轴是对数尺度,称半对数线图(semi-logarithmic linear chart),如图15-6。普通线图描述的是绝对变化的趋势,半对数线图描述的是相对变化趋势,后者特别适于比较不同指标或相同指标不同组别的变化速度。

普通线图纵轴一般以0点作起点,否则需作特殊标记或说明;不同指标或组别可以用不同的线段如实线、虚线等表示,各测定值标记点间以直线连接,不可修匀成光滑曲线。

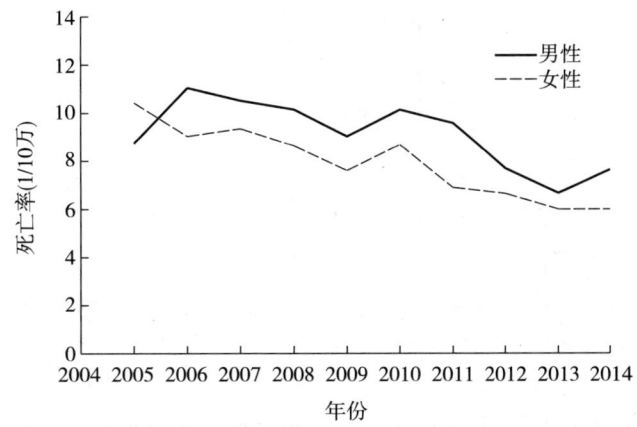

图 15-5　某城市 2005—2014 年不同性别人口的自杀死亡率趋势比较

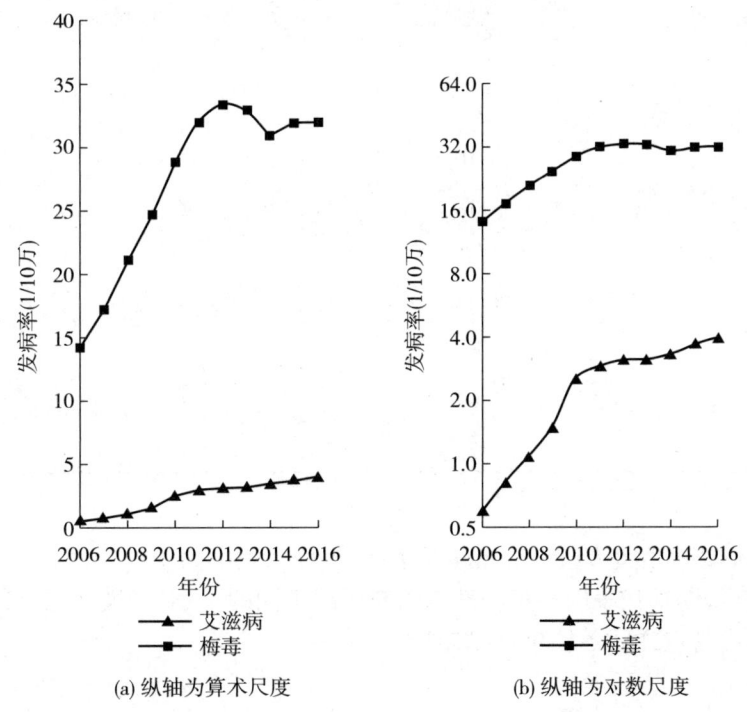

(a) 纵轴为算术尺度　　　　　(b) 纵轴为对数尺度

图 15-6　2006—2016 年全国艾滋病和梅毒患者报告发病率的变化趋势

图 15-5 描述了我国某城市 2005—2014 年不同性别自杀死亡率随时间变化的趋势。图 15-6 则描述了 2006—2016 年全国艾滋病和梅毒的报告发病率变化趋势,普通线图显示梅毒发病率的波动幅度较大,但半对数线图则显示艾滋病发病的上升速度更快。

5. 直方图

直方图(histogram)是以直方面积描述各组频数的多少,面积的总和相当于各组频数之和,适合表示数值变量的频数分布,如图 15-7 所示为 2014 年某新药临床试验中收治的 248 例慢性下肢缺血性疾病患者活化部分凝血活酶时间 APTT 分布(表 15-7)的直方图。直方图的横轴尺度是数值变量值,纵轴尺度是频数,且必须从"0"开始。注意:如各组的组距不等时,要折合成等距后再绘图。即将频数除以组距得到单位组距的频数作为直方的高度,组距为直方的宽度。也可用各组段的观察频数除以总观察频数,得到各组段的频率,以频率代替频数绘制直方图,称为频率直方图,直方的面积表示频率的大小,直方的面积和为 1。

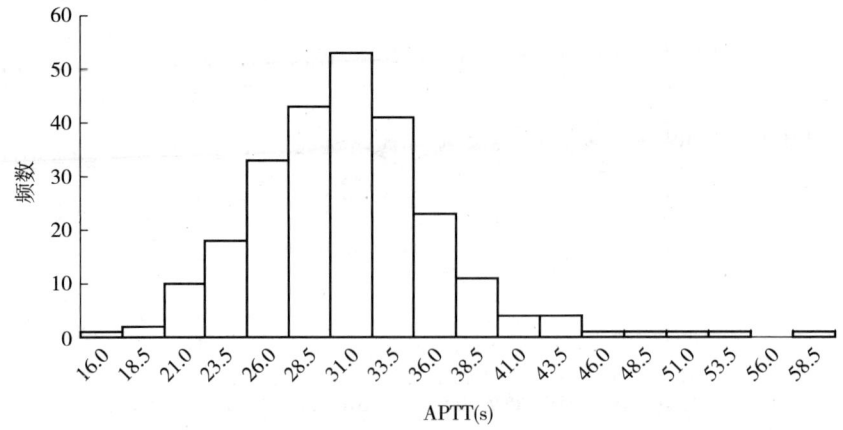

图 15-7　2014 年某新药临床试验收治 248 例慢性下肢缺血性疾病患者 APTT 分布直方图

表 15-7　2014 年某新药临床试验收治 248 例慢性下肢缺血性疾病患者 APTT 分布情况

活化部分凝血活酶时间(s)	例数	活化部分凝血活酶时间(s)	例数
16.0~	1	38.5~	11
18.5~	2	41.0~	4
21.0~	10	43.5~	4
23.5~	18	46.0~	1
26.0~	33	48.5~	1
28.5~	43	51.0~	1
31.0~	53	53.5~	1
33.5~	41	56.0~	0
36.0~	23	58.5~61	1

6. 散点图

散点图(scatter plot)以直角坐标上点的密集程度和趋势来表示两个变量间的数量关系。绘制散点图时，通常横轴代表自变量，纵轴代表因变量。散点图与线图不同的是：对于横轴上的每个值，纵轴上可以有多个点与其相对应，且点与点之间不能用直线连接，详见第十章。

7. 箱式图

箱式图(box plot)的箱子上、下两端分别是上四分位数 P_{75} 和下四分位数 P_{25}，中间横线是中位数 M，两端连线分别是除异常值外的最小值和最大值，另外还需要标记可能的离群值或极端值。箱式图通过使用上述 5 个统计量反映原始数据的分布特征，将数据经验分布的重要特征(数据分布中心位置、偏度、变异范围和异常值)展示出来。箱子越长，数据变异程度越大。中间横线在箱子中点表明分布对称，否则不对称。箱式图特别适合多组数据分布的比较。图 15-8 为某新药临床试验中不同性别试验组患者 APTT(活性部分凝血酶时间)的箱式图。

图 15-8 图中圆圈标记为对应组的离群值，星号标记为极端值，标记旁数据为对应的患者编号。此处离群值为距上四分位数或下四分位数的差值超过四分位间距的 1.5 倍的数值；极端值距上四分位数或下四分位数的差值超过四分位间距的 3 倍。

8. 统计地图

统计地图(statistical map)是在地图上用不同的颜色和花纹表示统计量的值在地理分布上的变化，适合描述研究指标的地理分布。统计地图应先绘制按行政区域或地理特征分区的地图，然后按各区域统计指标分别标记不同颜色或花纹，并加上图例说明不同颜色或花纹的意义。

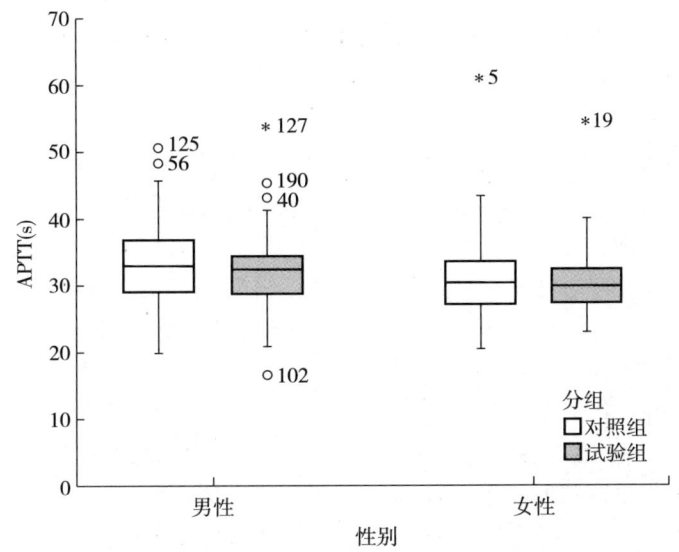

图 15-8 某新药临床试验中不同性别试验组患者 APTT 的箱式图

此外,还有一些与相应的统计方法关系紧密的图,例如:序贯分析的检验区域图,判别分析的类别分布图,聚类分析的谱系图等特殊分析图,通常结合相应的统计方法来分析解释。

▶▶▶ 第二节 医学论文统计报告的基本要求 ◀◀◀

一篇医学论文主要由摘要、资料与方法、结果、讨论等几部分组成,各个部分都不同程度地涉及统计学内容。

一、摘要

摘要是论文核心内容的浓缩,简述研究目的、方法、结果和结论。摘要应提供表示研究结果的主要统计量数值、置信区间及假设检验结果。报告观察对象的某个指标时,要给出描述集中趋势(均数、中位数)和离散趋势(标准差、四分位间距)的指标;做参数估计时,要给出其点估计值及其置信区间(一般为95%置信区间);假设检验的结果要列出具体的检验统计量的值及对应的 P 值。

二、资料与方法

资料与方法(或材料与方法)部分除了专业描述以外,还应包括统计设计和统计方法两个部分。

(一)统计设计

清晰地描述研究设计的内容,包括设计类型,如具体的调查、实验或试验类型以及资料的收集方法等,目的是让读者充分认识论文中所采用的各种统计分析方法的合理性,并且使他人可以重复。在统计设计方面应提供如下信息:科研目的和主要假设,研究对象纳入和排除的标准,研究对象的来源和选择方法,样本含量及确定该样本含量的理由和方法,研究方法和测量技术等。

1. **调查设计**

对研究的调查设计要解释清楚。例如,须说明研究是属于病例对照研究、横断面研究、队列研究等。由于大部分的调查研究是根据样本推论总体,所以选择具有代表性的研究对象、保证足够样本含量以及调查的质量控制措施尤其重要。还须说明研究的总体、具体的抽样框架和抽样方法,队列研究要描述随访方法和随访时间,病例对照研究要介绍病例和对照的纳入和排除标准。如果采用了匹配,还需描述匹配的类型和标准等。

2. 实验设计

实验设计需详细描述治疗措施,包括辅助措施、修改治疗方案或停止治疗的依据。明确定义研究对象的入选、排除标准。应明确说明如何进行受试对象的治疗分组,特定的随机化分组方法(如分层随机化)及其实施过程尤其要叙述清楚。若未进行随机化分组则要注明这是设计中的不足之处,并讲明原因。是否使用"盲法"及其他控制偏倚的措施应予说明。疗效评价的主要标准须和试验方案一致,并且要有专业依据。对于交叉设计,处理的细节(包括接受期和清洗期)应加以说明。

(二)统计方法及统计软件

数据分析所采用的所有统计方法都要说明。如果用了几种方法,必须清楚地指出在何处用了何种方法。常用的方法如 t 检验、方差分析、χ^2 检验、秩和检验、线性相关及回归等一般不需详细描述,简单说明即可。但一个方法具有几种形式时,应说明采用的具体方法,如随机区组设计的方差分析等。复杂的或较为特殊的统计方法一定要有一些简单的说明,若采用的方法很少使用,则要给出准确的参考文献。使用统计软件进行统计计算,要给出软件名称和计算程序,如 SAS 9.2、SPSS 21.0 等,且所用的统计方法仍需说明,如多元线性回归、二分类非条件 logistic 回归等。

三、结果

结果部分的统计内容通常包括统计描述和统计推断两方面内容。统计描述主要通过统计指标(统计量)表示,统计指标比较多时,通常要借助统计图表。统计推断包括参数估计和假设检验的结果。

(一)数据精确度

结果中数据的精确度取决于测量仪器的精密程度和样本内部的个体差异。从计算机获得的计算结果通常需要四舍五入。表达均数、标准差和其他统计量时,应和原始数据记录的精确度一致。均数的有效位数通常不应多于原始数据的有效位数,但标准差或标准误有时需多增加一个位数。百分比一般没有必要给出两位小数。当样本数小于 100 时,小数位数的多少并不增加精确度,应避免取过多的小数位数。发病率等指标按惯例选择比例基数,如 1 000‰,10 000/万和 10 万/10 万等,选择合适的比例基数,一般要保证计算的数值含 1~2 位整数。检验统计量如 χ^2 值、t 值等一般保留两位小数即可。注意,以上要求仅适用于表达最终的统计结果,数据在分析过程中不能舍入。

(二)统计表

一律采用国内外统一的"三线"表,数值结果按列(行)放置,位数对齐,不要出现交叉换行的情况。不同类型数据(如均数、标准差)要有标目。表中应列出相应的观察例数。在表示单个患者或地域分布情况的统计表中,按某一变量的序号(如入院时间、地理位置)排列更容易查找。

(三)统计图

提倡用统计图来显示个体值的分布情况,如相关和回归分析的散点图。同一个体值不同时间的重复测量最好连成折线,不同组别的个体值(均值)随时间变化的曲线亦可标在同一图上。由 $\bar{X} \pm S_{\bar{X}}$ 绘出的误差条形图,仅能描述 68% 的置信区间,不能误解为 95% 的置信区间。为避免误解,提倡在误差条形图采用 95% 的置信区间。

(四)统计指标

描述定量资料的集中趋势或离散趋势时,需根据资料的分布类型,采用均数、标准差或者中位数、四分位间距。由于全距受个体值的影响很大,通常随着样本含量的增加而增加,故全距一般不宜作为描述一组观察值变异大小的指标。

需注意,在"±"后直接写标准差。此外,若对原始数据进行了变量转换,则原始数据的均数及标准差不能很好地反映数据的集中位置及其变异范围,不必将其列出。

描述相对数时,分子、分母一定要交代清楚。小样本资料不宜计算百分比。当两个百分率比较时,注意区分绝对差别和相对差别。例如,从 25% 减少到 20%,既表示下降了 5%,也可解释为减少了 20%,前者是绝对差别,后者是相对差别。

(五) 假设检验

假设检验结果不能仅仅只给出 P 值,还要给出检验统计量值,如 Z 值、t 值、χ^2 值等。此外,样本统计量如均数、率、相关系数等,无论假设检验结果是否有统计学意义,均应列出,给出其参数的区间估计值,并且指明哪些指标进行过假设检验。P 值习惯上在给定的检验水准上进行判断,但由于统计软件如 SPSS 和 SAS 的逐渐普及,现在提倡给出精确的 P 值,如 $P=0.181$ 或 $P=0.035$。若用符号表示有无统计学意义,应做到全文统一,并在文中注明符号的含义(如"*"表示 $P \leq 0.05$,"**"表示 $P \leq 0.01$)。在统计表中已列出的 P 值,不必在正文中重复。此外,统计假设检验不提倡使用"差异显著或不显著"的说法,而采用"差异有统计学意义或无统计学意义"。

四、讨论

论文的讨论部分,作者往往要引用统计结果作为支持其新发现或新观点的统计学依据,对统计结果理解和解释上的偏差可能导致结论上的错误。最重要的是对假设检验结果的正确理解和解释,这在第十四章已作阐述,此处不再赘述。这里就论文讨论部分容易出现的几个问题加以阐释。

置信区间有助于假设检验结果的解释,在小样本的情况下尤其如此。由于置信区间反映了研究结果的不确定性,无论假设检验结果是否有统计学意义,都可计算置信区间,如两均数差别的置信区间、相关系数的置信区间等。将置信区间与无统计学意义的结果一起列出,具有一定启示作用。

多次重复检验时,需注意结果的正确解释。在许多研究中,重要的假设检验问题应事先确定。对于预先没有考虑的假设检验问题,尤其是受结果启发而增加的检验应看成一种探索,放在次要位置,以期在后来的研究中形成新的假设。这样做的原因是同时作多个独立的假设检验时,由于偶然性出现假阳性结果的可能性增加,显然,进行检验的次数越多,假阳性结果出现的可能性也随之增多。在实际应用中,可以通过降低检验水准等办法减少这类假阳性结果。这里所说的假阳性结果,仅指由于偶然因素(随机误差)造成的假阳性。而现实中的假阳性可能更多是由研究设计、试验过程等阶段的各种偏倚造成的,这些假阳性并不能通过降低检验水准来减少。

对于具有相关性的数据作假设检验时,选择方法应更加谨慎。例如对重复测量资料进行分析时,对不同时间点的同一变量作重复检验,或对多个高度相关的变量进行分析时,采用相同的方法对多个变量进行独立分析,都是不合适的,因为忽略了变量间具有高度相关性这一重要特征。

在回归分析中,即使两变量间直线回归关系有统计学意义,但用回归方程从变量 x 推算 y 的个体值,仍可能不够精确。预测的精确程度不能根据相关或回归系数来评价,它需按不同的 x 值预测的 y 值的置信区间来反映。

灵敏度和特异度较高的诊断试验,并不一定能达到诊断疾病的目的,这在发病率很低的情况下尤其如此,计算诊断试验阳性者中的真正患者的比率(阳性预测值)是有意义的。注意,"假阳性率"与"假阴性率"在不同的地方有不同的意义。因此,这两个率的计算方法必须交待清楚,最好给出诊断试验结果的交叉分组表(2×2 表)。连续性变量也有类似诊断试验的问题。通常把"异常"值定义为该变量"正常范围"以外的数值。但如果实际患病率很低,许多正常人的个体值在"正常范围"以外也是正常的。异常者的判定应同时根据临床上和统计上的标准。

最后,尤其需要指出的是,需要讨论论文在研究设计和实施过程中存在哪些不足。若发现缺陷,则应考虑这些缺陷对结果和解释可能产生的影响,不能对缺陷或不足视而不见,或寄希望于不被读者发现。

五、CONSORT 和 STROBE 简介

CONSORT(Consolidated Standards of Reporting Trials)声明是针对随机对照临床试验报告的规范化要求;STROBE(STrengthening the Reporting of OBservational studies in Epidemiology)声明是针对观察性研究报告的规范化要求。两者涉及的规范项目大多和统计学在医学研究中的合理应用及规范报告有关。

1996 年,国际上一个由临床流行病学家、临床专业人员、统计学家和医学杂志编辑组成的课题组,制

定了一个随机对照临床试验报告的规范,这一报告规范称为"CONSORT声明",并最先在国际著名的临床医学杂志上应用。CONSORT声明由一张含有25项条目的对照清单和一张流程图组成,应用于临床随机对照试验(randomized controlled trial,RCT),但主要适用于两组平行随机对照试验,对于其他类型的随机试验,可参考CONSORT扩展版。CONSORT声明有助于医务人员了解试验的背景、原理、目的、研究人群、干预措施、随机方法、统计学分析,有助于对试验科学性和严谨性进行评估,有助于研究者提高临床研究设计水平。

相比于CONSORT声明,STROBE声明发布较晚并借鉴了它的经验。STROBE声明不仅针对一种研究方案,而是用于横断面研究、病例对照研究和队列研究三种观察性研究及其各种衍生的研究设计方案。因此,在STROBE官网上,我们既能看到通用的清单,也有3种研究设计各自的清单。STROBE声明于2004年9月,由一些流行病学家、方法学家、统计学家、著名杂志的编辑及临床医生,在英国Bristol大学召开的国际会议上,讨论并制定了STROBE第1版,后经多次修订。

第三节 统计分析结果表达的常见错误

一、资料与方法部分

"资料与方法"中统计表达常见的问题主要有:对研究对象的来源和选择方法没有任何说明或说明过于简单。例如,动物实验只说明经随机化分组,未说明具体的随机化分组方法(如完全随机、配对或分层随机等);观察对比的研究只说明组间均衡,未给出反映均衡性的统计指标;临床试验的疗效评价只说明采用了"盲法",未说明是受试者还是实施者遮蔽等具体盲法措施;统计分析方法没有任何说明,特别是一些特殊的统计方法;样本含量非常小,但没说明任何理由等等。

关于组间均衡的描述,一般在"资料和方法"部分给出保证组间均衡的措施,如随机化分组、分层、匹配等的具体方法。最终是否均衡,应在结果部分给出,涉及的均衡因素较多时,可用统计表的形式列出,如例15-2。

例15-2 为评价某新药治疗慢性下肢缺血性疾病的疗效,分别采用该新药和某阳性对照药对患者分两组进行治疗,最终纳入疗效分析的239例患者在性别、年龄及病程等方面的均衡情况见表15-8。

表15-8 两组患者性别、年龄、病程及收缩压的比较

组别	例数	性别分布		疾病诊断分布*				年龄(岁) $(\bar{X}\pm S)$	病程(月) $[M,(Q)]$	收缩压(mmHg) $(\bar{X}\pm S)$
		男	女	1	2	3	4			
试验组	123	78	45	62	41	12	8	61.57±9.75	26.72(58.80)	140.49±17.25
对照组	116	68	48	62	45	5	4	61.76±9.84	23.80(37.95)	140.08±16.20

*:1代表下肢动脉硬化性闭塞病变,2代表糖尿病下肢血管病变,3代表同时患1、2两种疾病,4代表血栓闭塞性脉管炎。

二、结果部分

定量资料常用$\bar{X}\pm S$描述数据特征,但需注意前提是数据服从正态分布或近似服从正态分布。当数据符合正态分布条件时,约有68.26%的观察数据在$\bar{X}\pm S$的范围内,约有95.45%的观察数据在$\bar{X}\pm 2S$的范围内等。当数据不符合正态分布时,这些特征就不存在了。不符合正态分布的资料,对其进行描述分析时,一般给出其中位数和四分位间距,统计推断也相应地采用非参数检验方法。

例15-3 表15-9是例15-2中两组患者的病程的部分分位数,如果计算其均数和标准差数据,试验组为45.70±54.53(月),对照组为38.59±43.75(月)。从两组患者病程的均数、标准差和分位数,我们可以发现资料完全不符合正态分布曲线下面积的规律。如果绘制资料的直方图,或对数据进行正态检验,均提示资料属偏态资料,这类资料应给出其重要的分位数进行描述,采用非参数检验。如果报告其均数和标

准差,会误导读者。

表15-9 某临床试验两组下肢慢性缺血性疾病患者病程的分位数

组别	例数	$P_{2.5}$	P_5	P_{10}	P_{25}	$P_{50}(M)$	P_{75}	P_{90}	P_{95}	$P_{97.5}$
试验组	123	0.27	0.44	1.23	7.37	26.72	66.17	117.02	137.91	173.57
对照组	116	0.26	0.45	1.28	10.37	23.80	48.31	114.07	146.14	184.40

医学论文中率与构成比应用的主要问题之一是计算相对数时,分母太小的问题。分母太小时,率(构成比)的可靠性不能保证。因此,在这种情况下,宜直接用绝对数进行描述而不宜计算相对数。另一个问题就是将构成比误用为率来说明事物或现象发生的强度。

在临床疗效比较时还应注意,两组平均疗效有差别,并不意味着治疗组每个受试者都有效,对照组每个受试者都无效。如比较某药物治疗单纯性肥胖的疗效,试验24周后,治疗组和对照组的平均疗效[体重下降值(kg)]分别为 6.80 ± 0.31 和 0.48 ± 2.60($P=0.0001$)。按体重下降大于原体重的5%者为治疗有效的判定评价标准,治疗组和对照组的有效率分别为85.59%和7.84%,尽管平均疗效相差约6kg,但需知该试验药对部分患者无效(14.41%)。

本 章 小 结

1. 规范统计分析结果的表达有助于提高医学科研和论文的质量。
2. 统计表和统计图是统计描述的重要方法,也是科研论文中数据表达的主要工具。统计表通常由标题、标目、线条、数字4部分组成,要求重点突出、层次清楚、简单明了;统计图通常由标题、标目、刻度、图例4部分组成,要求选用恰当的统计图、制图空间合理以及准确、美观和清晰。常用统计图有条形图、饼形图和百分条图、线图、直方图、散点图、箱式图和统计地图等。
3. 医学论文主要由摘要、资料与方法、结果、讨论等部分组成,其中,摘要简述研究目的、方法、结果和结论,提供表示研究结果的主要统计量数值、置信区间及假设检验结果;资料与方法部分包括专业描述、统计设计和统计方法;结果通常包括统计描述和统计推断,前者主要通过统计指标表示,后者可包括参数估计和假设检验的结果;讨论部分,最重要的是对假设检验结果的正确理解和解释。
4. 统计分析结果表达的常见错误:①内容或解释说明不够全面;②数据精确度不合规定、统计指标选择错误、假设检验 P 值表达不规范等。

思 考 题

1. 常用的统计图有哪些?各适用于什么类型资料?
2. 很多文章在报告假设检验结果时,仅给出 P 值是否小于0.05,是否合理?还应该报告哪些值?这些值有什么意义?
3. 均数和标准差在描述定量资料时,可以提供哪些信息?是否所有的定性资料都要报告均数和标准差?
4. 简述散点图和线图的区别。

(郭海强 曲 波 刘启贵)

网上更多……

教学PPT 拓展阅读 自测题

统 计 用 表

附表1 随机数字表

编号	1~10	11~20	21~30	31~40	41~50
1	22 17 68 65 81	68 95 23 92 35	87 02 22 57 51	61 09 43 95 06	58 24 82 03 47
2	19 36 27 59 46	13 79 93 37 55	39 77 32 77 09	85 52 05 30 62	47 83 51 62 74
3	16 77 23 02 77	09 61 87 25 21	28 06 24 25 93	16 71 13 59 78	23 05 47 47 25
4	78 43 76 71 61	20 44 90 32 64	97 67 63 99 61	46 38 03 93 22	69 81 21 99 21
5	03 28 28 26 08	73 37 32 04 05	69 30 16 09 05	88 69 58 28 99	35 07 44 75 47
6	93 22 53 64 39	07 10 63 76 35	87 03 04 79 88	08 13 13 85 51	55 34 57 72 69
7	78 76 58 54 74	92 38 70 96 92	52 06 79 79 45	82 63 18 27 44	69 66 92 19 09
8	23 68 35 26 00	99 53 93 61 28	52 70 05 48 34	56 65 05 61 86	90 92 10 70 80
9	15 39 25 70 99	93 86 52 77 65	15 33 59 05 28	22 87 26 07 47	86 96 98 29 06
10	58 71 96 30 24	18 46 23 34 27	85 13 99 24 44	49 18 09 79 49	74 16 32 23 02
11	57 35 27 33 72	24 53 63 94 09	41 10 76 47 91	44 04 95 49 66	39 60 04 59 81
12	48 50 86 54 48	22 06 34 72 52	82 21 15 65 20	33 29 94 71 11	15 91 29 12 03
13	61 96 48 95 03	07 16 39 33 66	98 56 10 56 79	77 21 30 27 12	90 49 22 23 62
14	36 93 89 41 26	29 70 83 63 51	99 74 20 52 36	87 09 41 15 09	98 60 16 03 03
15	18 87 00 42 31	57 90 12 02 07	23 47 37 17 31	54 08 01 88 63	39 41 88 92 10
16	88 56 53 27 59	33 35 72 67 47	77 34 55 45 70	08 18 27 38 90	16 95 86 70 75
17	09 72 95 84 29	49 41 31 06 70	42 38 06 45 18	64 84 73 31 65	52 53 37 97 15
18	12 96 88 17 31	65 19 69 02 83	60 75 86 90 68	24 64 19 35 51	56 61 87 39 12
19	85 94 57 24 16	92 09 84 38 76	22 00 27 69 85	29 81 94 78 70	21 94 47 90 12
20	38 64 43 59 98	98 77 87 68 07	91 51 67 62 44	40 98 05 93 78	23 32 65 41 18
21	53 44 09 42 72	00 41 86 79 79	68 47 22 00 20	35 55 31 51 51	00 83 63 22 55
22	40 76 66 26 84	57 99 99 90 37	36 63 32 08 58	37 40 13 68 97	87 64 81 07 83
23	02 17 79 18 05	12 59 52 57 02	22 07 90 47 03	28 14 11 30 79	20 69 22 40 98
24	95 17 82 06 53	31 51 10 96 46	92 06 88 07 77	56 11 50 81 69	40 23 72 51 39
25	35 76 22 42 92	96 11 83 44 80	34 68 35 48 77	33 42 40 90 60	73 96 53 97 86

续表

编号	1~10	11~20	21~30	31~40	41~50
26	26 29 31 56 41	85 47 04 66 08	34 72 57 59 13	82 43 80 46 15	38 26 61 70 04
27	77 80 20 75 82	72 82 32 99 90	63 95 73 76 63	89 73 44 99 05	48 67 26 43 18
28	46 40 66 44 52	91 36 74 43 53	30 82 13 54 00	78 45 63 98 35	55 03 36 67 68
29	37 56 08 18 09	77 53 84 46 47	31 91 18 95 58	24 16 74 11 53	44 10 13 85 57
30	61 65 61 68 66	37 27 47 39 19	84 83 70 07 48	53 21 40 06 71	95 06 79 88 54
31	93 43 69 64 07	34 18 04 52 35	56 27 09 24 86	61 85 53 83 45	19 90 70 99 00
32	21 96 60 12 99	11 20 99 45 18	48 13 93 55 34	18 37 79 49 90	65 97 38 20 46
33	95 20 47 97 97	27 37 83 28 71	00 06 41 41 74	45 89 09 39 84	51 67 11 52 49
34	97 86 21 78 73	10 65 81 92 59	58 76 17 14 97	04 76 62 16 17	17 95 70 45 80
35	69 92 06 34 13	59 71 74 17 32	27 55 10 24 19	23 71 82 13 74	63 52 52 01 41
36	04 31 17 21 56	33 73 99 19 87	26 72 39 27 67	53 77 57 68 93	60 61 97 22 61
37	61 06 98 03 91	87 14 77 43 96	43 00 65 98 50	45 60 33 01 07	98 99 46 50 47
38	85 93 85 86 88	72 87 08 62 40	16 06 10 89 20	23 21 34 74 97	76 38 03 29 63
39	21 74 32 47 45	73 96 07 94 52	09 65 90 77 47	25 76 16 19 33	53 05 70 53 30
40	15 69 53 82 80	79 96 23 53 10	65 39 07 16 29	45 33 02 43 70	02 87 40 41 45
41	02 89 08 04 49	20 21 14 68 86	87 63 93 95 17	11 29 01 95 80	35 14 97 35 33
42	87 18 15 89 79	85 43 01 72 73	08 61 74 51 69	89 74 39 82 15	94 51 33 41 67
43	98 83 71 94 22	59 97 50 99 52	08 52 85 08 40	87 80 61 65 31	91 51 80 32 44
44	10 08 58 21 66	72 68 49 29 31	89 85 84 46 06	59 73 19 85 23	65 09 29 75 63
45	47 90 56 10 08	88 02 84 27 83	42 29 72 23 19	66 56 45 65 79	20 71 53 20 25
46	22 85 61 68 90	49 64 92 85 44	16 40 12 89 88	50 14 49 81 06	01 82 77 45 12
47	67 80 43 79 33	12 83 11 41 16	25 58 19 68 70	77 02 54 00 52	53 43 37 15 26
48	27 62 50 96 72	79 44 61 40 15	14 53 40 65 39	27 31 58 50 28	11 39 03 34 25
49	33 78 80 87 15	38 30 06 38 21	14 47 47 07 26	54 96 87 53 32	40 36 40 96 76
50	13 13 92 66 99	47 24 49 57 74	32 25 43 62 17	10 97 11 69 84	99 63 22 32 98

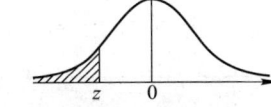

附表2 标准正态分布曲线下的面积，Φ(−z)值

z	0.00	0.01	0.02	0.03	0.04	0.05	0.06	0.07	0.08	0.09
−3.0	0.001 3	0.001 3	0.001 3	0.001 2	0.001 2	0.001 1	0.001 1	0.001 1	0.001 0	0.001 0
−2.9	0.001 9	0.001 8	0.001 8	0.001 7	0.001 6	0.001 6	0.001 5	0.001 5	0.001 4	0.001 4
−2.8	0.002 6	0.002 5	0.002 4	0.002 3	0.002 3	0.002 2	0.002 1	0.002 1	0.002 0	0.001 9
−2.7	0.003 5	0.003 4	0.003 3	0.003 2	0.003 1	0.003 0	0.002 9	0.002 8	0.002 7	0.002 6
−2.6	0.004 7	0.004 5	0.004 4	0.004 3	0.004 1	0.004 0	0.003 9	0.003 8	0.003 7	0.003 6
−2.5	0.006 2	0.006 0	0.005 9	0.005 7	0.005 5	0.005 4	0.005 2	0.005 1	0.004 9	0.004 8

附录 统计用表

续表

z	0.00	0.01	0.02	0.03	0.04	0.05	0.06	0.07	0.08	0.09
-2.4	0.008 2	0.008 0	0.007 8	0.007 5	0.007 3	0.007 1	0.006 9	0.006 8	0.006 6	0.006 4
-2.3	0.010 7	0.010 4	0.010 2	0.009 9	0.009 6	0.009 4	0.009 1	0.008 9	0.008 7	0.008 4
-2.2	0.013 9	0.013 6	0.013 2	0.012 9	0.012 5	0.012 2	0.011 9	0.011 6	0.011 3	0.011 0
-2.1	0.017 9	0.017 4	0.017 0	0.016 6	0.016 2	0.015 8	0.015 4	0.015 0	0.014 6	0.014 3
-2.0	0.022 8	0.022 2	0.021 7	0.021 2	0.020 7	0.020 2	0.019 7	0.019 2	0.018 8	0.183
-1.9	0.028 7	0.028 1	0.027 4	0.026 8	0.026 2	0.025 6	0.025 0	0.024 4	0.023 9	0.023 3
-1.8	0.035 9	0.035 1	0.034 4	0.033 6	0.032 9	0.032 2	0.031 4	0.030 7	0.030 1	0.029 4
-1.7	0.044 6	0.043 6	0.042 7	0.041 8	0.040 9	0.040 1	0.039 2	0.038 4	0.037 5	0.036 7
-1.6	0.054 8	0.053 7	0.052 6	0.051 6	0.050 5	0.049 5	0.048 5	0.047 5	0.046 5	0.045 5
-1.5	0.066 8	0.065 5	0.064 3	0.063 0	0.061 8	0.060 6	0.059 4	0.058 2	0.057 1	0.055 9
-1.4	0.080 8	0.079 3	0.077 8	0.076 4	0.074 9	0.073 5	0.072 1	0.070 8	0.069 4	0.068 1
-1.3	0.096 8	0.095 1	0.093 4	0.091 8	0.090 1	0.088 5	0.086 9	0.085 3	0.083 8	0.082 3
-1.2	0.115 1	0.113 1	0.111 2	0.109 3	0.107 5	0.105 6	0.103 8	0.102 0	0.100 3	0.098 5
-1.1	0.135 7	0.133 5	0.131 4	0.129 2	0.127 1	0.125 1	0.123 0	0.121 0	0.119 0	0.117 0
-1.0	0.158 7	0.156 2	0.153 9	0.151 5	0.149 2	0.146 9	0.144 6	0.142 3	0.140 1	0.137 9
-0.9	0.184 1	0.181 4	0.178 8	0.176 2	0.173 6	0.171 1	0.168 5	0.166 0	0.163 5	0.161 1
-0.8	0.211 9	0.209 0	0.206 1	0.203 3	0.200 5	0.197 7	0.194 9	0.192 2	0.189 4	0.186 7
-0.7	0.242 0	0.238 9	0.235 8	0.232 7	0.229 6	0.226 6	0.223 6	0.220 6	0.217 7	0.214 8
-0.6	0.274 3	0.270 9	0.267 6	0.264 3	0.261 1	0.257 8	0.254 6	0.251 4	0.248 3	0.245 1
-0.5	0.308 5	0.305 0	0.301 5	0.298 1	0.294 6	0.291 2	0.287 7	0.284 3	0.281 0	0.277 6
-0.4	0.344 6	0.340 9	0.337 2	0.333 6	0.330 0	0.326 4	0.322 8	0.319 2	0.315 6	0.312 1
-0.3	0.382 1	0.378 3	0.374 5	0.370 7	0.366 9	0.363 2	0.359 4	0.355 7	0.352 0	0.348 3
-0.2	0.420 7	0.416 8	0.412 9	0.409 0	0.405 2	0.401 3	0.397 4	0.393 6	0.380 7	0.385 9
-0.1	0.460 2	0.456 2	0.452 2	0.448 3	0.444 3	0.440 4	0.436 4	0.432 5	0.428 6	0.424 7
-0.0	0.500 0	0.496 0	0.492 0	0.488 0	0.484 0	0.480 1	0.476 1	0.472 1	0.468 1	0.464 1

注：$\Phi(-z)=1-\Phi(z)$。

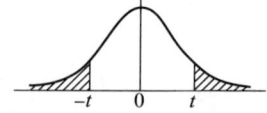

附表3　t 界值表

自由度 ν		概率，P									
	单侧：	0.25	0.20	0.10	0.05	0.025	0.01	0.005	0.002 5	0.001	0.000 5
	双侧：	0.50	0.40	0.20	0.10	0.05	0.02	0.01	0.005	0.002	0.001
1		1.000	1.376	3.078	6.314	12.706	31.821	63.657	127.321	318.309	636.619
2		0.816	1.061	1.886	2.920	4.303	6.965	9.925	14.089	22.327	31.599
3		0.765	0.978	1.638	2.353	3.182	4.541	5.841	7.453	10.215	12.924
4		0.741	0.941	1.533	2.132	2.776	3.747	4.604	5.598	7.173	8.610
5		0.727	0.920	1.476	2.015	2.571	3.365	4.032	4.773	5.893	6.869

续表

自由度 ν	单侧:	概率, P								
		0.25	0.20	0.10	0.05	0.025	0.01	0.005	0.0025	0.001	0.0005
	双侧:	0.50	0.40	0.20	0.10	0.05	0.02	0.01	0.005	0.002	0.001
6		0.718	0.906	1.440	1.943	2.447	3.143	3.707	4.317	5.208	5.959
7		0.711	0.896	1.415	1.895	2.365	2.998	3.499	4.029	4.785	5.408
8		0.706	0.889	1.397	1.860	2.306	2.896	3.355	3.833	4.501	5.041
9		0.703	0.883	1.383	1.833	2.262	2.821	3.250	3.690	4.297	4.781
10		0.700	0.879	1.372	1.812	2.228	2.764	3.169	3.581	4.144	4.587
11		0.697	0.876	1.363	1.796	2.201	2.718	3.106	3.497	4.025	4.437
12		0.695	0.873	1.356	1.782	2.179	2.681	3.055	3.428	3.930	4.318
13		0.694	0.870	1.350	1.771	2.160	2.650	3.012	3.372	3.852	4.221
14		0.692	0.868	1.345	1.761	2.145	2.624	2.977	3.326	3.787	4.140
15		0.691	0.866	1.341	1.753	2.131	2.602	2.947	3.286	3.733	4.073
16		0.690	0.865	1.337	1.746	2.120	2.583	2.921	3.252	3.686	4.015
17		0.689	0.863	1.333	1.740	2.110	2.567	2.898	3.222	3.646	3.965
18		0.688	0.862	1.330	1.734	2.101	2.552	2.878	3.197	3.610	3.922
19		0.688	0.861	1.328	1.729	2.093	2.539	2.861	3.174	3.579	3.883
20		0.687	0.860	1.325	1.725	2.086	2.528	2.845	3.153	3.552	3.850
21		0.686	0.859	1.323	1.721	2.080	2.518	2.831	3.135	3.527	3.819
22		0.686	0.858	1.321	1.717	2.074	2.508	2.819	3.119	3.505	3.792
23		0.685	0.858	1.319	1.714	2.069	2.500	2.807	3.104	3.485	3.768
24		0.685	0.857	1.318	1.711	2.064	2.492	2.797	3.091	3.467	3.745
25		0.684	0.856	1.316	1.708	2.060	2.485	2.787	3.078	3.450	3.725
26		0.684	0.856	1.315	1.706	2.056	2.479	2.779	3.067	3.435	3.707
27		0.684	0.855	1.314	1.703	2.052	2.473	2.771	3.057	3.421	3.690
28		0.683	0.855	1.313	1.701	2.048	2.467	2.763	3.047	3.408	3.674
29		0.683	0.854	1.311	1.699	2.045	2.462	2.756	3.038	3.396	3.659
30		0.683	0.854	1.310	1.697	2.042	2.457	2.750	3.030	3.385	3.646
31		0.682	0.853	1.309	1.696	2.040	2.453	2.744	3.022	3.375	3.633
32		0.682	0.853	1.309	1.694	2.037	2.449	2.738	3.015	3.365	3.622
33		0.682	0.853	1.308	1.692	2.035	2.445	2.733	3.008	3.356	3.611
34		0.682	0.852	1.307	1.691	2.032	2.441	2.728	3.002	3.348	3.601
35		0.682	0.852	1.306	1.690	2.030	2.438	2.724	2.996	3.340	3.591
36		0.681	0.852	1.306	1.688	2.028	2.434	2.719	2.990	3.333	3.582
37		0.681	0.851	1.305	1.687	2.026	2.431	2.715	2.985	3.326	3.574
38		0.681	0.851	1.304	1.686	2.024	2.429	2.712	2.980	3.319	3.566
39		0.681	0.851	1.304	1.685	2.023	2.426	2.708	2.976	3.313	3.558
40		0.681	0.851	1.303	1.684	2.021	2.423	2.704	2.971	3.307	3.551

续表

自由度 ν	概率, P									
	单侧: 0.25	0.20	0.10	0.05	0.025	0.01	0.005	0.0025	0.001	0.0005
	双侧: 0.50	0.40	0.20	0.10	0.05	0.02	0.01	0.005	0.002	0.001
50	0.679	0.849	1.299	1.676	2.009	2.403	2.678	2.937	3.261	3.496
60	0.679	0.848	1.296	1.671	2.000	2.390	2.660	2.915	3.232	3.460
70	0.678	0.847	1.294	1.667	1.994	2.381	2.648	2.899	3.211	3.435
80	0.678	0.846	1.292	1.664	1.990	2.374	2.639	2.887	3.195	3.416
90	0.677	0.846	1.291	1.662	1.987	2.368	2.632	2.878	3.183	3.402
100	0.677	0.845	1.290	1.660	1.984	2.364	2.626	2.871	3.174	3.390
200	0.676	0.843	1.286	1.653	1.972	2.345	2.601	2.839	3.131	3.340
500	0.675	0.842	1.283	1.648	1.965	2.334	2.586	2.820	3.107	3.310
1 000	0.675	0.842	1.282	1.646	1.962	2.330	2.581	2.813	3.098	3.300
∞	0.6745	0.8416	1.2816	1.6449	1.9600	2.3263	2.5758	2.8070	3.0902	3.2905

注:表右上方图中的阴影部分表示概率 P ,以后附表同此。

附表4 百分率的置信区间

上行:95% 置信区间　　下行:99% 置信区间

n	X													
	0	1	2	3	4	5	6	7	8	9	10	11	12	13
1	0-98													
	0-100													
2	0-84	1-99												
	0-93	0-100												
3	0-71	1-91	9-99											
	0-83	0-96	4-100											
4	0-60	1-81	7-93											
	0-73	0-89	3-97											
5	0-52	1-72	5-85	15-95										
	0-65	0-81	2-92	8-98										
6	0-46	0-64	4-78	12-88										
	0-59	0-75	2-86	7-93										
7	0-41	0-58	4-71	10-82	18-90									
	0-53	0-68	2-80	6-88	12-94									
8	0-37	0-53	3-65	9-76	16-84									
	0-48	0-63	1-74	5-83	10-90									
9	0-34	0-48	3-60	7-70	14-79	21-86								
	0-45	0-59	1-69	4-78	9-85	15-91								
10	0-31	0-45	3-56	7-65	12-74	19-81								
	0-41	0-54	1-65	4-74	8-81	13-87								
11	0-28	0-41	2-52	6-61	11-69	17-77	23-83							
	0-38	0-51	1-61	3-69	7-77	11-83	17-89							

续表

n	x													
	0	1	2	3	4	5	6	7	8	9	10	11	12	13
12	0-26	0-38	2-48	5-57	10-65	15-72	21-79							
	0-36	0-48	1-57	3-66	6-73	10-79	15-85							
13	0-25	0-36	2-45	5-54	9-61	14-68	19-75	25-81						
	0-34	0-45	1-54	3-62	6-69	9-76	14-81	19-86						
14	0-23	0-34	2-43	5-51	8-58	13-65	18-71	23-77						
	0-32	0-42	1-51	3-59	5-66	9-72	13-78	17-83						
15	0-22	0-32	2-41	4-48	8-55	12-62	16-68	21-73	27-79					
	0-30	0-40	1-49	2-56	5-63	8-69	12-74	16-79	21-84					
16	0-21	0-30	2-38	4-46	7-52	11-59	15-65	20-70	25-75					
	0-28	0-38	1-46	2-53	5-60	8-66	11-71	15-76	19-81					
17	0-20	0-29	2-36	4-43	7-50	10-56	14-62	18-67	23-72	28-77				
	0-27	0-36	1-44	2-51	4-57	7-63	10-69	14-74	18-78	22-82				
18	0-19	0-27	1-35	4-41	6-48	10-54	13-59	17-64	22-69	26-74				
	0-26	0-35	1-42	2-49	4-55	7-61	10-66	13-71	17-75	21-79				
19	0-18	0-26	1-33	3-40	6-46	9-51	13-57	16-62	20-67	24-71	29-76			
	0-24	0-33	1-40	2-47	4-53	6-58	9-63	12-68	16-73	19-77	23-81			
20	0-17	0-25	1-32	3-38	6-44	9-49	12-54	15-59	19-64	23-69	27-73			
	0-23	0-32	1-39	2-45	4-51	6-56	9-61	11-66	15-70	18-74	22-78			
21	0-16	0-24	1-30	3-36	5-42	8-47	11-52	15-57	18-62	22-66	26-70	30-74		
	0-22	0-30	1-37	2-43	3-49	6-54	8-59	11-63	14-68	17-71	21-76	24-80		
22	0-15	0-23	1-29	3-35	5-40	8-45	11-50	14-55	17-59	21-64	24-68	28-72		
	0-21	0-29	1-36	2-42	3-47	5-52	8-57	10-61	13-66	16-70	20-73	23-77		
23	0-15	0-22	1-28	3-34	5-39	8-44	10-48	13-53	16-57	20-62	23-66	27-69	31-73	
	0-21	0-28	1-35	2-40	3-45	5-50	7-55	10-59	13-63	15-67	19-71	22-75	25-78	
24	0-14	0-21	1-27	3-32	5-37	7-42	10-47	13-51	16-55	19-59	22-63	26-67	29-71	
	0-20	0-27	0-33	2-39	3-44	5-49	7-53	9-57	12-61	15-65	18-69	21-73	24-76	
25	0-14	0-20	1-26	3-31	5-36	7-41	9-45	12-49	15-54	18-58	21-61	24-65	28-69	31-72
	0-19	0-26	0-32	1-37	3-42	5-47	7-51	9-56	11-60	14-63	17-67	20-71	23-74	26-77
26	0-13	0-20	1-25	2-30	4-35	7-39	9-44	12-48	14-52	17-56	20-60	23-63	27-67	30-70
	0-18	0-25	0-31	1-36	3-41	4-46	6-50	9-54	11-58	13-62	16-65	19-69	22-72	25-75
27	0-13	0-19	1-24	2-29	4-34	6-38	9-42	11-46	14-50	17-54	19-58	22-61	26-65	29-68
	0-18	0-25	0-30	1-35	3-40	4-44	6-48	8-52	10-56	13-60	15-63	18-67	21-70	24-73
28	0-12	0-18	1-24	2-28	4-33	6-37	8-41	11-45	13-49	16-52	19-56	22-59	25-63	28-66
	0-17	0-24	0-29	1-34	3-39	4-43	6-47	8-51	10-55	12-58	15-62	17-65	20-68	23-71
29	0-12	0-18	1-23	2-27	4-32	6-36	8-40	10-44	13-47	15-51	18-54	21-58	24-61	26-64
	0-17	0-23	0-28	1-33	2-37	4-42	6-46	8-49	10-53	12-57	14-60	17-63	19-66	22-70
30	0-12	0-17	1-22	2-27	4-31	6-35	8-39	10-42	12-46	15-49	17-53	20-56	23-59	26-63
	0-16	0-22	0-27	1-32	2-36	4-40	5-44	7-48	9-52	11-55	14-58	16-62	19-65	21-68
31	0-11	0-17	1-22	2-26	4-30	6-34	8-38	10-41	12-45	14-48	17-51	19-55	22-58	25-61
	0-16	0-22	0-27	1-31	2-35	4-39	5-43	7-47	9-50	11-54	13-57	16-60	18-63	20-66

续表

n	x													
	0	1	2	3	4	5	6	7	8	9	10	11	12	13
32	0-11	0-16	1-21	2-25	4-29	5-33	7-36	9-40	12-43	14-47	16-50	19-53	21-56	24-59
	0-15	0-21	0-26	1-30	2-34	4-38	5-42	7-46	9-49	11-52	13-56	15-59	17-62	20-65
33	0-11	0-15	1-20	2-24	3-28	5-32	7-36	9-39	11-42	13-46	16-49	18-52	20-55	23-58
	0-15	0-20	0-25	1-30	2-34	3-37	5-41	7-44	8-48	10-51	12-54	14-57	17-60	19-63
34	0-10	0-15	1-19	2-23	3-28	5-31	7-35	9-38	11-41	13-44	15-48	17-51	20-54	22-56
	0-14	0-20	0-25	1-29	2-33	3-36	5-40	6-43	8-47	10-50	12-53	14-56	16-59	18-62
35	0-10	0-15	1-19	2-23	3-27	5-30	7-34	8-37	10-40	13-43	15-46	17-49	19-52	22-55
	0-14	0-20	0-24	1-28	2-32	3-35	5-39	6-42	8-45	10-49	12-52	14-55	16-57	18-60
36	0-10	0-15	1-18	2-22	3-26	5-29	6-33	8-36	10-39	12-42	14-45	16-48	19-51	21-54
	0-14	0-19	0-23	1-27	2-31	3-35	5-38	6-41	8-44	9-47	11-50	13-53	15-56	17-59
37	0-10	0-14	1-18	2-22	3-25	5-28	6-32	8-35	10-38	12-41	14-44	16-47	18-50	20-53
	0-13	0-18	0-23	1-27	2-30	3-34	4-37	6-40	7-43	9-46	11-49	13-52	15-55	17-58
38	0-10	0-14	1-18	2-21	3-25	5-28	6-32	8-34	10-37	11-40	13-43	15-46	18-49	20-51
	0-13	0-18	0-22	1-26	2-30	3-33	4-36	6-39	7-42	9-45	11-48	12-51	14-54	16-56
39	0-9	0-14	1-17	2-21	3-24	4-27	6-31	8-33	9-36	11-39	13-42	15-45	17-48	19-50
	0-13	0-18	0-21	1-25	2-29	3-32	4-35	6-38	7-41	9-44	10-47	12-50	14-53	16-55
40	0-9	0-13	1-17	2-21	3-24	4-27	6-30	8-33	9-35	11-38	13-41	15-44	17-47	19-49
	0-12	0-17	0-21	1-25	2-28	3-32	4-35	6-38	7-40	9-43	10-46	12-49	13-52	15-54
41	0-9	0-13	1-17	2-20	3-23	4-26	6-29	7-32	9-35	11-37	12-40	14-43	16-46	18-48
	0-12	0-17	0-21	1-24	2-28	3-31	4-34	5-37	7-40	8-42	10-45	11-48	13-50	15-53
42	0-9	0-13	1-16	2-20	3-23	4-26	6-28	7-31	9-34	10-37	12-39	14-42	16-45	18-47
	0-12	0-17	0-20	1-24	2-27	3-30	4-33	5-36	7-39	8-42	9-44	11-47	13-49	15-52
43	0-9	0-12	1-16	2-19	3-23	4-25	5-28	7-31	8-33	10-36	12-39	14-41	15-44	17-46
	0-12	0-16	0-20	1-23	2-26	3-30	4-33	5-35	6-38	8-41	9-43	11-46	13-49	14-51
44	0-9	0-12	1-15	2-19	3-22	4-25	5-28	7-30	8-33	10-35	11-38	13-40	15-43	17-45
	0-11	0-16	0-19	1-23	2-26	3-29	4-32	5-35	6-37	8-40	9-42	11-45	12-47	14-50
45	0-8	0-12	1-15	2-18	3-21	4-24	5-27	7-30	8-32	9-34	11-37	13-39	15-42	16-44
	0-11	0-15	0-19	1-22	2-25	3-28	4-31	5-34	6-37	8-39	9-42	10-44	12-47	14-49
46	0-8	0-12	1-15	2-18	3-21	4-24	5-26	7-29	8-31	9-34	11-36	13-39	14-41	16-43
	0-11	0-15	0-19	1-22	2-25	3-28	4-31	5-33	6-36	7-39	9-41	10-43	12-46	13-48
47	0-8	0-12	1-15	2-17	3-20	4-23	5-26	6-28	8-31	9-34	11-36	12-38	14-40	16-43
	0-11	0-15	0-18	1-21	2-24	2-27	3-30	5-33	6-35	7-38	9-40	10-42	11-45	13-47
48	0-8	0-11	1-14	2-17	3-20	4-22	5-25	6-28	8-30	9-33	11-35	12-37	14-39	15-42
	0-10	0-14	0-18	1-21	2-24	2-27	3-29	5-32	6-35	7-37	8-40	10-42	11-44	13-47
49	0-8	0-11	1-14	2-17	2-20	4-22	5-25	6-27	7-30	9-32	10-35	12-37	13-39	15-41
	0-10	0-14	0-17	1-20	1-24	2-26	3-29	4-32	6-34	7-36	8-39	9-41	11-44	12-46
50	0-7	0-11	1-14	2-17	2-19	3-22	5-24	6-26	7-29	9-31	10-34	11-36	13-38	15-41
	0-10	0-14	0-17	1-20	1-23	2-26	3-28	4-31	5-33	7-36	8-38	9-40	11-43	12-45

续表

n	X											
	14	15	16	17	18	19	20	21	22	23	24	25
26												
27	32-71											
	27-76											
28	31-69											
	26-74											
29	30-68	33-71										
	25-72	28-75										
30	28-66	31-69										
	24-71	27-74										
31	27-64	30-67	33-70									
	23-69	26-72	28-75									
32	26-62	29-65	32-68									
	22-67	25-70	27-73									
33	26-61	28-64	31-67	34-69								
	21-66	24-69	26-71	29-74								
34	25-59	27-62	30-65	32-68								
	21-64	23-67	25-70	28-72								
35	24-58	26-61	29-63	31-66	34-69							
	20-63	22-66	24-68	27-71	29-73							
36	23-57	26-59	28-62	30-65	33-67							
	19-62	22-64	23-67	26-69	28-72							
37	23-55	25-58	27-61	30-63	32-66	34-68						
	19-60	21-63	23-65	25-68	28-70	30-73						
38	22-54	24-57	26-59	29-62	31-64	33-67						
	18-59	20-61	22-64	25-66	27-69	29-71						
39	21-53	23-55	26-58	28-60	30-63	32-65	35-68					
	18-58	20-60	22-63	24-65	26-68	28-70	30-72					
40	21-52	23-54	25-57	27-59	29-62	32-64	34-66					
	17-57	19-59	21-61	23-64	25-66	27-68	30-71					
41	20-51	22-53	24-56	26-58	29-60	31-63	33-65	35-67				
	17-55	19-58	21-60	23-63	25-65	27-67	29-69	31-71				
42	20-50	22-52	24-54	26-57	28-59	30-61	32-64	34-66				
	16-54	18-57	20-59	22-61	24-64	26-66	28-67	30-70				
43	19-49	21-51	23-53	25-56	27-58	29-60	31-62	33-65	36-67			
	16-53	18-56	19-58	21-60	23-62	25-65	27-66	29-69	31-71			
44	19-48	21-50	22-52	24-55	26-57	28-59	30-61	33-63	35-65			
	15-52	17-55	19-57	21-59	23-61	25-63	26-65	28-68	30-70			
45	18-47	20-49	22-51	24-54	26-56	28-58	30-60	32-62	34-64	36-66		
	15-51	17-54	19-56	20-58	22-60	24-62	26-64	28-66	30-68	32-70		

续表

n	X											
	14	15	16	17	18	19	20	21	22	23	24	25
46	18-46	20-48	21-50	23-53	25-55	27-57	29-59	31-61	33-63	35-65		
	15-50	16-53	18-55	20-57	22-59	23-61	25-63	27-65	29-67	31-69		
47	18-45	19-47	21-49	23-52	25-54	26-56	28-58	30-60	32-62	34-64	36-66	
	14-19	16-52	18-54	19-56	21-58	23-60	25-62	26-64	28-66	30-68	32-70	
48	17-44	19-46	21-48	22-51	24-53	26-55	28-57	30-59	31-61	33-63	35-65	
	14-49	16-51	17-53	19-55	21-57	22-59	24-61	26-63	28-65	29-67	31-69	
49	17-43	18-45	20-47	22-50	24-52	25-54	27-56	29-58	31-60	33-62	34-64	36-66
	14-48	15-50	17-52	19-54	20-56	22-58	23-60	25-62	27-64	29-66	31-68	32-70
50	16-43	18-45	20-47	21-49	23-51	25-53	26-55	28-57	30-59	32-61	34-63	36-65
	14-47	15-49	17-51	18-53	20-55	21-57	23-59	25-61	26-63	28-65	30-67	32-68

附表5 F界值表

方差分析用(单尾):上行概率0.05,下行概率0.01
两样本方差齐性检验用(双尾):上行概率0.10

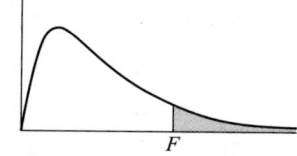

分母的自由度,ν_2	分子的自由度,ν_1											
	1	2	3	4	5	6	7	8	9	10	11	12
1	161	200	216	225	230	234	237	239	241	242	243	224
	4 052	4 999	5 403	5 625	5 764	5 859	5 928	5 981	6 022	6 056	6 082	6 106
2	18.51	19.00	19.16	19.25	19.30	19.33	19.36	19.37	19.38	19.39	19.40	19.41
	98.49	99.00	99.17	99.25	99.30	99.33	99.34	99.36	99.38	99.40	99.41	99.42
3	10.13	9.55	9.28	9.12	9.01	8.94	8.88	8.84	8.81	8.78	8.76	8.74
	34.12	30.82	29.46	28.71	28.24	27.91	27.67	27.49	27.34	27.23	27.13	27.05
4	7.71	6.94	6.59	6.39	6.26	6.16	6.09	6.04	6.00	5.96	5.93	5.91
	21.20	18.00	16.69	15.98	15.52	15.21	14.98	14.80	14.66	14.54	14.45	14.37
5	6.61	5.79	5.41	5.19	5.05	4.95	4.88	4.82	4.78	4.74	4.70	4.68
	16.26	13.27	12.06	11.39	10.97	10.67	10.45	10.27	10.15	10.05	9.96	9.89
6	5.99	5.14	4.76	4.53	4.39	4.28	4.21	4.15	4.10	4.06	4.03	4.00
	13.74	10.92	9.78	9.15	8.75	8.47	8.26	8.10	7.98	7.87	7.79	7.72
7	5.59	4.74	4.35	4.12	3.97	3.87	3.79	3.73	3.68	3.63	3.60	3.57
	12.25	9.55	8.45	7.85	7.46	7.19	7.00	6.84	6.71	6.62	6.54	6.47
8	5.32	4.46	4.07	3.84	3.69	3.58	3.50	3.44	3.39	3.34	3.31	3.28
	11.26	8.65	7.59	7.01	6.63	6.37	6.19	6.03	5.91	5.82	5.74	5.67
9	5.12	4.26	3.86	3.63	3.48	3.37	3.29	3.23	3.18	3.13	3.10	3.07
	10.56	8.02	6.99	6.42	6.06	5.80	5.62	5.47	5.35	5.26	5.18	5.11

续表

分母的自由度,ν_2	分子的自由度,ν_1											
	1	2	3	4	5	6	7	8	9	10	11	12
10	4.96	4.10	3.71	3.48	3.33	3.22	3.14	3.07	3.02	2.97	2.94	2.91
	10.04	7.56	6.55	5.99	5.64	5.39	5.21	5.06	4.95	4.85	4.78	4.71
11	4.84	3.98	3.59	3.36	3.20	3.09	3.01	2.95	2.90	2.86	2.82	2.76
	9.65	7.20	6.22	5.67	5.32	5.07	4.88	4.74	4.63	4.54	4.46	4.40
12	4.75	3.88	3.49	3.26	3.11	3.00	2.92	2.85	2.80	2.76	2.72	2.69
	9.33	6.93	5.95	5.41	5.06	4.82	4.65	4.50	4.39	4.30	4.22	4.16
13	4.67	3.80	3.41	3.18	3.02	2.92	2.84	2.77	2.72	2.67	2.63	2.60
	9.07	6.70	5.74	5.20	4.86	4.62	4.44	4.30	4.19	4.10	4.02	3.96
14	4.60	3.74	3.34	3.11	2.96	2.85	2.77	2.70	2.65	2.60	2.56	2.53
	8.86	6.51	5.56	5.03	4.69	4.46	4.28	4.14	4.03	3.94	3.86	3.80
15	4.54	3.68	3.29	3.06	2.90	2.79	2.70	2.64	2.59	2.55	2.51	2.48
	8.68	6.36	5.42	4.89	4.56	4.32	4.14	4.00	3.89	3.80	3.73	3.67
16	4.49	3.63	3.24	3.01	2.85	2.74	2.66	2.59	2.54	2.49	2.45	2.42
	8.53	6.23	5.29	4.77	4.44	4.20	4.03	3.89	3.78	3.69	3.61	3.55
17	4.45	3.59	3.20	2.96	2.81	2.70	2.62	2.55	2.50	2.45	2.41	2.38
	8.40	6.11	5.18	4.67	4.34	4.10	3.93	3.79	3.68	3.59	3.52	3.45
18	4.41	3.55	3.16	2.93	2.77	2.66	2.58	2.51	2.46	2.41	2.37	2.34
	8.28	6.01	5.09	4.58	4.25	4.01	3.85	3.71	3.60	3.51	3.44	3.37
19	4.38	3.52	3.13	2.90	2.74	2.63	2.55	2.48	2.43	2.38	2.34	2.31
	8.18	5.93	5.01	4.50	4.17	3.94	3.77	3.63	3.52	3.43	3.36	3.30
20	4.35	3.49	3.10	2.87	2.71	2.60	2.52	2.45	2.40	2.35	2.31	2.28
	8.10	5.85	4.94	4.43	4.10	3.87	3.71	3.56	3.45	3.37	3.30	3.23
21	4.32	3.47	3.07	2.84	2.68	2.57	2.49	2.42	2.37	2.32	2.28	2.25
	8.02	5.78	4.87	4.37	4.04	3.81	3.65	3.51	3.40	3.31	3.24	3.17
22	4.30	3.44	3.05	2.82	2.66	2.55	2.47	2.40	2.35	2.30	2.26	2.23
	7.94	5.72	4.82	4.31	3.99	3.76	3.59	3.45	3.35	3.26	3.18	3.12
23	4.28	3.42	3.03	2.80	2.64	2.53	2.45	2.38	2.32	2.28	2.24	2.20
	7.88	5.66	4.76	4.26	3.94	3.71	3.54	3.41	3.30	3.21	3.14	3.07
24	4.26	3.40	3.01	2.78	2.62	2.51	2.43	2.36	2.30	2.26	2.22	2.18
	7.82	5.61	4.72	4.22	3.90	3.67	3.50	3.36	3.25	3.17	3.09	3.03
25	4.24	3.38	2.99	2.76	2.60	2.49	2.41	2.34	2.28	2.24	2.20	2.16
	7.77	5.57	4.68	4.18	3.86	3.63	3.46	3.32	3.21	3.13	3.05	2.99

分母的自由度,ν_2	分子的自由度,ν_1											
	14	16	20	24	30	40	50	75	100	200	500	∞
1	245	246	248	249	250	251	252	253	253	254	254	254
	6 142	6 169	6 208	6 234	6 258	6 286	6 302	6 323	6 334	6 352	6 361	6 366
2	19.42	19.43	19.44	19.45	19.46	19.47	19.47	19.48	19.49	19.49	19.50	19.50
	99.43	99.44	99.45	99.46	99.47	99.48	99.48	99.49	99.49	99.49	99.50	99.50

续表

分母的自由度,ν_2	分子的自由度,ν_1											
	14	16	20	24	30	40	50	75	100	200	500	∞
3	8.71	8.69	8.66	8.64	8.62	8.60	8.58	8.57	8.56	8.54	8.54	8.53
	26.92	26.83	26.69	26.60	26.50	26.41	26.35	26.27	26.23	26.18	26.14	26.12
4	5.87	5.84	5.80	5.77	5.74	5.71	5.70	5.68	5.66	5.65	5.64	5.63
	14.24	14.15	14.02	13.93	13.83	13.74	13.69	13.61	13.57	13.52	13.48	13.46
5	4.64	4.60	4.56	4.53	4.50	4.46	4.44	4.42	4.40	4.38	4.37	4.36
	9.77	9.68	9.55	9.47	9.38	9.29	9.24	9.17	9.13	9.07	9.04	9.02
6	3.96	3.92	3.87	3.84	3.81	3.77	3.75	3.72	3.71	3.69	3.68	3.67
	7.60	7.52	7.39	7.31	7.23	7.14	7.09	7.02	6.99	6.94	6.90	6.88
7	3.52	3.49	3.44	3.41	3.38	3.34	3.32	3.29	3.28	3.25	3.24	3.23
	6.35	6.27	6.15	6.07	5.98	5.90	5.85	5.78	5.75	5.70	5.67	5.65
8	3.23	3.20	3.15	3.12	3.08	3.05	3.03	3.00	2.98	2.96	2.94	2.93
	5.56	5.48	5.36	5.28	5.20	5.11	5.06	5.00	4.96	4.91	4.88	4.86
9	3.02	2.98	2.93	2.90	2.86	2.82	2.80	2.77	2.76	2.73	2.72	2.71
	5.00	4.92	4.80	4.73	4.64	4.56	4.51	4.45	4.41	4.36	4.33	4.31
10	2.86	2.82	2.77	2.74	2.70	2.67	2.64	2.61	2.59	2.56	2.55	2.54
	4.60	4.52	4.41	4.33	4.25	4.17	4.12	4.05	4.01	3.96	3.93	3.91
11	2.74	2.70	2.65	2.61	2.57	2.53	2.50	2.47	2.45	2.42	2.41	2.40
	4.29	4.21	4.10	4.02	3.94	3.86	3.80	3.74	3.70	3.66	3.62	3.60
12	2.64	2.60	2.54	2.50	2.46	2.42	2.40	2.36	2.35	2.32	2.31	2.30
	4.05	3.98	3.86	3.78	3.70	3.61	3.56	3.49	3.46	3.41	3.38	3.36
13	2.55	2.51	2.46	2.42	2.38	2.34	2.32	2.28	2.26	2.24	2.22	2.21
	3.85	3.78	3.67	3.59	3.51	3.42	3.37	3.30	3.27	3.21	3.18	3.16
14	2.48	2.44	2.39	2.35	2.31	2.27	2.24	2.21	2.19	2.16	2.14	2.13
	3.70	3.62	3.51	3.43	3.34	3.26	3.21	3.14	3.11	3.06	3.02	3.00
15	2.43	2.39	2.33	2.29	2.25	2.21	2.18	2.15	2.12	2.10	2.08	2.07
	3.56	3.48	3.36	3.29	3.20	3.12	3.07	3.00	2.97	2.92	2.89	2.87
16	2.37	2.33	2.28	2.24	2.20	2.16	2.13	2.09	2.07	2.04	2.02	2.01
	3.45	3.37	3.25	3.18	3.10	3.01	2.96	2.89	2.86	2.80	2.77	2.75
17	2.33	2.29	2.23	2.19	2.15	2.11	2.08	2.04	2.02	1.99	1.97	1.96
	3.35	3.27	3.16	3.08	3.00	2.92	2.86	2.79	2.76	2.70	2.67	2.65
18	2.29	2.25	2.19	2.15	2.11	2.07	2.04	2.00	1.98	1.95	1.93	1.92
	3.27	3.19	3.07	3.00	2.91	2.83	2.78	2.71	2.68	2.62	2.59	2.57
19	2.26	2.21	2.15	2.11	2.07	2.02	2.00	1.96	1.94	1.91	1.90	1.88
	3.19	3.12	3.00	2.92	2.84	2.76	2.70	2.63	2.60	2.54	2.51	2.49
20	2.23	2.18	2.12	2.08	2.04	1.99	1.96	1.92	1.90	1.87	1.85	1.84
	3.13	3.05	2.94	2.86	2.77	2.69	2.63	2.56	2.53	2.47	2.44	2.42
21	2.20	2.15	2.09	2.05	2.00	1.96	1.93	1.89	1.87	1.84	1.82	1.81
	3.07	2.99	2.88	2.80	2.72	2.63	2.58	2.51	2.47	2.42	2.38	2.36

续表

分母的自由度,ν_2	分子的自由度,ν_1											
	14	16	20	24	30	40	50	75	100	200	500	∞
22	2.18	2.13	2.07	2.03	1.98	1.93	1.91	1.87	1.84	1.81	1.80	1.78
	3.02	2.94	2.83	2.75	2.67	2.58	2.53	2.46	2.42	2.37	2.33	2.31
23	2.14	2.10	2.04	2.00	1.96	1.91	1.88	1.84	1.82	1.79	1.77	1.76
	2.97	2.89	2.78	2.70	2.62	2.53	2.48	2.41	2.37	2.32	2.28	2.26
24	2.13	2.09	2.02	1.98	1.94	1.89	1.86	1.82	1.80	1.76	1.74	1.73
	2.93	2.85	2.74	2.66	2.58	2.49	2.44	2.36	2.33	2.27	2.23	2.21
25	2.11	2.06	2.00	1.96	1.92	1.87	1.84	1.80	1.77	1.74	1.72	1.71
	2.89	2.81	2.70	2.62	2.54	2.45	2.40	2.32	2.29	2.23	2.19	2.17

分母的自由度,ν_2	分子的自由度,ν_1											
	1	2	3	4	5	6	7	8	9	10	11	12
26	4.22	3.37	2.98	2.74	2.59	2.47	2.39	2.32	2.27	2.22	2.18	2.15
	7.72	5.53	4.64	4.14	3.82	3.59	3.42	3.29	3.17	3.09	3.02	2.96
27	4.21	3.35	2.96	2.73	2.57	2.46	2.37	2.30	2.25	2.20	2.16	2.13
	7.68	5.49	4.60	4.11	3.79	3.56	3.39	3.26	3.14	3.06	2.98	2.93
28	4.20	3.34	2.95	2.71	2.56	2.44	2.36	2.29	2.24	2.19	2.15	2.12
	7.64	5.45	4.57	4.07	3.76	3.53	3.36	3.23	3.11	3.03	2.95	2.90
29	4.18	3.33	2.93	2.70	2.54	2.43	2.35	2.28	2.22	2.18	2.14	2.10
	7.60	5.42	4.54	4.04	3.73	3.50	3.33	3.20	3.08	3.00	2.92	2.87
30	4.17	3.32	2.92	2.69	2.53	2.42	2.34	2.27	2.21	2.16	2.12	2.09
	7.56	5.39	4.51	4.02	3.70	3.47	3.30	3.17	3.06	2.98	2.90	2.84
32	4.15	3.30	2.90	2.67	2.51	2.40	2.32	2.25	2.19	2.14	2.10	2.07
	7.50	5.34	4.46	3.97	3.66	3.42	3.25	3.12	3.01	2.94	2.86	2.80
34	4.13	3.28	2.88	2.65	2.49	2.38	2.30	2.23	2.17	2.12	2.08	2.05
	7.44	5.29	4.42	3.93	3.61	3.38	3.21	3.08	2.97	2.89	2.82	2.76
36	4.11	3.26	2.86	2.63	2.48	2.36	2.28	2.21	2.15	2.10	2.06	2.03
	7.39	5.25	4.38	3.89	3.58	3.35	3.18	3.04	2.94	2.86	2.78	2.72
38	4.10	3.25	2.85	2.62	2.46	2.35	2.26	2.19	2.14	2.09	2.05	2.02
	7.35	5.21	4.34	3.86	3.54	3.32	3.15	3.02	2.91	2.82	2.75	2.69
40	4.08	3.23	2.84	2.61	2.45	2.34	2.25	2.18	2.12	2.07	2.04	2.00
	7.31	5.18	4.31	3.83	3.51	3.29	3.12	2.99	2.88	2.80	2.73	2.66
42	4.07	3.22	2.83	2.59	2.44	2.32	2.24	2.17	2.11	2.06	2.02	1.99
	7.27	5.15	4.29	3.80	3.49	3.26	3.10	2.96	2.86	2.77	2.70	2.64
44	4.06	3.21	2.82	2.58	2.43	2.31	2.23	2.16	2.10	2.05	2.01	1.98
	7.24	5.12	4.26	3.78	3.46	3.24	3.07	2.94	2.84	2.75	2.68	2.62
46	4.05	3.20	2.81	2.57	2.42	2.30	2.22	2.14	2.09	2.04	2.00	1.97
	7.21	5.10	4.24	3.76	3.44	3.22	3.05	2.92	2.82	2.73	2.66	2.60
48	4.04	3.19	2.80	2.56	2.41	2.30	2.21	2.14	2.08	2.03	1.99	1.96
	7.19	5.08	4.22	3.74	3.42	3.20	3.04	2.90	2.80	2.71	2.64	2.58
50	4.03	3.18	2.79	2.56	2.40	2.29	2.20	2.13	2.07	2.02	1.98	1.95
	7.17	5.06	4.20	3.72	3.41	3.18	3.02	2.88	2.78	2.70	2.62	2.56

续表

分母的自由度, ν_2	分子的自由度, ν_1											
	1	2	3	4	5	6	7	8	9	10	11	12
60	4.00	3.15	2.76	2.52	2.37	2.25	2.17	2.10	2.04	1.99	1.95	1.92
	7.08	4.98	4.13	3.65	3.34	3.12	2.95	2.82	2.72	2.63	2.56	2.50
70	3.98	3.13	2.74	2.50	2.35	2.23	2.14	2.07	2.01	1.97	1.93	1.89
	7.01	4.92	4.08	3.60	3.29	3.07	2.91	2.77	2.67	2.59	2.51	2.45
80	3.96	3.11	2.72	2.48	2.33	2.21	2.12	2.05	1.99	1.95	1.91	1.88
	6.96	4.88	4.04	3.56	3.25	3.04	2.87	2.74	2.64	2.55	2.48	2.41
100	3.94	3.09	2.70	2.46	2.30	2.19	2.10	2.03	1.97	1.92	1.88	1.85
	6.90	4.82	3.98	3.51	3.20	2.99	2.82	2.69	2.59	2.51	2.43	2.36
125	3.92	3.07	2.68	2.44	2.29	2.17	2.08	2.01	1.95	1.90	1.86	1.83
	6.84	4.78	3.94	3.47	3.17	2.95	2.79	2.65	2.56	2.47	2.40	2.33
150	3.91	3.06	2.67	2.43	2.27	2.16	2.07	2.00	1.94	1.89	1.85	1.82
	6.81	4.75	3.91	3.44	3.14	2.92	2.76	2.62	2.53	2.44	2.37	2.30
200	3.89	3.04	2.65	2.41	2.26	2.14	2.05	1.98	1.92	1.87	1.83	1.80
	6.76	4.71	3.88	3.41	3.11	2.90	2.73	2.60	2.50	2.41	2.34	2.28
400	3.86	3.02	2.62	2.39	2.23	2.12	2.03	1.96	1.90	1.85	1.81	1.78
	6.70	4.66	3.83	3.36	3.06	2.85	2.69	2.55	2.46	2.37	2.29	2.23
1 000	3.85	3.00	2.61	2.38	2.22	2.10	2.02	1.95	1.89	1.84	1.80	1.76
	6.66	4.62	3.80	3.34	3.04	2.82	2.66	2.53	2.43	2.34	2.26	2.20
∞	3.84	2.99	2.60	2.37	2.21	2.09	2.01	1.94	1.88	1.83	1.79	1.75
	6.64	4.60	3.78	3.32	3.02	2.80	2.64	2.51	2.41	2.32	2.24	2.18

分母的自由度, ν_2	分子的自由度, ν_1											
	14	16	20	24	30	40	50	75	100	200	500	∞
26	2.10	2.05	1.99	1.95	1.90	1.85	1.82	1.78	1.76	1.72	1.70	1.69
	2.86	2.77	2.66	2.58	2.50	2.41	2.36	2.28	2.25	2.19	2.15	2.13
27	2.08	2.03	1.97	1.93	1.88	1.84	1.80	1.76	1.74	1.71	1.68	1.67
	2.83	2.74	2.63	2.55	2.47	2.38	2.33	2.25	2.21	2.16	2.12	2.10
28	2.06	2.02	1.96	1.91	1.87	1.81	1.78	1.75	1.72	1.69	1.67	1.65
	2.80	2.71	2.60	2.52	2.44	2.35	2.30	2.22	2.18	2.13	2.09	2.06
29	2.05	2.00	1.94	1.90	1.85	1.80	1.77	1.73	1.71	1.68	1.65	1.64
	2.77	2.68	2.57	2.49	2.41	2.32	2.27	2.19	2.15	2.10	2.06	2.03
30	2.04	1.99	1.93	1.89	1.84	1.79	1.76	1.72	1.69	1.66	1.64	1.62
	2.74	2.66	2.55	2.47	2.38	2.29	2.24	2.16	2.13	2.07	2.03	2.01
32	2.02	1.97	1.91	1.86	1.82	1.76	1.74	1.69	1.67	1.64	1.61	1.59
	2.70	2.62	2.51	2.42	2.34	2.25	2.20	2.12	2.08	2.02	1.98	1.96
34	2.00	1.95	1.89	1.84	1.80	1.74	1.71	1.67	1.64	1.61	1.59	1.57
	2.66	2.58	2.47	2.38	2.30	2.21	2.15	2.08	2.04	1.98	1.94	1.91
36	1.98	1.93	1.87	1.82	1.78	1.72	1.69	1.65	1.62	1.59	1.56	1.55
	2.62	2.54	2.43	2.35	2.26	2.17	2.12	2.04	2.00	1.94	1.90	1.87

续表

分母的自由度,ν_2	分子的自由度,ν_1											
	14	16	20	24	30	40	50	75	100	200	500	∞
38	1.96	1.92	1.85	1.80	1.76	1.71	1.67	1.63	1.60	1.57	1.54	1.53
	2.59	2.51	2.40	2.32	2.22	2.14	2.08	2.00	1.97	1.90	1.86	1.84
40	1.95	1.90	1.84	1.79	1.74	1.69	1.66	1.61	1.59	1.55	1.53	1.51
	2.56	2.49	2.37	2.29	2.20	2.11	2.05	1.97	1.94	1.88	1.84	1.81
42	1.94	1.89	1.82	1.78	1.73	1.68	1.64	1.60	1.57	1.54	1.51	1.49
	2.54	2.46	2.35	2.26	2.17	2.08	2.02	1.94	1.91	1.85	1.80	1.78
44	1.92	1.88	1.81	1.76	1.72	1.66	1.63	1.58	1.56	1.52	1.50	1.48
	2.52	2.44	2.32	2.24	2.15	2.06	2.00	1.92	1.88	1.82	1.78	1.75
46	1.91	1.87	1.80	1.75	1.71	1.65	1.62	1.57	1.54	1.51	1.48	1.46
	2.50	2.42	2.30	2.22	2.13	2.04	1.98	1.90	1.86	1.80	1.76	1.72
48	1.90	1.86	1.79	1.74	1.70	1.64	1.61	1.56	1.53	1.50	1.47	1.45
	2.48	2.40	2.28	2.20	2.11	2.02	1.96	1.88	1.84	1.78	1.73	1.70
50	1.90	1.85	1.78	1.74	1.69	1.63	1.60	1.55	1.52	1.48	1.46	1.44
	2.46	2.39	2.26	2.18	2.10	2.00	1.94	1.86	1.82	1.76	1.71	1.68
60	1.86	1.81	1.75	1.70	1.65	1.59	1.56	1.50	1.48	1.44	1.41	1.39
	2.40	2.32	2.20	2.12	2.03	1.93	1.87	1.79	1.74	1.68	1.63	1.60
70	1.84	1.79	1.72	1.67	1.62	1.56	1.53	1.47	1.45	1.40	1.37	1.35
	2.35	2.28	2.15	2.07	1.98	1.88	1.82	1.74	1.69	1.62	1.56	1.53
80	1.82	1.77	1.70	1.65	1.60	1.54	1.51	1.45	1.42	1.38	1.35	1.32
	2.32	2.24	2.11	2.03	1.94	1.84	1.78	1.70	1.65	1.57	1.52	1.49
100	1.79	1.75	1.68	1.63	1.57	1.51	1.48	1.42	1.39	1.34	1.30	1.28
	2.26	2.19	2.06	1.98	1.89	1.79	1.73	1.64	1.59	1.51	1.46	1.43
125	1.77	1.72	1.65	1.60	1.55	1.49	1.45	1.39	1.36	1.31	1.27	1.25
	2.23	2.15	2.03	1.94	1.85	1.75	1.68	1.59	1.54	1.46	1.40	1.37
150	1.76	1.71	1.64	1.59	1.54	1.47	1.44	1.37	1.34	1.29	1.25	1.22
	2.20	2.12	2.00	1.91	1.83	1.72	1.66	1.56	1.51	1.43	1.37	1.33
200	1.74	1.69	1.62	1.57	1.52	1.45	1.42	1.35	1.32	1.26	1.22	1.19
	2.17	2.09	1.97	1.88	1.79	1.69	1.62	1.53	1.48	1.39	1.33	1.28
400	1.72	1.67	1.60	1.54	1.49	1.42	1.38	1.32	1.28	1.22	1.16	1.13
	2.12	2.04	1.92	1.84	1.74	1.64	1.57	1.47	1.42	1.32	1.24	1.19
1 000	1.70	1.65	1.58	1.53	1.47	1.41	1.36	1.30	1.26	1.19	1.13	1.08
	2.09	2.01	1.89	1.81	1.71	1.61	1.54	1.44	1.38	1.28	1.19	1.11
∞	1.69	1.64	1.57	1.52	1.46	1.40	1.35	1.28	1.24	1.17	1.11	1.00
	2.07	1.99	1.87	1.79	1.69	1.59	1.52	1.41	1.36	1.25	1.15	1.00

附表6 χ^2 界值表

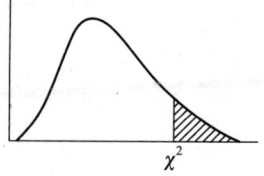

自由度 ν	概率,P												
	0.995	0.990	0.975	0.950	0.900	0.750	0.500	0.250	0.100	0.050	0.025	0.010	0.005
1						0.02	0.10	0.45	1.32	2.71	3.84	5.02	6.63	7.88
2	0.01	0.02	0.05	0.10	0.21	0.58	1.39	2.77	4.61	5.99	7.38	9.21	10.60
3	0.07	0.11	0.22	0.35	0.58	1.21	2.37	4.11	6.25	7.81	9.35	11.34	12.84
4	0.21	0.30	0.48	0.71	1.06	1.92	3.36	5.39	7.78	9.49	11.14	13.28	14.86
5	0.41	0.55	0.83	1.15	1.61	2.67	4.35	6.63	9.24	11.07	12.83	15.09	16.75
6	0.68	0.87	1.24	1.64	2.20	3.45	5.35	7.84	10.64	12.59	14.45	16.81	18.55
7	0.99	1.24	1.69	2.17	2.83	4.25	6.35	9.04	12.02	14.07	16.01	18.48	20.28
8	1.34	1.65	2.18	2.73	3.49	5.07	7.34	10.22	13.36	15.51	17.53	20.09	21.95
9	1.73	2.09	2.70	3.33	4.17	5.90	8.34	11.39	14.68	16.92	19.02	21.67	23.59
10	2.16	2.56	3.25	3.94	4.87	6.74	9.34	12.55	15.99	18.31	20.48	23.21	25.19
11	2.60	3.05	3.82	4.57	5.58	7.58	10.34	13.70	17.28	19.68	21.92	24.72	26.76
12	3.07	3.57	4.40	5.23	6.30	8.44	11.34	14.85	18.55	21.03	23.34	26.22	28.30
13	3.57	4.11	5.01	5.89	7.04	9.30	12.34	15.98	19.81	22.36	24.74	27.69	29.82
14	4.07	4.66	5.63	6.57	7.79	10.17	13.34	17.12	21.06	23.68	26.12	29.14	31.32
15	4.60	5.23	6.26	7.26	8.55	11.04	14.34	18.25	22.31	25.00	27.49	30.58	32.80
16	5.14	5.81	6.91	7.96	9.31	11.91	15.34	19.37	23.54	26.30	28.85	32.00	34.27
17	5.70	6.41	7.56	8.67	10.09	12.79	16.34	20.49	24.77	27.59	30.19	33.41	35.72
18	6.26	7.01	8.23	9.39	10.86	13.68	17.34	21.60	25.99	28.87	31.53	34.81	37.16
19	6.84	7.63	8.91	10.12	11.65	14.56	18.34	22.72	27.20	30.14	32.85	36.19	38.58
20	7.43	8.26	9.59	10.85	12.44	15.45	19.34	23.83	28.41	31.41	34.17	37.57	40.00
21	8.03	8.90	10.28	11.59	13.24	16.34	20.34	24.93	29.62	32.67	35.48	38.93	41.40
22	8.64	9.54	10.98	12.34	14.04	17.24	21.34	26.04	30.81	33.92	36.78	40.29	42.80
23	9.26	10.20	11.69	13.09	14.85	18.14	22.34	27.14	32.01	35.17	38.08	41.64	44.18
24	9.89	10.86	12.40	13.85	15.66	19.04	23.34	28.24	33.20	36.42	39.36	42.98	45.56
25	10.52	11.52	13.12	14.61	16.47	19.94	24.34	29.34	34.38	37.65	40.65	44.31	46.93
26	11.16	12.20	13.84	15.38	17.29	20.84	25.34	30.43	35.56	38.89	41.92	45.64	48.29
27	11.81	12.88	14.57	16.15	18.11	21.75	26.34	31.53	36.74	40.11	43.19	46.96	49.64
28	12.46	13.56	15.31	16.93	18.94	22.66	27.34	32.62	37.92	41.34	44.46	48.28	50.99
29	13.12	14.26	16.05	17.71	19.77	23.57	28.34	33.71	39.09	42.56	45.72	49.59	52.34
30	13.79	14.95	16.79	18.49	20.60	24.48	29.34	34.80	40.26	43.77	46.98	50.89	53.67
40	20.71	22.16	24.43	26.51	29.05	33.66	39.34	45.62	51.81	55.76	59.34	63.69	66.77
50	27.99	29.71	32.36	34.76	27.69	42.94	49.33	56.33	63.17	67.50	71.42	76.15	79.49
60	35.53	37.48	40.48	43.19	46.46	52.29	59.33	66.98	74.40	79.08	83.30	88.38	91.95
70	43.28	45.44	48.76	51.74	55.33	61.70	69.33	77.58	85.53	90.53	95.02	100.42	104.22
80	51.17	53.54	57.15	60.39	64.28	71.14	79.33	88.13	96.58	101.88	106.63	112.33	116.32
90	59.20	61.75	65.65	69.13	73.29	80.62	89.33	98.65	107.56	113.14	118.14	124.12	128.30
100	67.33	70.06	74.22	77.93	82.36	90.13	99.33	109.14	118.50	124.34	129.56	135.81	140.17

附表7 T界值表(配对比较的符号秩和检验用)

n	单侧:0.05 双侧:0.10	0.025 0.05	0.01 0.02	0.005 0.010
5	0-15	· — ·	· — ·	· — ·
6	2-19	0-21	· — ·	· — ·
7	3-25	2-26	0-28	· — ·
8	5-31	3-33	1-35	0-36
9	8-37	5-40	3-42	1-44
10	10-45	8-47	5-50	3-52
11	13-53	10-56	7-59	5-61
12	17-61	13-65	9-69	7-71
13	21-70	17-74	12-79	9-82
14	25-80	21-84	15-90	12-93
15	30-90	25-95	19-101	15-105
16	35-101	29-107	23-113	19-117
17	41-112	34-119	27-126	23-130
18	47-124	40-131	32-139	27-144
19	53-137	46-144	37-153	32-158
20	60-150	52-158	43-167	37-173
21	67-164	58-173	49-182	42-189
22	75-178	65-188	55-198	48-205
23	83-193	73-203	62-214	54-222
24	91-209	81-219	69-231	61-239
25	100-225	89-236	76-249	68-257
26	110-241	98-253	84-267	75-276
27	119-259	107-271	92-286	83-295
28	130-276	116-290	101-305	91-315
29	140-295	126-309	110-325	100-335
30	151-314	137-328	120-345	109-356
31	163-333	147-349	130-366	118-378
32	175-353	159-369	140-388	128-400
33	187-374	170-391	151-410	138-423
34	200-395	182-413	162-433	148-447
35	213-417	195-435	173-457	159-471
36	227-439	208-458	185-481	171-495
37	241-462	221-482	198-505	182-521
38	256-485	235-506	211-530	194-547
39	271-509	249-531	224-556	207-573
40	286-534	264-556	238-582	220-600
41	302-559	279-582	252-609	233-628
42	319-584	294-609	266-637	247-656
43	336-610	310-636	281-665	261-685

续表

n	单侧:0.05	0.025	0.01	0.005
	双侧:0.10	0.05	0.02	0.010
44	353-637	327-663	296-694	276-714
45	371-664	343-692	312-723	291-744
46	389-692	361-720	328-753	307-774
47	407-721	378-750	345-783	322-806
48	426-750	396-780	362-814	339-837
49	446-779	415-810	379-846	355-870
50	466-809	434-841	397-878	373-902

附表8 T界值表(两样本比较的秩和检验用)

　　　　单侧　　双侧
1 行　$P=0.05$　$P=0.10$
2 行　$P=0.025$　$P=0.05$
3 行　$P=0.01$　$P=0.02$
4 行　$P=0.005$　$P=0.01$

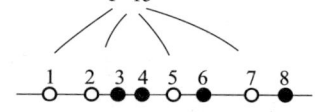

n_1 (较小 n)	n_2-n_1										
	0	1	2	3	4	5	6	7	8	9	10
2				3-13	3-15	3-17	4-18	4-20	4-22	4-24	5-25
					3-19	3-21	3-23	3-25	4-26		
3	6-15	6-18	7-20	8-22	8-25	9-27	10-29	10-32	11-34	11-37	12-39
		6-21	7-23	7-26	8-28	8-31	9-33	9-36	10-38	10-41
			6-27	6-30	7-32	7-35	7-38	8-40	8-43
					6-33	6-36	6-39	7-41	7-44
4	11-25	12-28	13-31	14-34	15-37	16-40	17-43	18-46	19-49	20-52	21-55
	10-26	11-29	12-32	13-35	14-38	14-42	15-45	16-48	17-51	18-54	19-57
		10-30	11-33	11-37	12-40	13-43	13-47	14-50	15-53	15-57	16-60
		10-34	10-38	11-41	11-45	12-48	12-52	13-55	13-59	14-62
5	19-36	20-40	21-44	23-47	24-51	26-54	27-58	28-62	30-65	31-69	33-72
	17-38	18-42	20-45	21-49	22-53	23-57	24-61	26-64	27-68	28-72	29-76
	16-39	17-43	18-47	19-51	20-55	21-59	22-63	23-67	24-71	25-75	26-79
	15-40	16-44	16-49	17-53	18-57	19-61	20-65	21-69	22-73	22-78	23-82
6	28-50	29-55	31-59	33-63	35-67	37-71	38-76	40-80	42-84	44-88	46-92
	26-52	27-57	29-61	31-65	32-70	34-74	35-79	37-83	38-88	40-92	42-96
	24-54	25-59	27-63	28-68	29-73	30-78	32-82	33-87	34-92	36-96	37-101
	23-55	24-60	25-65	26-70	27-75	28-80	30-84	31-89	32-94	33-99	34-104
7	39-66	41-71	43-76	45-81	47-86	49-91	52-95	54-100	56-105	58-110	61-114
	36-69	38-74	40-79	42-84	44-89	46-94	48-99	50-104	52-109	54-114	56-119
	34-71	35-77	37-82	39-87	40-93	42-98	44-103	45-109	47-114	49-119	51-124
	32-73	34-78	35-84	37-89	38-95	40-100	41-106	43-111	44-117	45-122	47-128

续表

n_1 (较小 n)	n_2-n_1										
	0	1	2	3	4	5	6	7	8	9	10
8	51-85	54-90	56-96	59-101	62-106	64-112	67-117	69-123	72-128	75-133	77-139
	49-87	51-93	53-99	55-105	58-110	60-116	62-122	65-127	67-133	70-138	72-144
	45-91	47-97	49-103	51-109	53-115	56-120	58-126	60-132	62-138	64-144	66-150
	43-93	45-99	47-105	49-111	51-117	53-123	54-130	56-136	58-142	60-148	62-154
9	66-105	69-111	72-117	75-123	78-129	81-135	84-141	87-147	90-153	93-159	96-165
	62-109	65-115	68-121	71-127	73-134	76-140	79-146	82-152	84-159	87-165	90-171
	59-112	61-119	63-126	66-132	68-139	71-145	73-152	76-158	78-165	81-171	83-178
	56-115	58-122	61-128	63-135	65-142	67-149	69-156	72-162	74-169	76-176	78-183
10	82-128	86-134	89-141	92-148	96-154	99-161	103-167	106-174	110-180	113-187	117-193
	78-132	81-139	84-146	88-152	91-159	94-166	97-173	100-180	103-187	107-193	110-200
	74-136	77-143	79-151	82-158	85-165	88-172	91-179	93-187	96-194	99-201	102-208
	71-139	73-147	76-154	79-161	81-169	84-176	86-184	89-191	92-198	94-206	97-213

附表9 H 界值表（三样本比较的秩和检验用）

n	n_1	n_2	n_3	P	
				0.05	0.01
7	3	2	2	4.71	
	3	3	1	5.14	
8	3	3	2	5.36	
	4	2	2	5.33	
	4	3	1	5.21	
	5	2	1	5.00	
9	3	3	3	5.60	7.20
	4	3	2	5.44	6.44
	4	4	1	4.97	6.67
	5	2	2	5.16	6.53
	5	3	1	4.96	
10	4	3	3	5.73	6.75
	4	4	2	5.45	7.04
	5	3	2	5.25	6.82
	5	4	1	4.99	6.95
11	4	4	3	5.60	7.14
	5	3	3	5.65	7.08
	5	4	2	5.27	7.12
	5	5	1	5.13	7.31
12	4	4	4	5.69	7.65
	5	4	3	5.63	7.44
	5	5	2	5.34	7.27
13	5	4	4	5.62	7.76
	5	5	3	5.71	7.54
14	5	5	4	5.64	7.79
15	5	5	5	5.78	7.98

附表10 相关系数界值表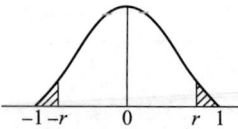

自由度 ν	单侧: 0.25 双侧: 0.50	0.10 0.20	0.05 0.10	0.025 0.05	概率,P 0.01 0.02	0.005 0.01	0.0025 0.005	0.001 0.002	0.0005 0.001
1	0.707	0.951	0.988	0.997	1.000	1.000	1.000	1.000	1.000
2	0.500	0.800	0.900	0.950	0.980	0.990	0.995	0.998	0.999
3	0.404	0.687	0.805	0.878	0.934	0.959	0.974	0.986	0.991
4	0.347	0.608	0.729	0.811	0.882	0.917	0.942	0.963	0.974
5	0.309	0.551	0.669	0.755	0.833	0.875	0.906	0.935	0.951
6	0.281	0.507	0.621	0.707	0.789	0.834	0.870	0.905	0.925
7	0.260	0.472	0.582	0.666	0.750	0.798	0.836	0.875	0.898
8	0.242	0.443	0.549	0.632	0.715	0.765	0.805	0.847	0.872
9	0.228	0.419	0.521	0.602	0.685	0.735	0.776	0.820	0.847
10	0.216	0.398	0.497	0.576	0.658	0.708	0.750	0.795	0.823
11	0.206	0.380	0.476	0.553	0.634	0.684	0.726	0.772	0.801
12	0.197	0.365	0.457	0.532	0.612	0.661	0.703	0.750	0.780
13	0.189	0.351	0.441	0.514	0.592	0.641	0.683	0.730	0.760
14	0.182	0.338	0.426	0.497	0.574	0.623	0.664	0.711	0.742
15	0.176	0.327	0.412	0.482	0.558	0.606	0.647	0.694	0.725
16	0.170	0.317	0.400	0.468	0.542	0.590	0.631	0.678	0.708
17	0.165	0.308	0.389	0.456	0.529	0.575	0.616	0.662	0.693
18	0.160	0.299	0.378	0.444	0.515	0.561	0.602	0.648	0.679
19	0.156	0.291	0.369	0.433	0.503	0.549	0.589	0.635	0.665
20	0.152	0.284	0.360	0.423	0.492	0.537	0.576	0.622	0.652
21	0.148	0.277	0.352	0.413	0.482	0.526	0.565	0.610	0.640
22	0.145	0.271	0.344	0.404	0.472	0.515	0.554	0.599	0.629
23	0.141	0.265	0.337	0.396	0.462	0.505	0.543	0.588	0.618
24	0.138	0.260	0.330	0.388	0.453	0.496	0.534	0.578	0.607
25	0.136	0.255	0.323	0.381	0.445	0.487	0.524	0.568	0.597
26	0.133	0.250	0.317	0.374	0.437	0.479	0.515	0.559	0.588
27	0.131	0.245	0.311	0.367	0.430	0.471	0.507	0.550	0.579
28	0.128	0.241	0.306	0.361	0.423	0.463	0.499	0.541	0.570
29	0.126	0.237	0.301	0.355	0.416	0.456	0.491	0.533	0.562
30	0.124	0.233	0.296	0.349	0.409	0.449	0.484	0.526	0.554
31	0.122	0.229	0.291	0.344	0.403	0.442	0.477	0.518	0.546
32	0.120	0.225	0.287	0.339	0.397	0.436	0.470	0.511	0.539
33	0.118	0.222	0.283	0.334	0.392	0.430	0.464	0.504	0.532
34	0.116	0.219	0.279	0.329	0.386	0.424	0.458	0.498	0.525
35	0.115	0.216	0.275	0.325	0.381	0.418	0.452	0.492	0.519

续表

自由度 单侧：	0.25	0.10	0.05	0.025	概率,P 0.01	0.005	0.0025	0.001	0.0005
ν 双侧：	0.50	0.20	0.10	0.05	0.02	0.01	0.005	0.002	0.001
36	0.113	0.213	0.271	0.320	0.376	0.413	0.446	0.486	0.513
37	0.111	0.210	0.267	0.316	0.371	0.408	0.441	0.480	0.507
38	0.110	0.207	0.264	0.312	0.367	0.403	0.435	0.474	0.501
39	0.108	0.204	0.261	0.308	0.362	0.398	0.430	0.469	0.495
40	0.107	0.202	0.257	0.304	0.358	0.393	0.425	0.463	0.490
41	0.106	0.199	0.254	0.301	0.354	0.389	0.420	0.458	0.484
42	0.104	0.197	0.251	0.297	0.350	0.384	0.416	0.453	0.479
43	0.103	0.195	0.248	0.294	0.346	0.380	0.411	0.449	0.474
44	0.102	0.192	0.246	0.291	0.342	0.376	0.407	0.444	0.469
45	0.101	0.190	0.243	0.288	0.338	0.372	0.403	0.439	0.465
46	0.100	0.188	0.240	0.285	0.335	0.368	0.399	0.435	0.460
47	0.099	0.186	0.238	0.282	0.331	0.365	0.395	0.431	0.456
48	0.098	0.184	0.235	0.279	0.328	0.361	0.391	0.427	0.451
49	0.097	0.182	0.233	0.276	0.325	0.358	0.387	0.423	0.447
50	0.096	0.181	0.231	0.273	0.322	0.354	0.384	0.419	0.443

中英文专业术语

参 考 文 献

1. 李晓松. 医学统计学[M]. 3版. 北京:高等教育出版社,2014.
2. 李康,贺佳. 医学统计学[M]. 7版. 北京:人民卫生出版社,2017.
3. 贺佳,尹平. 医学统计学[M]. 北京:高等教育出版社,2012.
4. 赵耐青. 卫生统计学[M]. 北京:高等教育出版社,2009.
5. 李晓松. 卫生统计学[M]. 8版. 北京:人民卫生出版社, 2016.
6. Moore DS, McCabe GP, Craig BA. Introduction to the Practice of Statistics [M]. 8th ed. New York: W. H. Freeman and Company, 2014.
7. Armitage P, Berry G, Matthews JNS. Statistical Methods in Medical Research [M], 4th ed. New Jerseg: Wiley-Blackwell, 2001.
8. 陈峰. 医用多元统计分析方法[M]. 2版. 北京:中国统计出版社,2007.
9. 李晓松. 统计方法在医学科研中的应用[M]. 北京:人民卫生出版社, 2015.

郑重声明

高等教育出版社依法对本书享有专有出版权。任何未经许可的复制、销售行为均违反《中华人民共和国著作权法》，其行为人将承担相应的民事责任和行政责任；构成犯罪的，将被依法追究刑事责任。为了维护市场秩序，保护读者的合法权益，避免读者误用盗版书造成不良后果，我社将配合行政执法部门和司法机关对违法犯罪的单位和个人进行严厉打击。社会各界人士如发现上述侵权行为，希望及时举报，我社将奖励举报有功人员。

反盗版举报电话　（010）58581999　58582371
反盗版举报邮箱　dd@hep.com.cn
通信地址　北京市西城区德外大街4号　高等教育出版社法律事务部
邮政编码　100120

读者意见反馈

为收集对教材的意见建议，进一步完善教材编写并做好服务工作，读者可将对本教材的意见建议通过如下渠道反馈至我社。

咨询电话　400-810-0598
反馈邮箱　gjdzfwb@pub.hep.cn
通信地址　北京市朝阳区惠新东街4号富盛大厦1座
　　　　　高等教育出版社总编辑办公室
邮政编码　100029

防伪查询说明

用户购书后刮开封底防伪涂层，使用手机微信等软件扫描二维码，会跳转至防伪查询网页，获得所购图书详细信息。

防伪客服电话　（010）58582300